Tamer Özülker·Filiz Özülker

Atlas of PET-CT Imaging in Oncology
A Case-Based Guide to Image Interpretation

肿瘤 PET/CT 成像图谱
病例解析

主　编　〔土耳其〕 塔梅尔·奥祖克
菲利兹·奥祖克

主　译　陈　薇

主　审　徐文贵

天津出版传媒集团

天津科技翻译出版有限公司

著作权合同登记号：图字：02-2016-220

图书在版编目（CIP）数据

肿瘤 PET/CT 成像图谱：病例解析／（土）塔梅尔·奥祖克，（土）菲利兹·奥祖克主编；陈薇等译. —天津：天津科技翻译出版有限公司，2018.4
书名原文：Atlas of PET-CT Imaging in Oncology：A Case-Based Guide to Image Interpretation
ISBN 978 - 7 - 5433 - 3808 - 1

Ⅰ. ①肿… Ⅱ. ①塔… ②菲… ③陈… Ⅲ. ①肿瘤 - 计算机 X 线扫描体层摄影 - 影像诊断 - 图谱 Ⅳ. ①R730.4 - 64

中国版本图书馆 CIP 数据核字（2018）第 040986 号

Translation from the English language edition：
Atlas of PET-CT Imaging in Oncology
A Case-Based Guide to Image Interpretation
by Tamer Özülker and Filiz Özülker
Copyright ⓒ Springer International Publishing Switzerland 2015
This Springer imprint is published by Springer Nature
The registered company is Springer International Publishing AG
All Rights Reserved

授权单位：Springer-Verlag GmbH
出 版：天津科技翻译出版有限公司
出 版 人：刘 庆
地 址：天津市南开区白堤路 244 号
邮政编码：300192
电 话：(022)87894896
传 真：(022)87895650
网 址：www.tsttpc.com
印 刷：山东鸿君杰文化发展有限公司
发 行：全国新华书店
版本记录：889×1194 16 开本 24 印张 480 千字
2018 年 4 月第 1 版 2018 年 4 月第 1 次印刷
定价：198.00 元

（如发现印装问题，可与出版社调换）

译者名单

主 译　陈　薇

主 审　徐文贵

译　者　(按姓氏汉语拼音排序)

陈　薇　戴　东　黄　慧　刘建井

刘晓园　马文超　宋秀宇　杨　钊

于筱舟　张利卜　朱　磊　朱　湘

编者名单

Tamer Özülker, M.D.
Assoc. Prof. of Nuclear Medicine
Department of Nuclear Medicine
Okmeydani Training & Research Hospital, Darülaceze Street 25,
34384 Istanbul, Turkey
E-Mail: tozulker@gmail.com

Filiz Özülker, M.D.
Nuclear Medicine Specialist
Department of Nuclear Medicine
Okmeydani Training & Research Hospital, Darülaceze Street 25,
34384 Istanbul, Turkey
E-Mail: fozulker@gmail.com

Mehmet Tarık Tatoğlu, M.D.,
Nuclear Medicine Specialist
Department of Nuclear Medicine
Istanbul Medeniyet University, Goztepe Training and Research Hospital
Merdivenkoy Polyclinics, Ressam Salih Ermez Street,
34722 Kadikoy, İstanbul, Turkey
E-Mail: tariktatoglu@gmail.com

中文版前言

随着分子影像学技术的快速发展,PET/CT 已成为临床工作中不可或缺的工具,为疾病诊断、分期和指导治疗提供了越来越丰富的解剖和功能信息,特别是在肿瘤学领域,PET/CT 的优势得以充分体现,为实现精准医疗提供了影像学基础。由塔梅尔·奥祖克和菲利兹·奥祖克主编的《肿瘤 PET/CT 成像图谱:病例解析》一书,从日常诊断工作出发,提供了涵盖全身各系统肿瘤的大量病例和 PET/CT 图像,直接阐述了病变的影像学诊断和鉴别诊断依据,并提炼出明确的学习要点,以直观的形式为核医学科和放射科医师提供了疾病诊断和鉴别诊断思路。除此之外,本书还对临床工作中常见的正常变异及良性病变做了详实的阐述,借以提高对良、恶性病变的鉴别能力。因此,我们组织了我科长期从事临床 PET/CT 诊断工作的同事,将此书译成中文,以飨国内的临床、影像专业及相关专业的医师,供大家在临床工作中学习和参考。

在充分尊重原著的基础上,我们在翻译过程中查阅了大量的文献资料,进行了反复的讨论研究,并有幸邀请到了我国著名分子影像学专家、我院分子影像与核医学诊疗科创始人——徐文贵教授为本书做最后的审校工作,在此特向在百忙之中为本书付出大量心血的徐文贵教授致以衷心感谢!

此外,本书得以成稿,得益于全科数位同事的大力支持和协作,在繁忙的临床工作之余,克服各种困难,承担了大量翻译工作。特别感谢天津科技翻译出版有限公司在本书出版过程中给予的大力支持和帮助! 由于译者对某些问题的理解及认识能力有限,错误之处在所难免,敬请广大同道斧正!

天津医科大学肿瘤医院
分子影像与核医学诊疗科
2018 年 3 月于天津

前　言

　　PET/CT 扫描仪的出现,意味着功能代谢信息和解剖数据的融合,开创了医学领域的新纪元,特别是肿瘤学领域。自从 PET/CT 出现于研究中心,就成为肿瘤影像学中不可或缺的工具。作为核医学医师,我们发现放射科和核医学专业的学生和医师需要一本 PET/CT 的参考书来指导解决诊断中遇到的难题。这本《肿瘤 PET/CT 成像图谱:病例解析》提供了很多关于恶性肿瘤 ^{18}F-FDG PET/CT 诊断和治疗的临床病例。本书并没有涵盖正电子成像的所有内容,而是只关注了 ^{18}F-FDG 在肿瘤学方面的应用,因为目前 FDG PET 虽然被越来越多地应用于心血管系统、中枢神经系统和感染性疾病成像,但 95% 的 FDG PET 仍被用于肿瘤学领域。本书第 1 部分为 FDG PET/CT 基础知识,包括 ^{18}F-FDG 的生理分布、正常变异、良性病变和技术伪影。由于 ^{18}F-FDG PET/CT 检查针对肿瘤的主要问题在于鉴别良、恶性病变,因此熟悉正常和变异征象尤为重要。基于此目的,第 1 部分包含了在报告过程中可能遇到的大量正常和良性表现。第 2 部分涵盖了大量临床肿瘤病例,包括常见和罕见表现。每个病例都按照简要病史、影像表现描述、影像表现解释的顺序进行论述,最后是由相关文献支持的学习要点。本书中囊括的所有病例均经组织病理学证实。

　　本书适合核医学、放射学、肿瘤学、肿瘤放射学和核医学技术专业的住院医师和执业医师阅读。

塔梅尔·奥祖克

菲利兹·奥祖克

土耳其,伊斯坦布尔

致 谢

感谢 Tevfik Özpaçaci 副教授提供的医学知识方面的指导和所给予的机会。

感谢 İbrahim Gözükara 教授提供的医学知识指导。

感谢 Metin Halaç 教授提供的 PET 培训,并鼓励我们进行学术研究。

感谢 Mehmet Tarik Tatoğlu 教授为本书提供的技术支持。

感谢各位核医学领域的同事和住院医师,特别是 Özgür Eker 医师。

感谢为我们推荐患者的各位临床医师和肿瘤学医师。

感谢 Mine Adaş 副教授、Meral Mert 副教授、Ebru Özgönenel 副教授、Hülya Yıldız 医师、Yasemin Gökden 医师、Ferhan Mantar 医师、Filiz Cebeci 医师和 Aysun Küçüköz Uzun 医师提供的帮助和友好支持。

感谢 PET 中心所有员工,包括护士、秘书、技术人员,特别是 Emrah Karapınar、Leyla Yıldız 和 Ebru Çelik 为本书图片提供的技术支持。

衷心感谢我们的老师 Ali Tan Işıtman 教授(在本书出版前去世),激励和鼓励我们在学术领域不断前行。

最后,感谢 Springer 出版社 Sylvana Freyberg 对本书出版的帮助。

目 录

引 言

背景

分子影像学出现于 20 世纪 90 年代初,^{18}F-氟代脱氧葡萄糖(^{18}F-FDG)正电子发射计算机断层显像(PET)毫无疑问成为该领域最为出色的方法之一,对疾病的临床治疗意义深远。

从 1933 年发现放射性核素能够发射正电子之后,1951 年偶然发现的正电子发射技术首次被用于脑肿瘤定位。

1924 年,德国生物化学家 Otto Warburg 发现肿瘤细胞以葡萄糖作为原始能量物质,并产生副产物——乳酸。这种肿瘤细胞内糖酵解增高(即使是在氧存在的情况下)的现象被命名为 Warburg 效应。肿瘤细胞分裂时能量需求增高,导致细胞膜上负责转运葡萄糖至细胞内的葡萄糖转运蛋白(GLUT)转运体的增加,继而肿瘤细胞内己糖激酶活性增高,进一步导致磷酸化作用增加。这一系列的反应最终导致肿瘤细胞内葡萄糖代谢显著增高,并已被临床 ^{18}F-FDG PET 显像证实。FDG 是葡萄糖类似物,并被标记于具有放射活性的正电子发射物质 ^{18}F。^{18}F-FDG 在 1976 年首次被合成,之后成为 PET 研究中最重要的放射性药物。目前,全世界 95% 以上的 PET 显像剂均为 ^{18}F-FDG。

FDG 是葡萄糖类似物,通过 GLUT 转运蛋白被转运到正常或恶性细胞。一旦 FDG 被运送到细胞内,即被己糖激酶转化为 FDG-6-磷酸盐,但并不像葡萄糖,FDG-6-磷酸盐不会发生明显的酶促反应,由于磷酸盐组的负电荷作用于 FDG-6-磷酸盐,因此仍存在于组织内。肿瘤细胞内葡萄糖-6-磷酸盐水平较低,但正常心肌和脑组织内 FDG 去磷酸化水平也降低。

^{18}F-FDG 主要代谢途径是经泌尿系统,尽管在一定程度上也经小肠排泄。肾功能正常时,放射性示踪剂注射后 50% 的放射性物质 2h 内到达膀胱。正常人体中葡萄糖不经肾脏排泄,因其经肾小球自由滤过并被肾盂吸收,但 FDG 滤过后不会被再吸收,导致泌尿系统明显显影。

患者准备

患者准备的主要宗旨是使正常组织的 FDG 摄取在最低水平,而肿瘤组织摄取达到最优。因此患者应在注射 FDG 之前 4~6h 保持饥饿状态,检查时血糖水平应低于 200mg/dL,否则血液内循环葡萄糖可能会与 FDG 竞争,导致 FDG 总体摄取降低,因此,注射 FDG 前应测量血糖水平,以保证患者处于饥饿状态,并检测患者升高后的血糖水平。由于高胰岛素血症能够导致骨骼肌肉内 FDG 摄取增高,因此也应避免。示踪剂注射应在最近一次胰岛素注射至少 4h 后进行,以免肌肉、肝脏或肿瘤内 FDG 摄取出现波动。尽管对日常口服处方药没有限制,但应在检查前 3 天内停止口服降糖药,以避免小肠生理性摄取增加。

患者应保证水摄入充足,以降低泌尿系统内 FDG 聚集,从而减少伪影和降低辐射剂量。

FDG PET/CT 检查前 24h 内应避免剧烈运动。在注射期间和之后的 45min 内,患者应静坐或静躺。摄取期内说话或咀嚼动作有可能导致喉部和颈部肌肉摄取增加,从而与头颈部病变混淆。如果患者在此期间处于紧张状态,也会出现颈部肌肉的生理性摄取,为此应建议患者在 FDG 注射前 1h 口服 5~10mg 安定。FDG 注射前 30~60min、整个摄取期及检查时,患者应注意保暖,以避免由于交感神经活跃而造成的棕色脂肪摄取。

FDG 的剂量应根据系统、每个床位时间和患者体重来计算。在大多数检查中心,FDG 注射剂量是 140μCi/kg,最低剂量为 10mCi,最高剂量为 20mCi。肿瘤显像时,静脉注射 FDG 后大约 60min 时,行 FDG-PET 检查。采集时间由于 FDG 剂量不同而略有差异,一般来说,PET/CT 扫描仪对体重不足 90kg 患者的扫描时间为每床位 2~3min,体重 90kg 以上患者每床位扫描时间增加至 4min。

常规的全身扫描从颅顶至大腿中部。这是由于脑转移很难与周围已明显摄取的脑组织鉴别,而下肢转移灶并不常见。限制扫描范围也可降低患者放射辐射并节约扫描时间。恶性黑色素瘤和多发性骨髓瘤需要进行从头至脚趾的全身扫描。对于容易累及腹部和盆腔结构、胃肠道腔内的恶性肿瘤来说，可以给予对比剂充盈胃肠道，以便识别肠道和肿物以及其他腹腔内结构。有些检查中心在 CT 采集期间或 CT 和 PET 数据采集完成后，静脉注射对比剂。

怀孕是 ^{18}F-FDG PET/CT 检查的绝对禁忌证。母乳喂养需在示踪剂注射 24h 后才能继续。

正常分布

正常脑，特别是灰质，由于以葡萄糖为唯一能量来源，因此会显示明显的 FDG 摄取。中枢神经系统的转移灶在进行恶性肿瘤评估的 FDG PET 上显示率不足 1%。通常在舌、腭扁桃体和舌基底部 Waldeyer 淋巴环显示轻度 FDG 摄取。腮腺、下颌舌骨肌和软腭也可见轻至中度摄取。这些头颈部区域代谢增高的对称性表现，可结合相应 CT 来评估图像并与恶性病变鉴别。正常人甲状腺可见轻度弥漫性 FDG 摄取，弥漫的明显摄取通常提示甲状腺炎。甲状腺内局灶性 FDG 高摄取评价时需谨慎，因为其中 1/3 证实为恶性。

绝经前年轻女性乳腺内可见中度升高的弥漫性 FDG 摄取，哺乳期患者乳腺内可见明显摄取。

饥饿状态下，心肌首选脂肪酸作为能量来源，因此心脏摄取理论上应减到最低，但实际工作中会发现大部分心肌可见明显 FDG 摄取。FDG 经肾脏排泄，并且不像葡萄糖那样会再吸收，因此会导致肾脏、输尿管和膀胱内活性聚集。静脉注射脱水剂和利尿剂可能会降低这种摄取，膀胱癌患者插管治疗时诊断正确性可能会提高。

正常患者的肝、脾显示轻度 FDG 摄取，造血功能活跃时脾摄取会增高。正常人的脾/肝 SUVmax 比值为 0.85。

注射胰岛素、进食和活动后骨骼肌肉内 FDG 摄取增高。过度通气会使膈脚摄取增高。眼睛明显运动时可见眼外肌摄取，斜颈时可见一侧颈肌摄取。摄取期间说话可造成声带对称性 FDG 摄取，一侧声带摄取可见于对侧咽神经麻痹。

寒冷或其他原因引起儿茶酚胺分泌过多，导致交感神经系统活跃，此时棕色脂肪可产热，造成颈深、锁骨上、肩胛间、椎旁和房间隔区域 FDG 摄取增高。

胃肠道生理性摄取可见于不同形式和密度。胃壁中度弥漫性摄取常见于正常患者，但摄取明显或呈局灶性时，应考虑炎性或恶性病变。小肠也常见弥漫性摄取，确切的机制还不明了，小肠代谢活性可能与淋巴系统、平滑肌摄取和腔内容物的活性有关。小肠内局灶性 FDG 聚集应怀疑恶性病变，而节段性摄取提示为炎性病变。

年轻男性常见睾丸轻度对称性高摄取。在女性，常可见排卵期卵巢 FDG 摄取和月经期子宫 FDG 摄取。

在各种炎症和感染性病变内，淋巴细胞、中性粒细胞和巨细胞活跃，导致 ^{18}F-FDG 浓集，有可能导致良性病变误诊为恶性。外科干预可能造成炎症，进而导致 FDG 摄取增高，因此 FDG PET 检查应在术后至少 6 周后进行。骨折和一些良性肿瘤，如多形性腺瘤、Warthin 瘤、小肠憩室炎和肾上腺腺瘤常会表现为假阳性，在肿瘤患者中可能会被误认为转移。

标准摄取值

标准摄取值(SUV)是计算某一兴趣区 FDG 活性与总注射剂量和患者体重/表面积之比的半定量参数，SUV 反映的是 FDG 在病灶内的相对活性，也是鉴别恶性病变的标准之一。其计算公式如下：

$$\frac{\text{兴趣区活性}(mCi/mL)x}{\text{注射剂量}(mCi)/\text{体重}(g)}$$

SUVmax 反映肿瘤内具有最高活性的部分，其变异性比平均 SUV 低。影响 SUV 测量值的因素包括：

- 随着患者体重增加，SUV 测量结果假性升高，因为体重大的患者脂肪比例高，这些脂肪组织代谢活性较肌肉组织低。
- 血糖水平与 SUV 呈负相关，未被标记的葡萄糖与 FDG 竞争造成 FDG 摄取减低。
- 示踪剂溢出会导致 SUV 计算值假性减低。
- 注射 FDG 后，SUV 随时间延长而增高，特别是最初的 120min 和随后的稳定期，因此过早扫描会造成 SUV 假性减低。
- 病灶小于 2~3cm 时，由于部分容积效应，SUV 计算值会假性减低。
- 利用滤过反向投影法(FBP)重建图像计算 SUV 时，会比实际值减低。

¹⁸F-FDG PET/CT 在肿瘤学中的应用指征

- 病变定性。
- 恶性肿瘤患者治疗前分期。
- 恶性肿瘤传统影像学怀疑复发或肿瘤标记物升高时再分期。
- 恶性肿瘤患者治疗后评价治疗反应。
- 治疗反应的早期预测。
- 传统影像学仅发现转移灶时寻找原发灶。
- 副肿瘤综合征患者寻找原发灶。
- 鉴别肿瘤治疗后纤维化、坏死和原位复发。
- 指导放疗计划制订。
- 显示肿瘤代谢最活跃部分并指导病灶活检。

（陈薇 译）

第 1 部分

PET/CT 基础知识

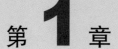

¹⁸**F-FDG生理分布**

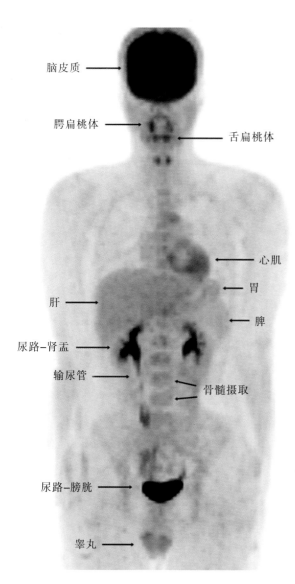

脑皮质

腭扁桃体

舌扁桃体

心肌

胃

肝

脾

尿路-肾盂

输尿管

骨髓摄取

尿路-膀胱

睾丸

图 1.1 男性 ¹⁸F-FDG 生理分布 MIP 图像。

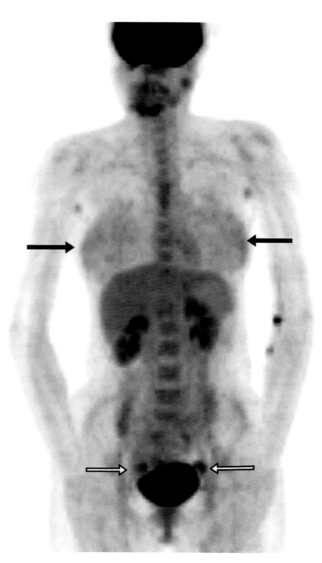

图 1.2 女性 ¹⁸F-FDG 生理分布 MIP 图像。可见乳房生理性 FDG 摄取(箭),年轻或泌乳期患者更为明显。排卵期,卵巢 FDG 摄取增高(空心箭)。

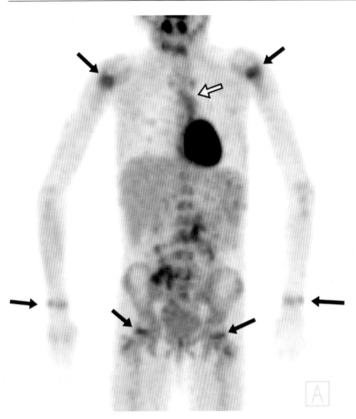

图 1.3　患儿,女,7 岁,¹⁸F-FDG 生理分布 MIP 图像。骨骺正常轻度摄取(箭),该年龄可见胸腺生理性摄取(空心箭)。

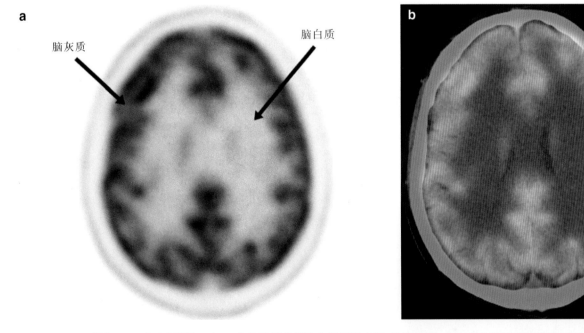

图 1.4　轴位 PET 及融合图像(a,b)。大脑以葡萄糖为主要能量来源,故脑皮质、基底节及丘脑可见明显 FDG 摄取。

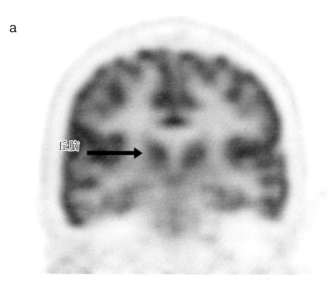
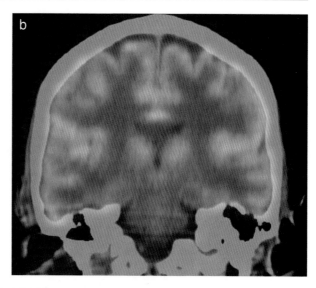

丘脑

图 1.5　冠状位 PET 及融合图像 (a,b)。

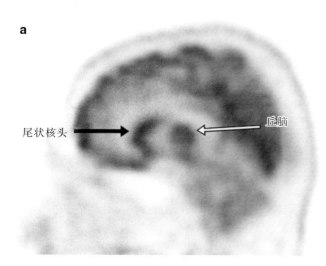
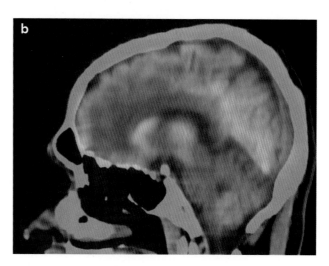

尾状核头　丘脑

图 1.6　矢状位 PET 及融合图像 (a,b)。

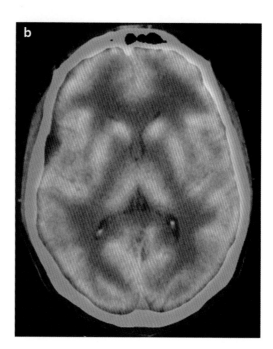

尾状核头

壳核

丘脑

图 1.7　轴位 PET 及融合图像 (a,b)。

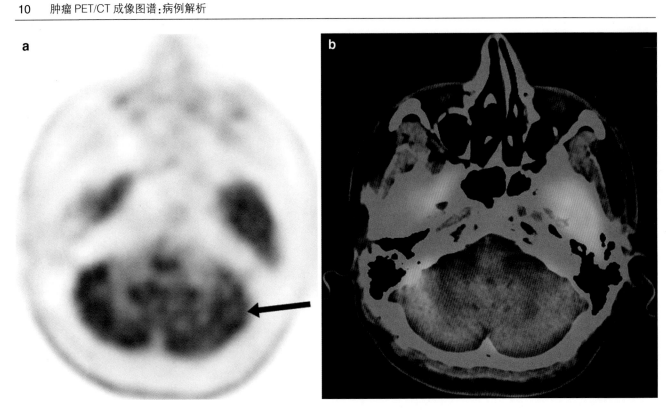

图 1.8   轴位 PET 及融合图像显示小脑正常 FDG 摄取(箭)(a,b)。

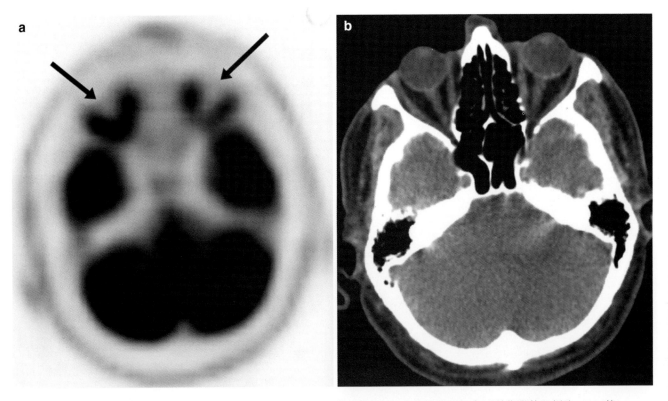

图 1.9   眼外肌生理性摄取(a,b)。FDG 给药后 20min 为摄取期,在此期间安静闭眼可极大地弱化眼外肌摄取 FDG(箭)。

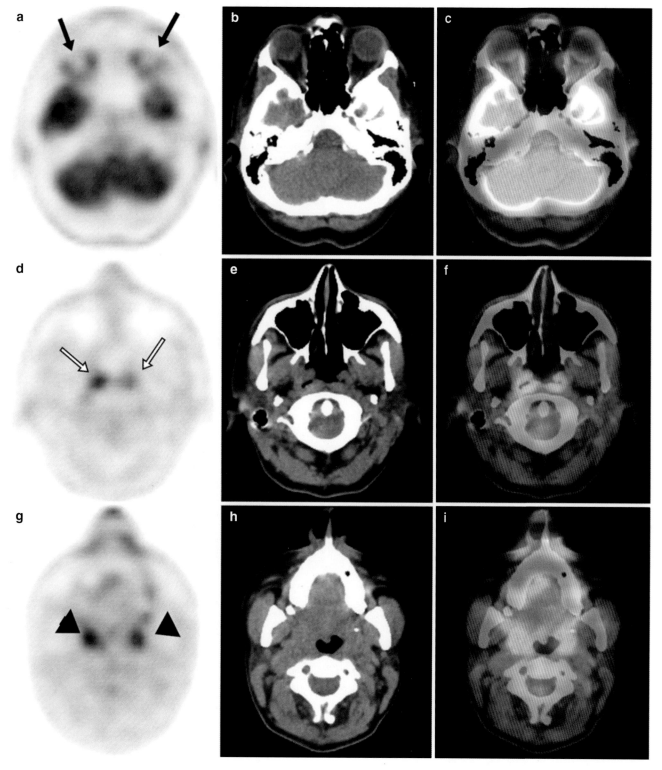

图 1.10　轴位 PET、CT 及融合图像示眼外肌(箭)(a~c)、双侧鼻咽(空心箭)(d~f)及双侧腭扁桃体摄取(箭头)(g~i)。通常双侧舌扁桃体及腭扁桃体可见对称性摄取。如果双侧摄取明显不对称,需进行临床相关检查排除病理情况。

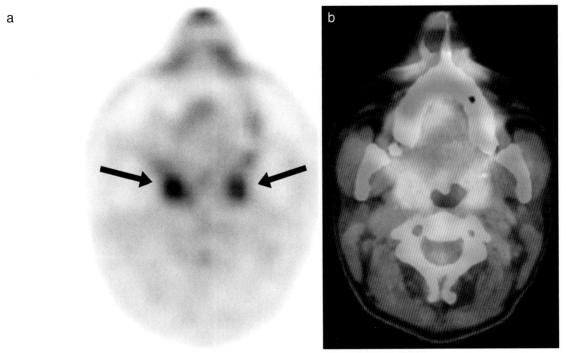

图 1.11   双侧腭扁桃体生理性摄取(箭)(a,b)。

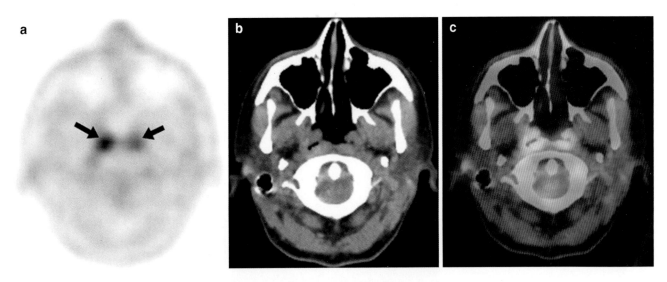

图 1.12   双侧鼻咽生理性摄取(箭)(a~c)。

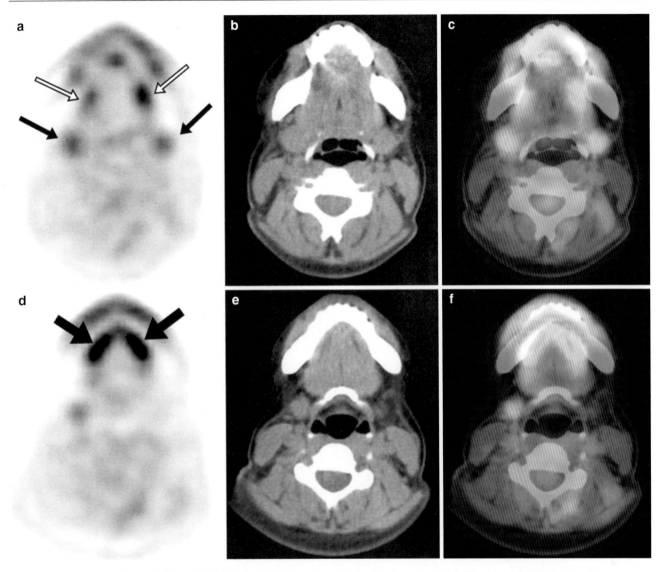

图 1.13　下颌骨内侧倒 V 形高摄取影示下颌舌骨肌(空心箭及粗箭)。双侧下颌下腺可见轻度摄取(箭)(a~f)。

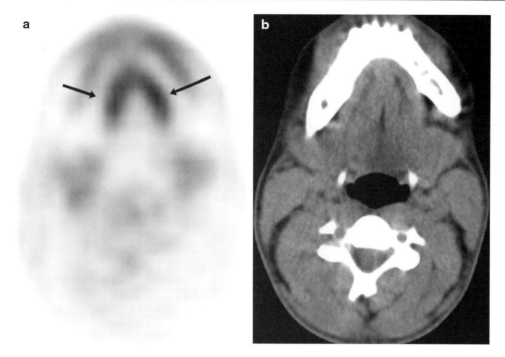

图 1.14　正常下颌舌骨肌摄取(箭)(a,b)。

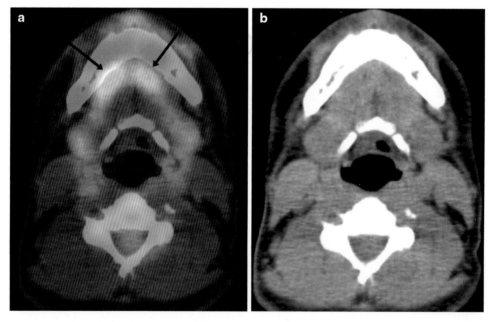

图 1.15　下颌骨内侧对称性局灶高摄取影示舌下腺(箭)(a,b)。舌下腺显影类似下颌舌骨肌,但后者常为线样,且位于舌下腺下方。

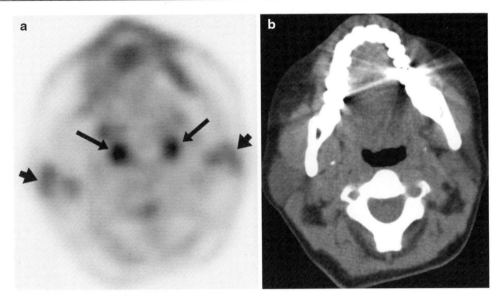

图 1.16 腭扁桃体(箭)及腮腺(短箭)生理性摄取(a,b)。

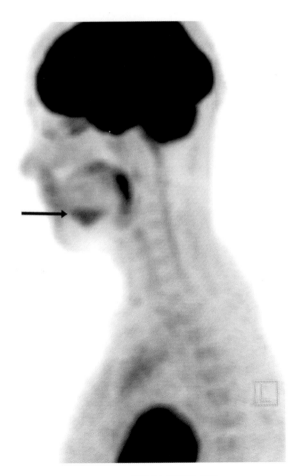

图 1.17 舌肌轻度摄取(箭)。

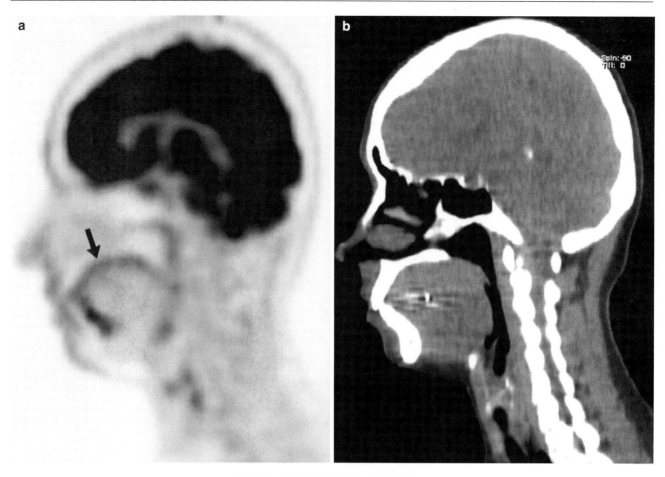

图 1.18   硬腭生理性摄取(箭)(a,b)。

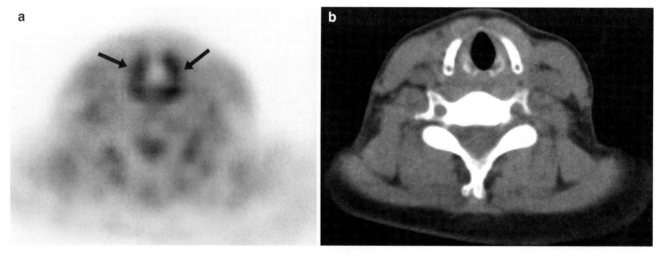

图 1.19   双侧声带生理性摄取(箭)(a,b)。

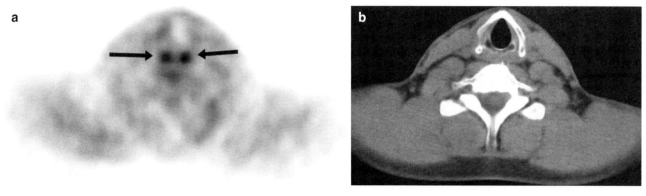

图 1.20 双侧环杓后肌正常摄取(箭)(a,b)。如果患者影像采集前说话,双侧环杓后肌和声带呈高摄取。因此,给药期间患者应尽量避免说话。

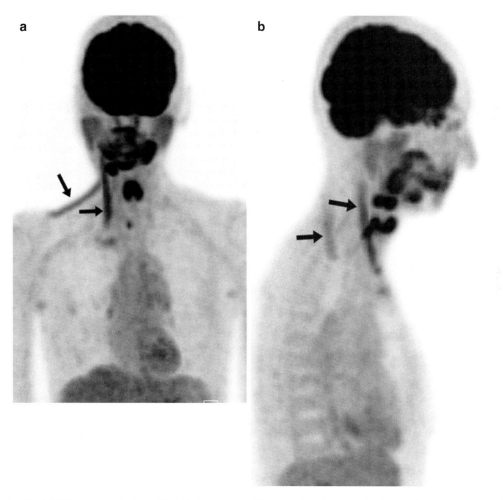

图 1.21 单侧颈部肌因紧张而呈高摄取(箭)。静息状态下为正常低摄取(a,b)。打嗝、运动、换气过度、斜颈及不自主运动可造成肌肉 FDG 摄取增高。

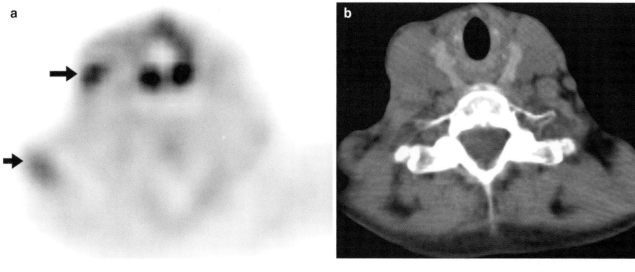

图 1.22   轴位 PET 和 CT 图像示右侧颈部局部高代谢为肌肉生理性摄取(箭)(a,b)。颈部局灶性高代谢应结合 MIP 图像进一步诊断,否则有可能将生理性肌摄取误诊为病变。

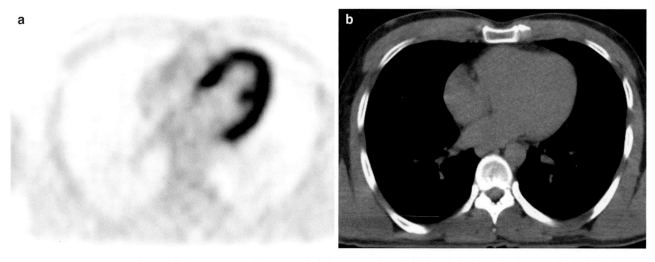

图 1.23   通常左心室壁心肌因同构性活动可见显影(a,b)。进食状态下,心肌以葡萄糖为能量来源,故可见 FDG 摄取增高。但长时间禁食状态下,心肌以脂肪酸为能源而非葡萄糖,FDG 摄取少。左心室内局灶高代谢为乳头肌摄取。

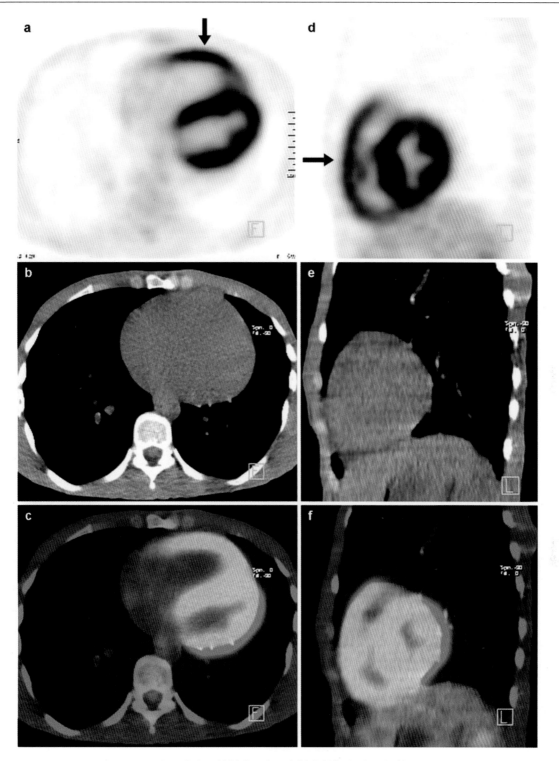

图 1.24　左心室生理性摄取。右心室摄取偶尔也可显示(箭)(a~f)。

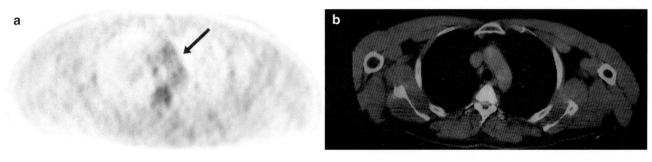

图 1.25　大血管因血流活动可呈轻度血池摄取(a,b),有时可较明显(箭)。

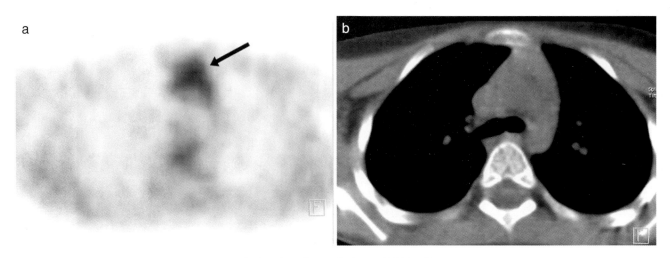

图 1.26　年轻患者经常可见胸腺生理性摄取(箭)(a,b)。

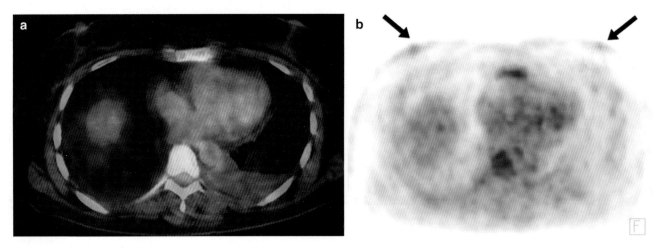

图 1.27　双侧乳头正常摄取(箭)(a,b)。

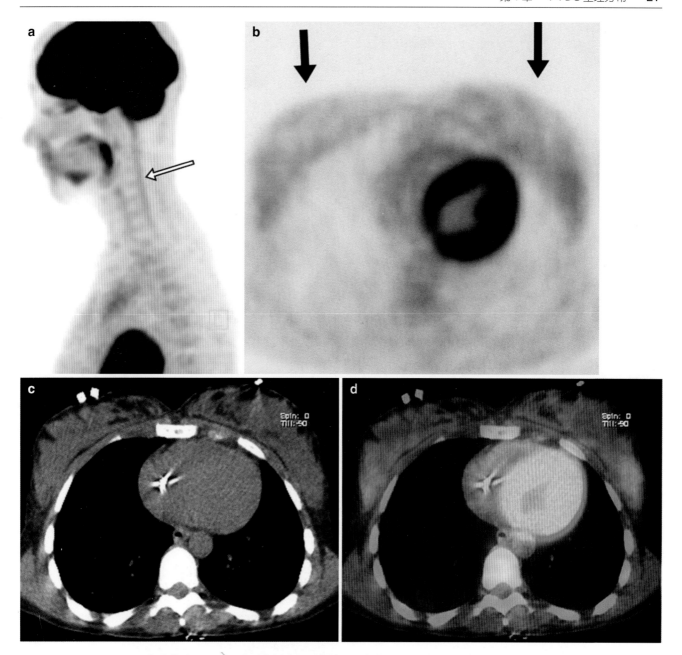

图 1.28　有时脊髓可见 FDG 轻度摄取(空心箭)(a)。年轻女性的乳房可见弥漫性摄取(箭)(b~d)。

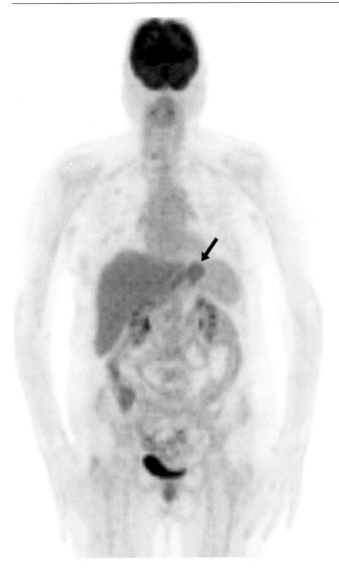

图 1.29 胃的 FDG 摄取程度不一(箭)。排空和收缩状态可呈较高摄取。

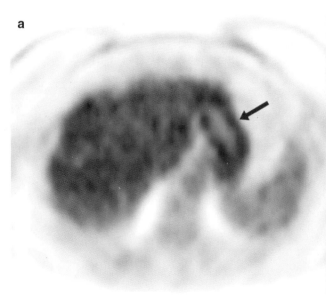
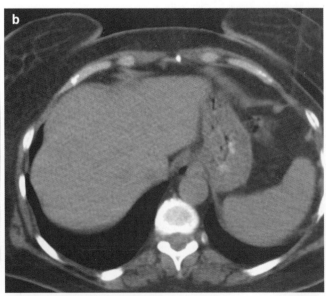

图 1.30 胃壁轻微摄取(箭)。肝脏呈 FDG 轻度摄取(a,b)。脾摄取一般低于肝脏。

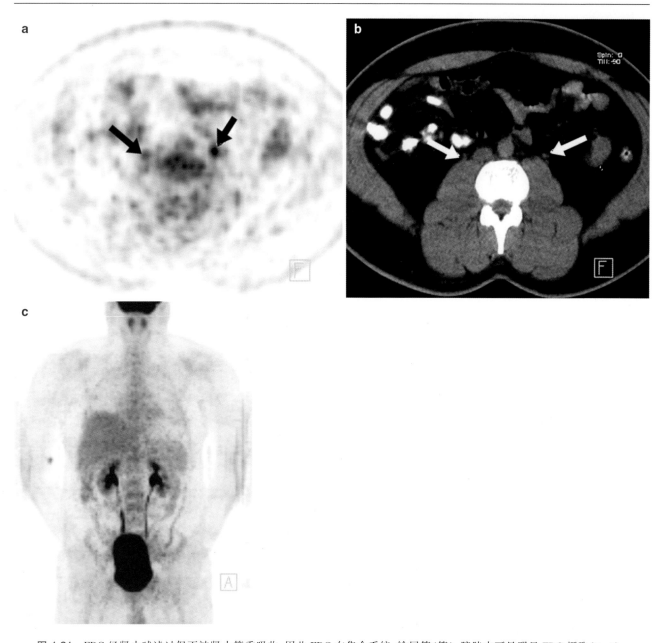

图 1.31 FDG 经肾小球滤过但不被肾小管重吸收,因此 FDG 在集合系统、输尿管(箭)、膀胱中可见明显 FDG 摄取(a~c)。

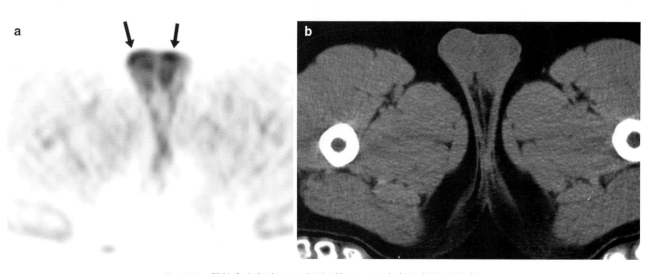

图 1.32 男性睾丸轻度 FDG 摄取(箭)(a,b);年轻人摄取可增高。

(戴东 陈薇 宋秀宇 译)

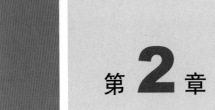

第 **2** 章　**正常变异和良性表现**

2.1　头颈部

脑梗死

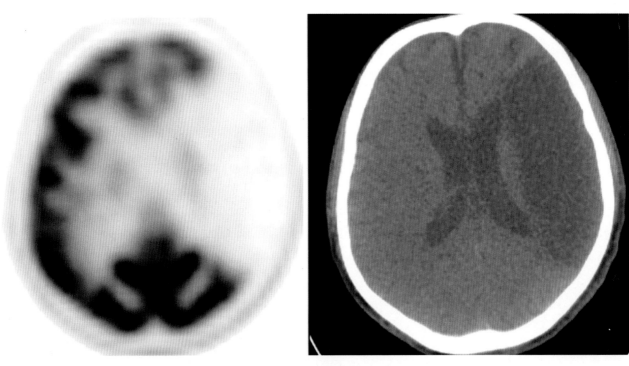

图 2.1　CT 图像示左侧额叶和顶叶低密度区为陈旧性脑梗死,相应 FDG 摄取消失。

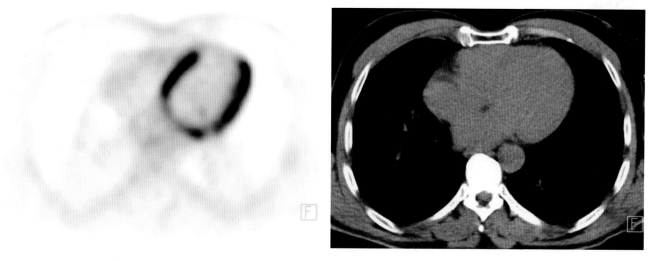

图 2.2　与图 2.1 为同一患者,轴位 ^{18}F-FDG PET/CT 图像示左心室心尖间隔部代谢减低区,提示梗死。

蛛网膜囊肿

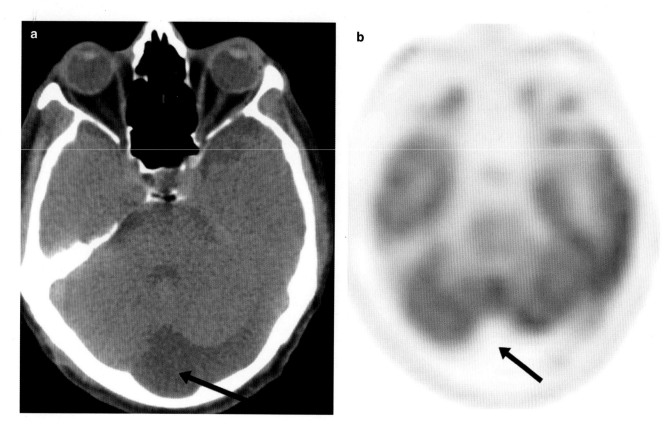

图 2.3　轴位 CT 图像(a)示颅后窝脑脊液密度区在 PET 图像上未见 FDG 摄取(b),为左侧小脑后蛛网膜囊肿(箭)。蛛网膜囊肿为先天性变异,占所有颅内病变的 1%,FDG-PET 图像显示为低代谢,而邻近受压的脑实质 FDG 显像正常。

微腺瘤

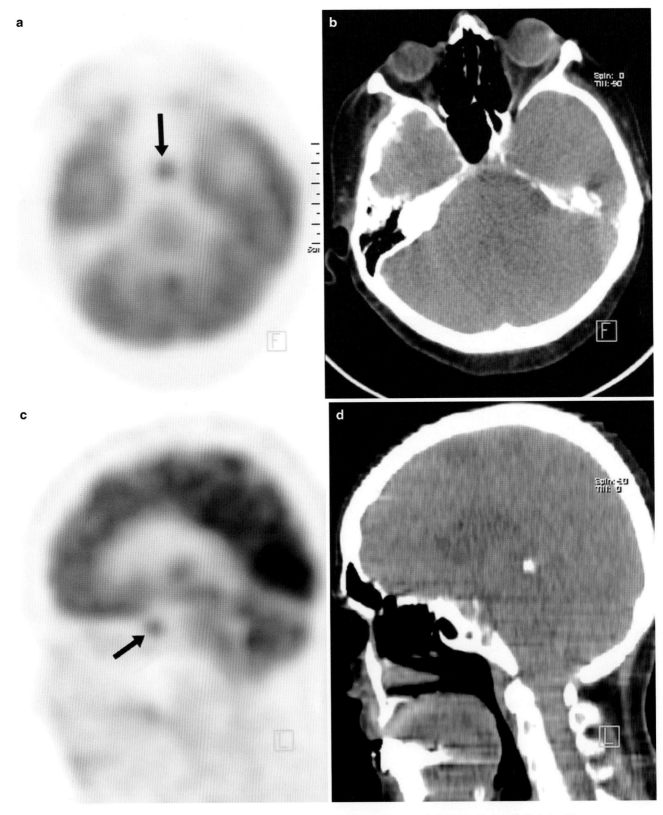

图 2.4　轴位(a,b)和矢状位(c,d)PET 及 CT 图像示鞍区局限性轻度高代谢灶,提示垂体微腺瘤(箭)。

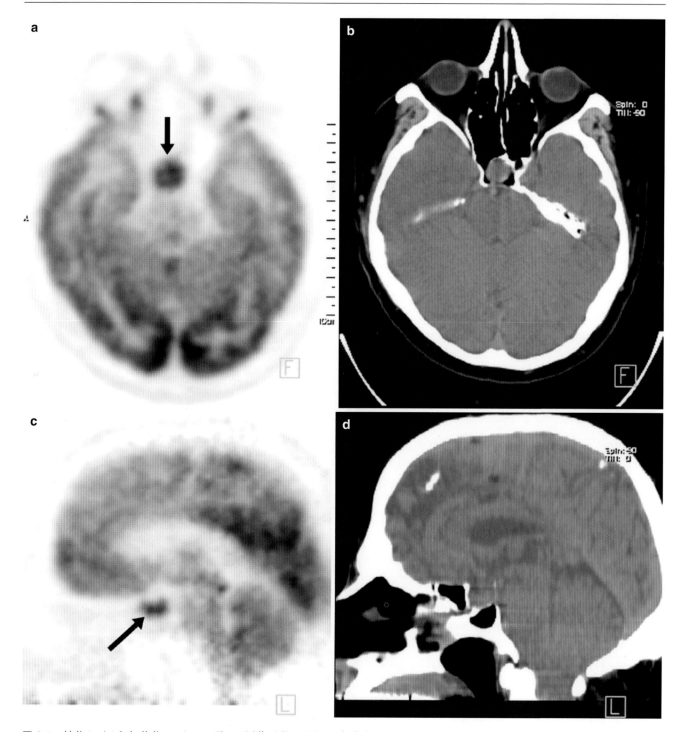

图 2.5　轴位(a,b)和矢状位(c,d)PET 及 CT 图像示鞍区局限性高代谢灶,提示为垂体大腺瘤(箭)。垂体瘤分为微腺瘤(<10mm)和巨腺瘤(>10mm)。也可按激素分泌情况分为功能性腺瘤和无功能性腺瘤。巨腺瘤 FDG 摄取较微腺瘤高。

乳突炎

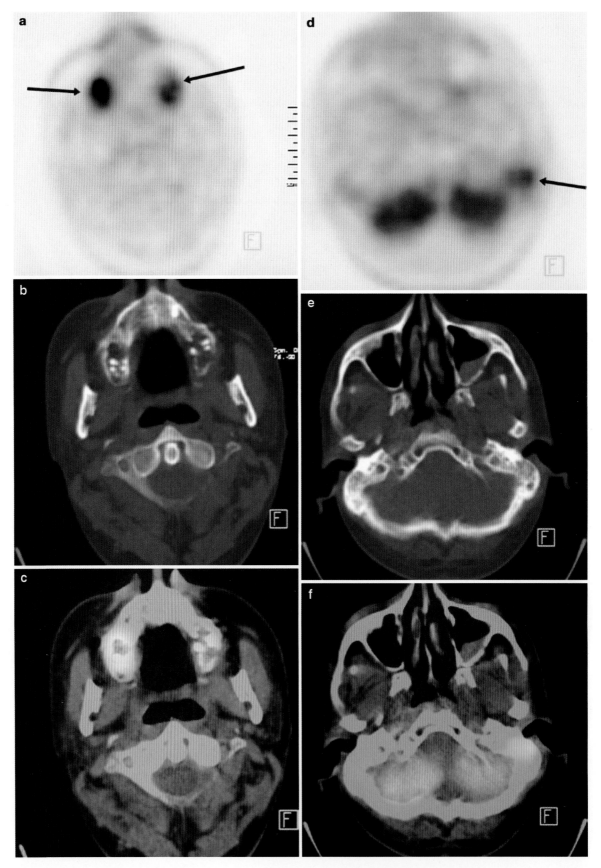

图 2.6   轴位 PET、CT 及融合图像示拔牙术所致的双侧上颌骨牙槽 FDG 摄取增高(箭)(a~c)。轴位 PET、CT 及融合图像示左侧乳突 FDG 摄取增高,提示乳突炎(箭)(d~f)。

咀嚼肌活动增加

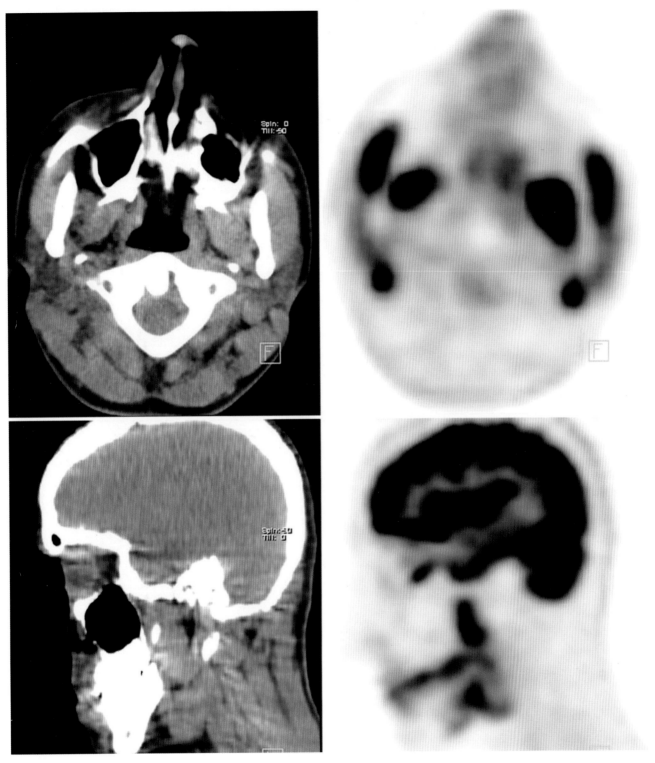

图 2.7　扫描前患者咀嚼口香糖致颞肌及翼状肌活动增加。

上颌窦潴留囊肿

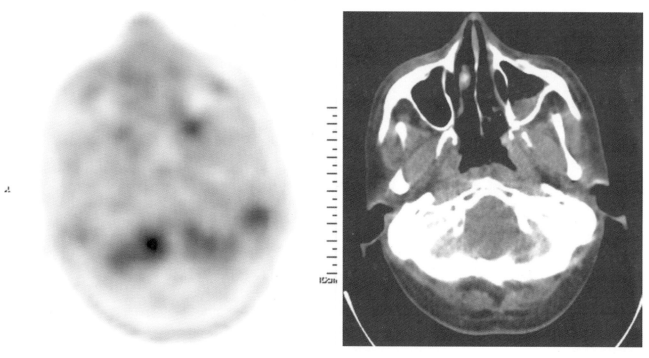

图 2.8   左侧上颌窦潴留囊肿呈轻度 FDG 摄取。

多形性腺瘤

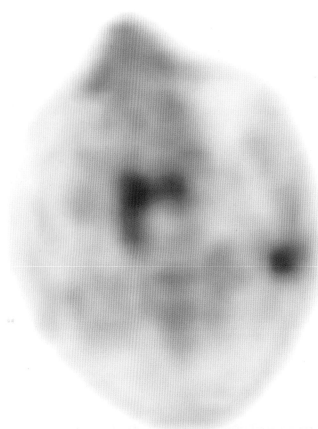

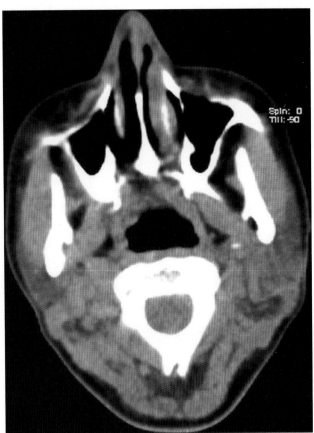

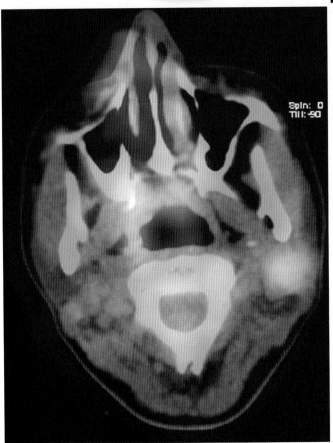

图 2.9 左侧腮腺多形性腺瘤，FDG 轻度高摄取（SUVmax 2.9）。

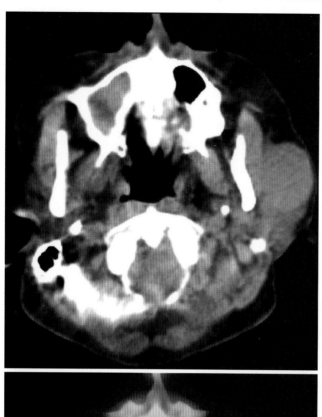

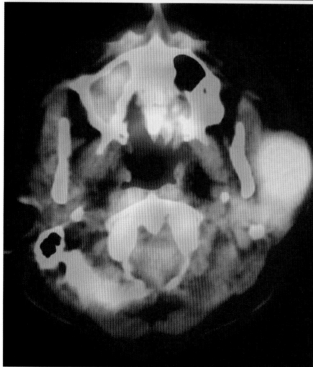

腮腺腺淋巴瘤(Warthin 瘤)

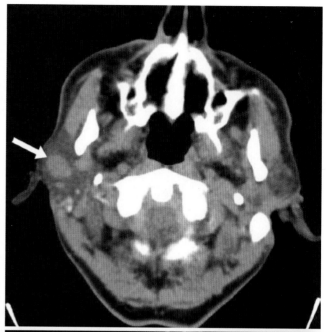

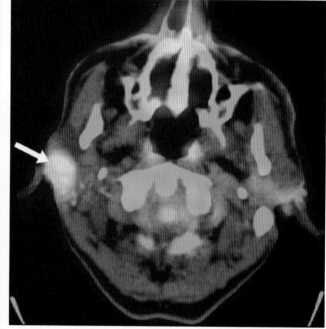

图 2.11 患者,男,75 岁,轴位 CT 及融合图像示右侧腮腺腺淋巴瘤(箭)(SUVmax 6.5)。

图 2.10 左侧腮腺多形性腺瘤,FDG 明显高摄取(SUVmax 5.5)。多形性腺瘤是代谢较高的良性病变,导致 FDG PET 呈假阳性表现,代谢程度随病变增大而增高。

干燥综合征

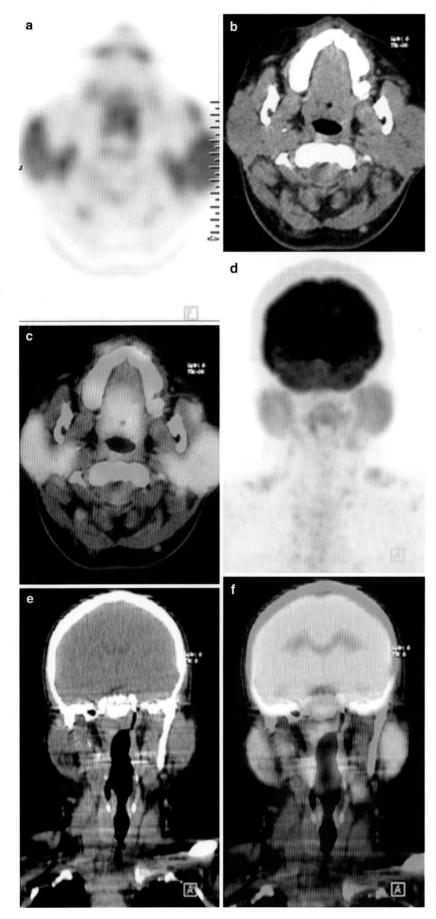

图 2.12　干燥综合征患者轴位 (a~c) 和冠状位 (d~f) 图像示双侧腮腺 FDG 摄取增高。

舌肌不对称摄取

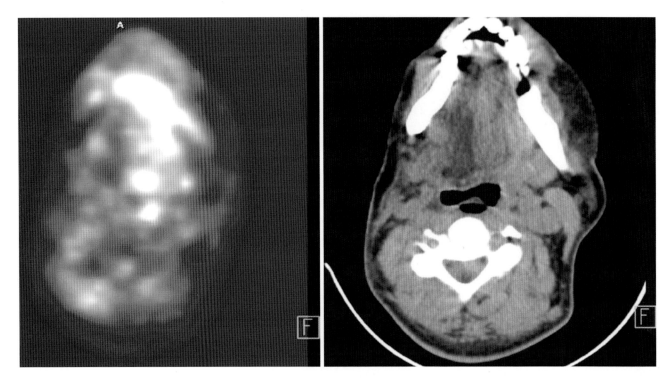

图 2.13　患者,55 岁,鼻咽癌,右侧舌咽神经麻痹,导致舌 FDG 摄取不对称。

舌根部感染灶

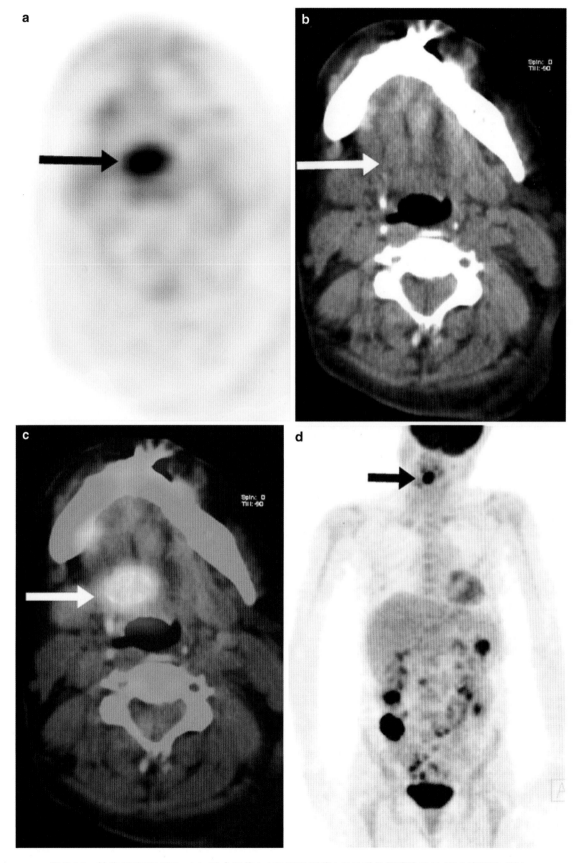

图 2.14　轴位 PET 和 CT(a,b),融合图像(c)和 MIP 图像(d)示舌根部感染灶呈 FDG 高摄取(箭)。

舌根部感染灶

下颌骨骨坏死

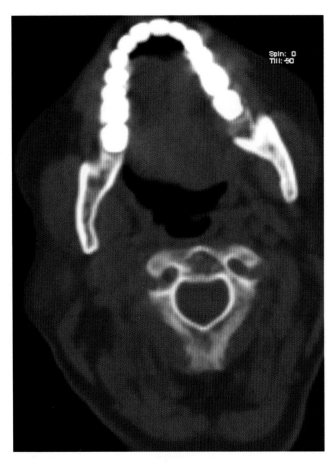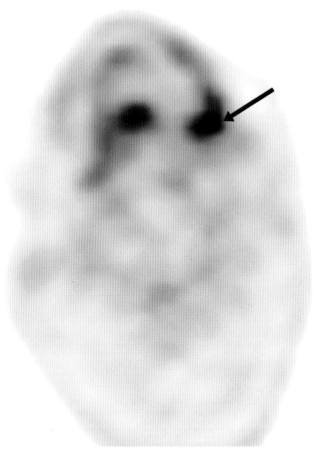

图 2.15   轴位 CT 和 PET 图像示左侧磨牙后三角区局部因骨坏死而呈 FDG 高摄取(箭)。

声带麻痹

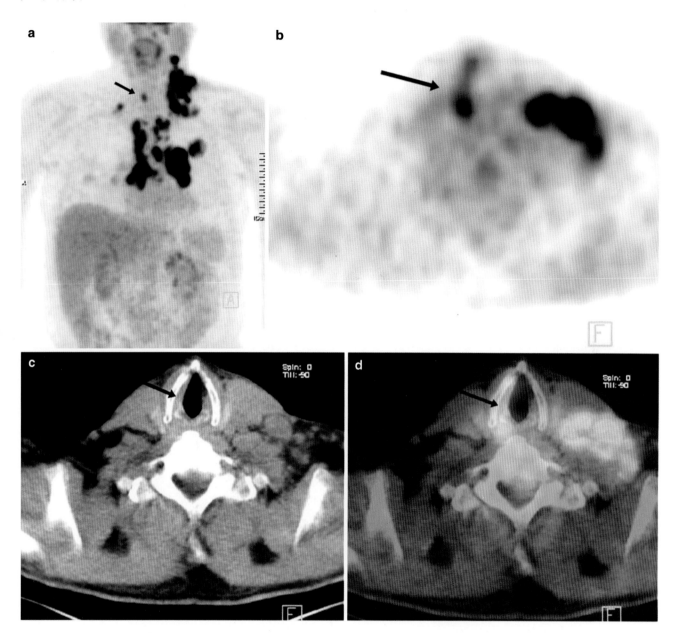

图 2.16　MIP 图像示左侧肺门肿块、右纵隔及左侧颈部淋巴结均呈 FDG 高摄取(a)。轴位 PET、CT 及融合图像(b~d)可见右侧声带 FDG 摄取增高(箭)。由于左侧肺门区肿块压迫喉返神经致同侧声带麻痹,而对侧声带肌代偿性活动度增加,呈非对称性 FDG 摄取增加。

声带摄取增加

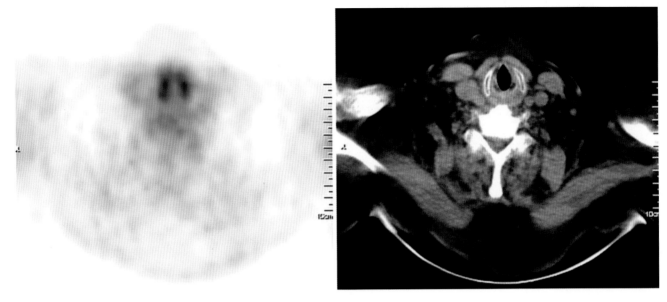

图 2.17   患者给药后摄取期大声叫喊。

偶发甲状腺结节

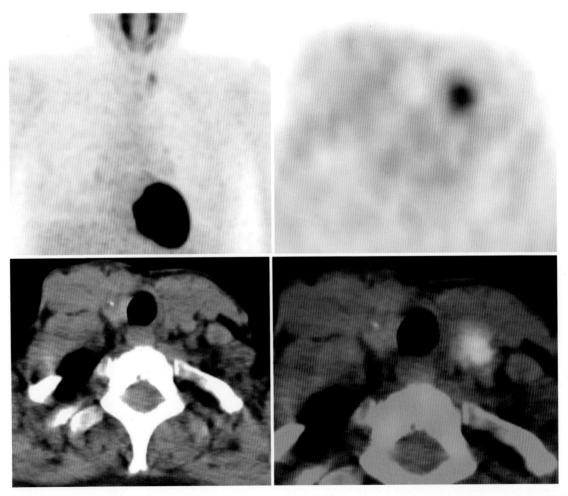

图 2.18   ¹⁸F-FDG PET 显像发现甲状腺左叶高摄取结节,后证实为良性胶质结节。近 1% 的 PET/CT 受检者会偶然发现甲状腺局灶性 FDG 高摄取,其中 1/3 为恶性。

慢性甲状腺炎

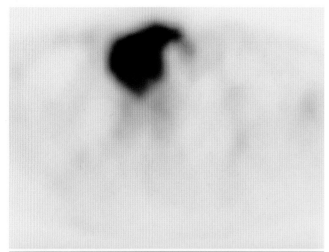

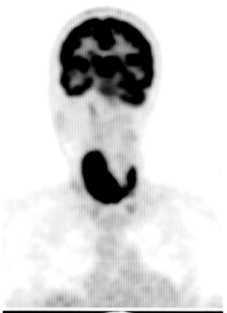

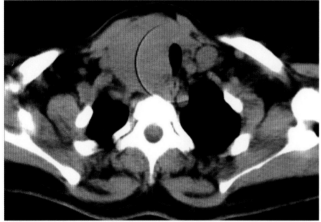

图 2.19 轴位 PET 和 CT 图像示甲状腺双叶弥漫性高摄取，右叶更明显。慢性甲状腺炎可致弥漫性高摄取，不同于结节的局灶性高摄取。

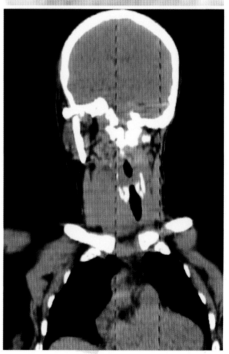

图 2.20 冠状位 PET 和 CT 图像。

盘状红斑狼疮

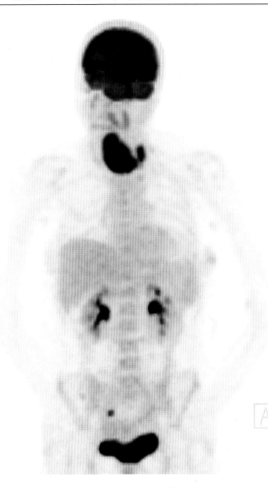

图 2.21   MIP 图像。

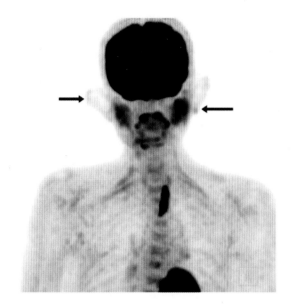

图 2.22   患者,男,55 岁,皮肤红斑狼疮,继发感染导致双侧耳部 FDG 摄取增高(箭)。

2.2 胸部

乳腺癌患者健侧乳房泌乳期生理性高摄取

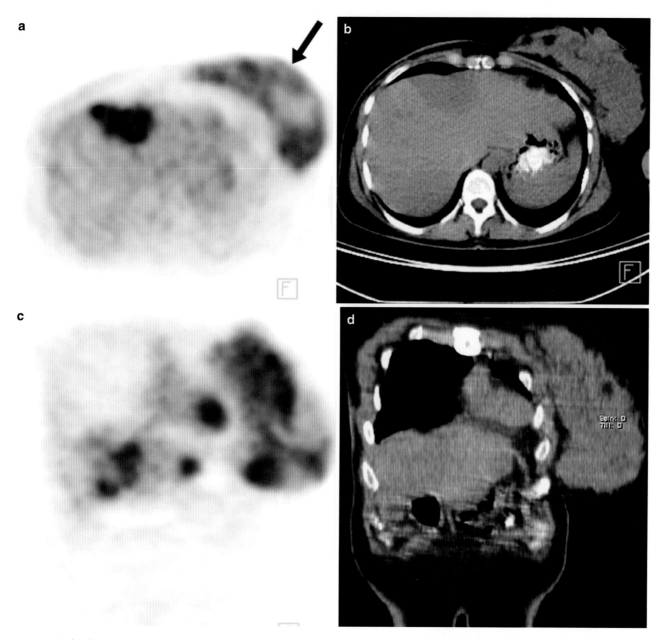

图 2.23 患者，女，38 岁，右侧乳腺癌行右侧乳房切除术。产后 1 个月行 ¹⁸F-PET/CT 检查(泌乳期)。轴位(a,b)及冠状位(c,d)PET 和 CT 图像示肝左叶高代谢转移灶，左侧乳腺呈弥漫性生理性高摄取(箭)。

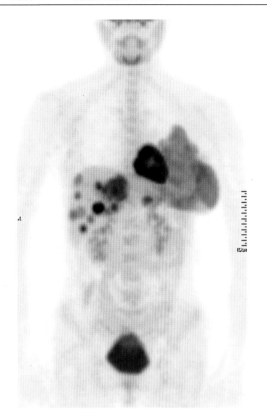

图 2.24   MIP 图像。

泌乳期乳房生理性高摄取

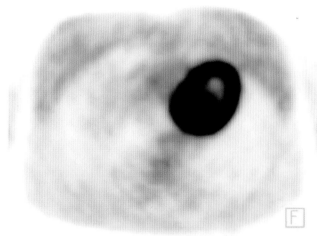

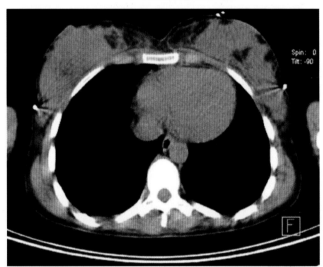

图 2.25   患者,女,28 岁,泌乳期,轴位 PET 和 CT 图像示双侧乳房生理性高摄取。

乳房术后血肿

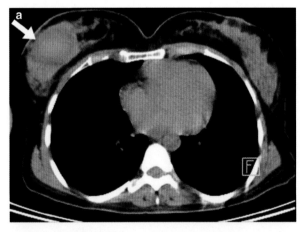

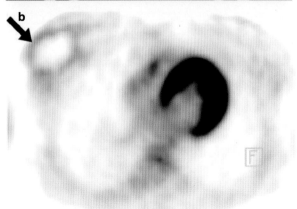

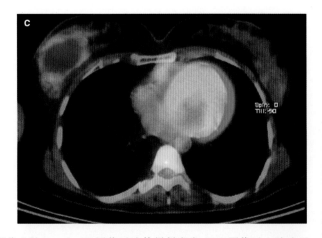

图 2.26   右侧乳腺肿瘤切除术后,轴位 CT、PET 及融合图像示手术部位血肿(a~c)。CT 图像示液体样低密度,PET 图像示血肿壁环形高摄取(箭)。

胸腺摄取

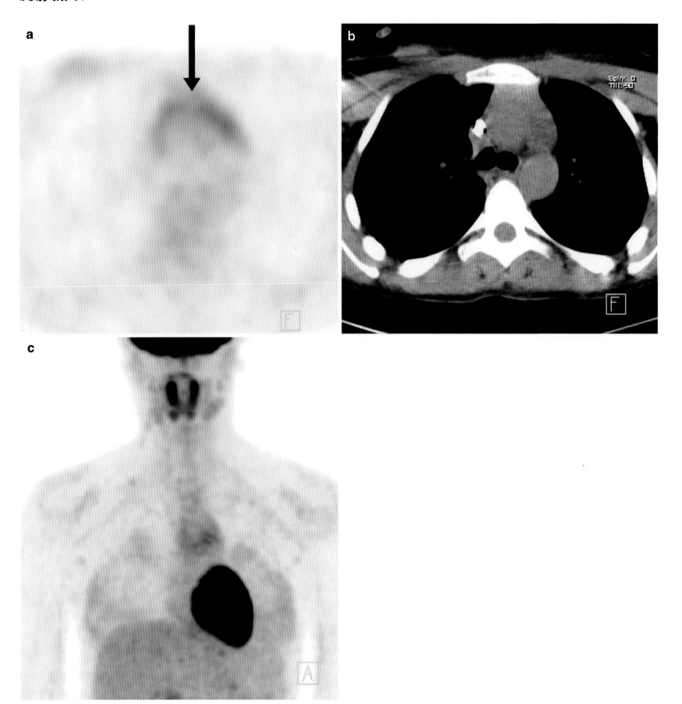

图 2.27　患者,女,20 岁,淋巴瘤,复查 ¹⁸F-FDG PET/CT 检测复发,可见胸腺呈轻度生理性 FDG 高摄取(SUVmax 3.8)(箭)(a~c)。胸腺 FDG 摄取增高见于生理性摄取,也可见于胸腺增生、淋巴瘤浸润、原发胸腺瘤或转移性病变。还可见于化疗后患者反应性增生。

错构瘤

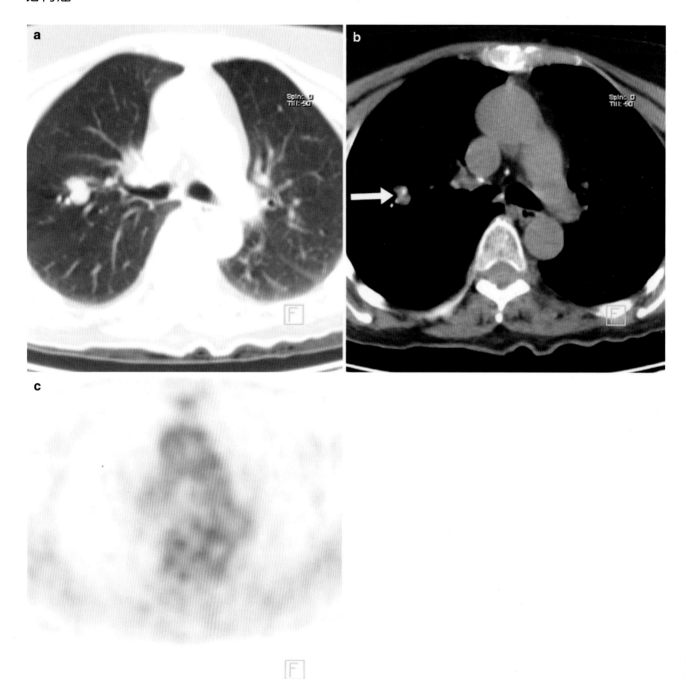

图 2.28　CT 图像(a,b)示分叶状伴点状钙化的实性病灶,符合错构瘤(箭),未见 FDG 摄取(c)。肺错构瘤为良性肿瘤,包含软骨、结缔组织、肌肉、脂肪及骨性成分,很少见 FDG 摄取。

气胸

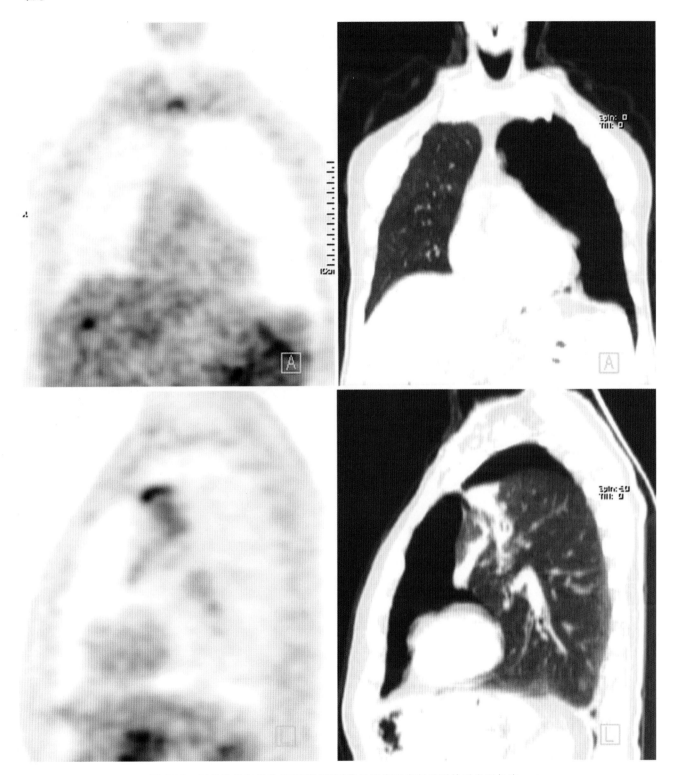

图 2.29　冠状位及矢状位 PET 和 CT 图像示肺癌患者行肺活检后出现气胸。

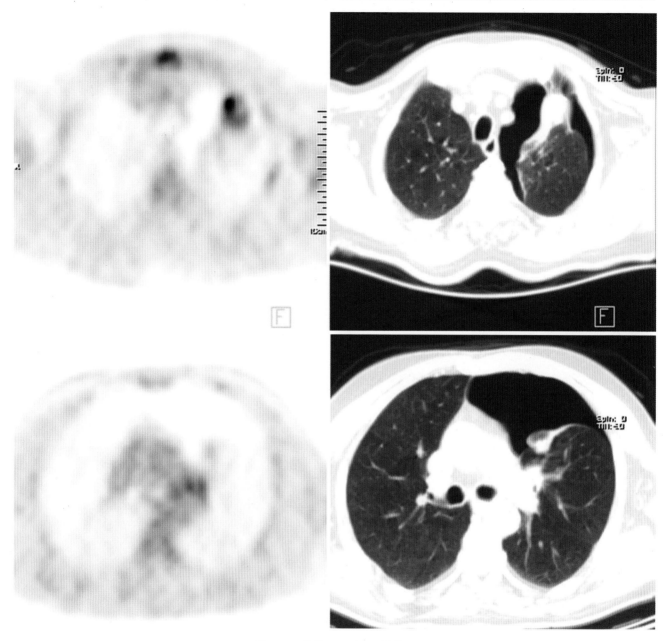

图 2.30   轴位 PET 和 CT 图像。

放疗后炎症

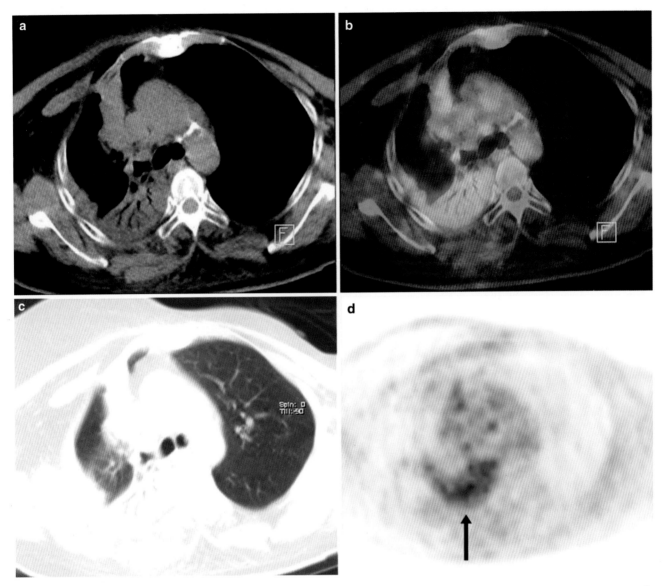

图 2.31 患者,女,63 岁,肺癌,体外放射治疗(EBRT)后行 ¹⁸F-FDG PET/CT 评估疗效。轴位 CT(a,c)、融合图像(b)和 PET(d)图像示右肺实变区,伴空气支气管征,FDG 摄取轻度弥漫性增高,提示放射性肺炎(箭)。

化疗后肺感染

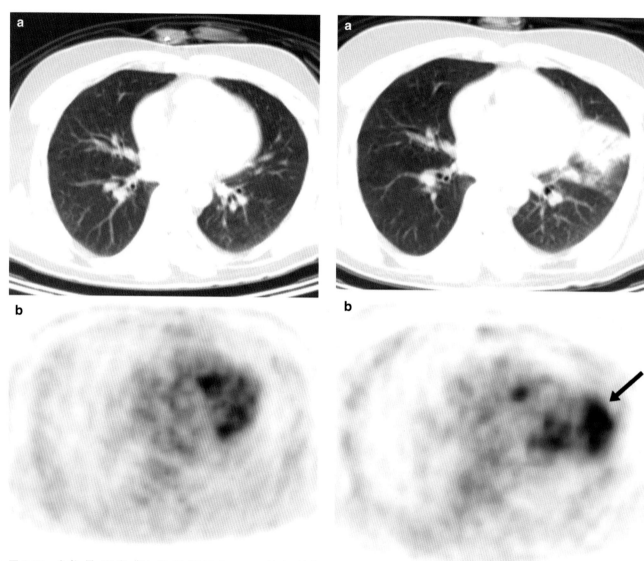

图 2.32　患者,男,32 岁,睾丸癌,行 ¹⁸F-FDG PET/CT 检查。轴位 CT 和 PET 图像未见异常(a,b)。

图 2.33　患者化疗后复查 ¹⁸F-FDG PET/CT 检查,左肺可见浸润性轻度高代谢区,提示感染(箭)(a,b)。

肺实变

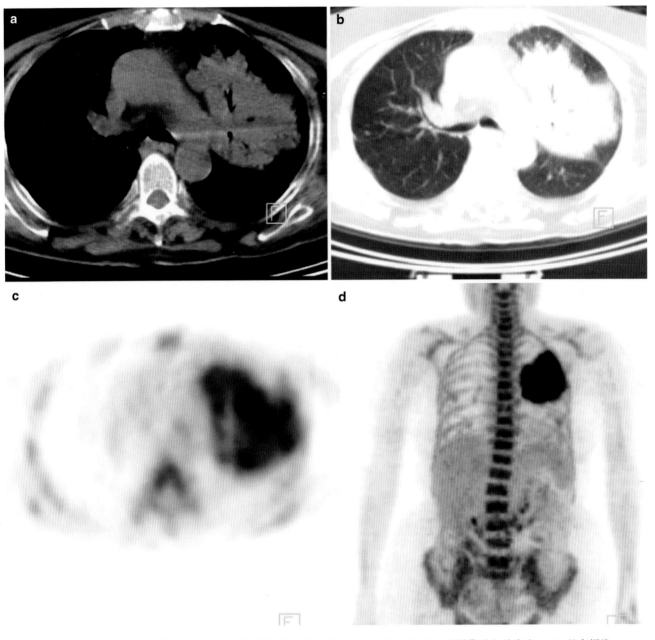

图 2.34 患者,74 岁,行 ^{18}F-FDG PET/CT 筛查肿瘤,轴位 CT(a,b)、PET(c)和 MIP(d)图像示左肺实变,FDG 呈高摄取。

肺结核

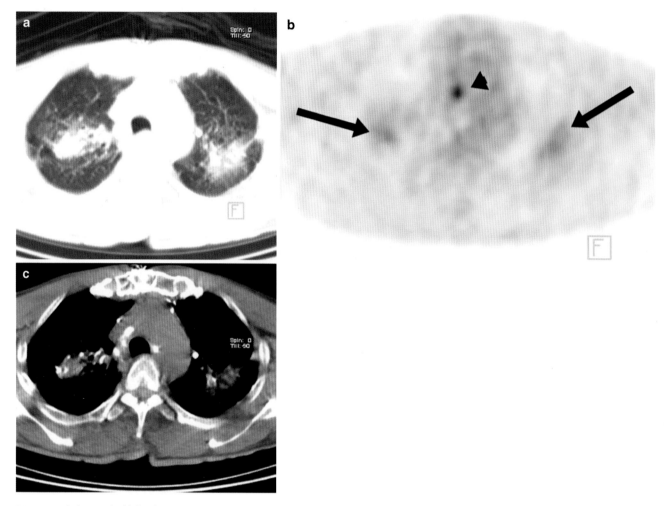

图 2.35　患者,50 岁,结核,行 ¹⁸F-FDG PET/CT 检查。CT(a,c)可见双肺上叶实变区伴局灶性钙化,FDG 轻度高摄取(箭)(b),符合炎性表现。纵隔气管右上淋巴结局灶性 FDG 摄取,提示反应性增生(箭头)。FDG PET/CT 筛查肿瘤时,结核是常常遇到的病变,伴有 FDG 摄取,有时难以与恶性病变鉴别。

尘肺

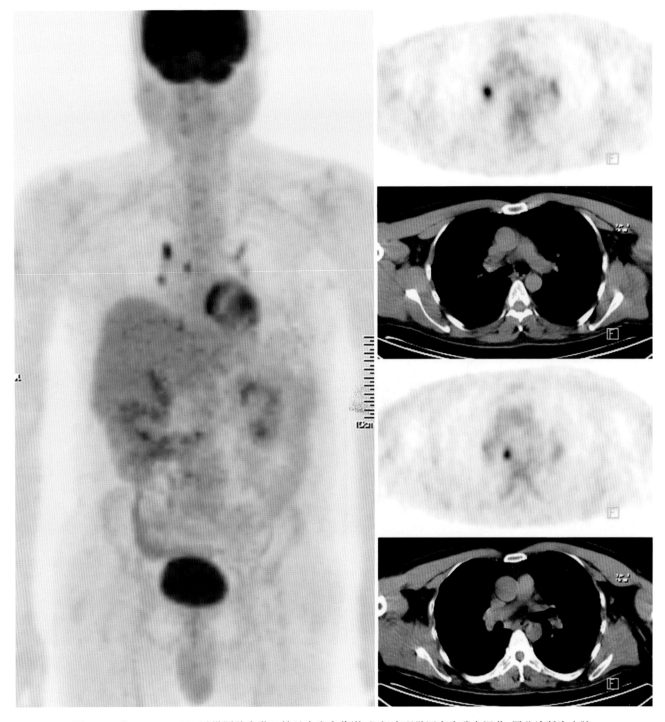

图 2.36 ^{18}F-FDG PET/CT 示纵隔肿大淋巴结呈中度高代谢,组织病理学证实为碳末沉着,因此诊断为尘肺。

结节病

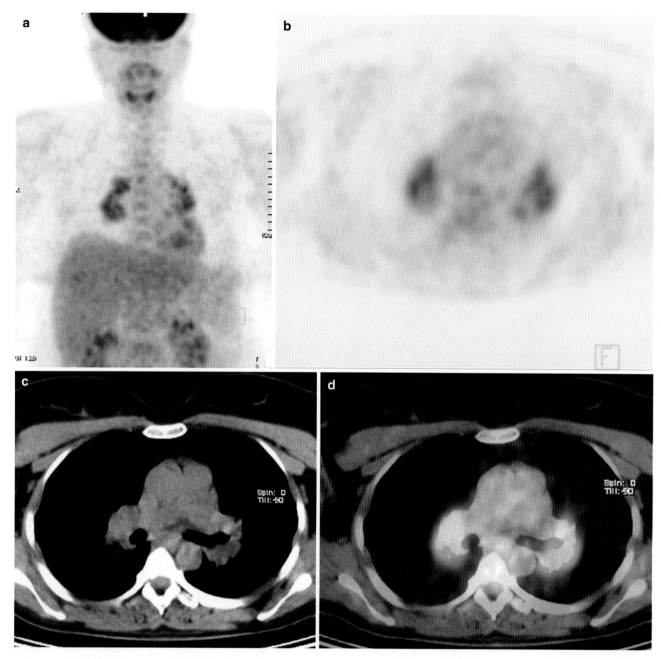

图 2.37   MIP(a)、轴位 PET、CT 及融合图像(b~d)示双肺门淋巴结增大,呈中度 FDG 摄取增高(SUVmax 4.7),符合结节病。[18]F-FDG PET/CT 检查可用于结节病的诊断及疗效评估。

结节病

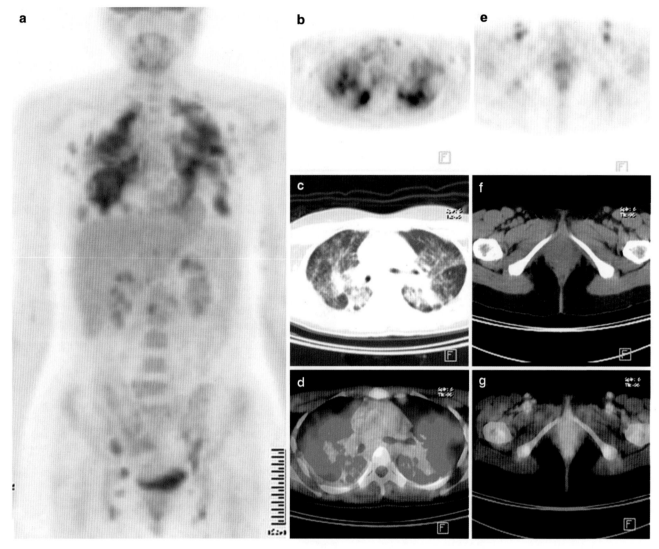

图 2.38　MIP(a)、轴位 PET、CT 及融合图像(b~d)示双肺门淋巴结肿大,双肺实质可见网状致密影,呈中度高代谢(SUVmax 6.6)。骨盆轴位融合图像、PET 和 CT 示双侧腹股沟高代谢淋巴结(SUVmax 2.2)。以上病灶符合结节病。

滑石粉胸膜固定术后

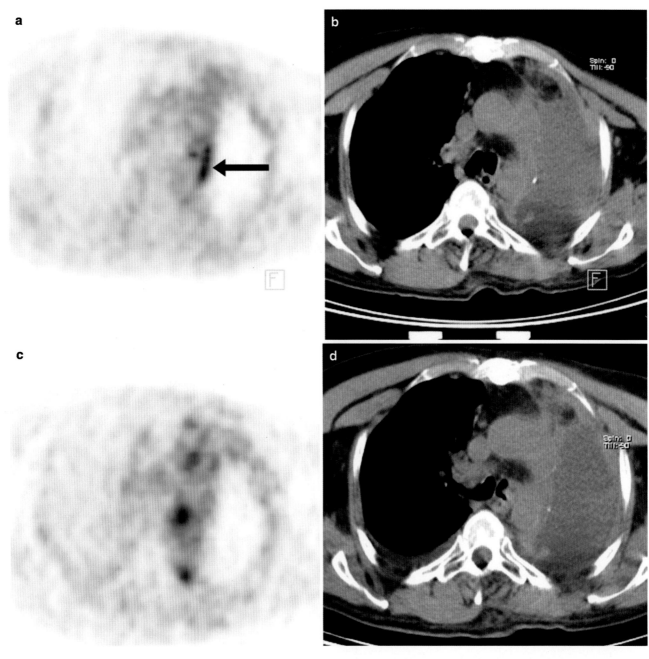

图 2.39 患者,男,56 岁,肺癌,行滑石粉胸膜固定术。术后行 ^{18}F-FDG PET/CT 检查发现,滑石粉沉积导致胸膜增厚并 FDG 摄取增高(箭)(a,b)。4 个月后复查 ^{18}F-FDG PET/CT 可见先前 FDG 高摄取灶消失,证实为良性病变。纵隔内 2 个新发高代谢结节可能为淋巴结转移(c,d)。PET 检查可见滑石粉沉积处胸膜增厚,密度增高,FDG 摄取增高。PET 应与 CT 相结合,综合分析以鉴别炎症过程与恶性病变。

胸膜结核

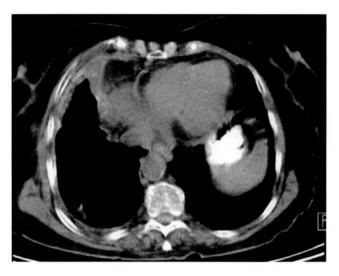 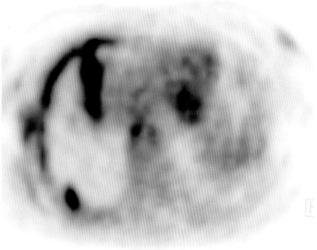

图 2.40 轴位 CT 和 PET 图像示右侧肋胸膜和纵隔胸膜增厚且 FDG 摄取增高,符合胸膜结核。

禁食后心肌摄取减低

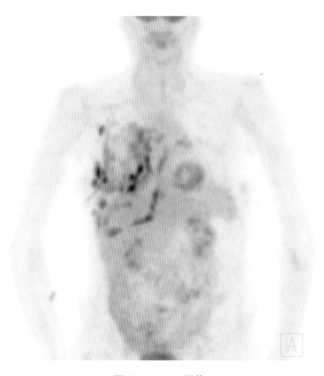

图 2.41 MIP 图像。

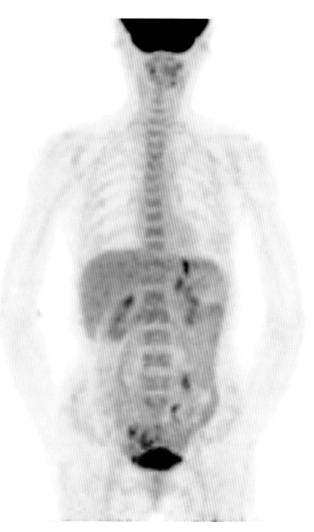

图 2.42 患者,女,给药前持续禁食 20h。MIP 图像心肌未见显示,因为禁食状态下心肌以游离脂肪酸为能量来源而非葡萄糖。

食管炎

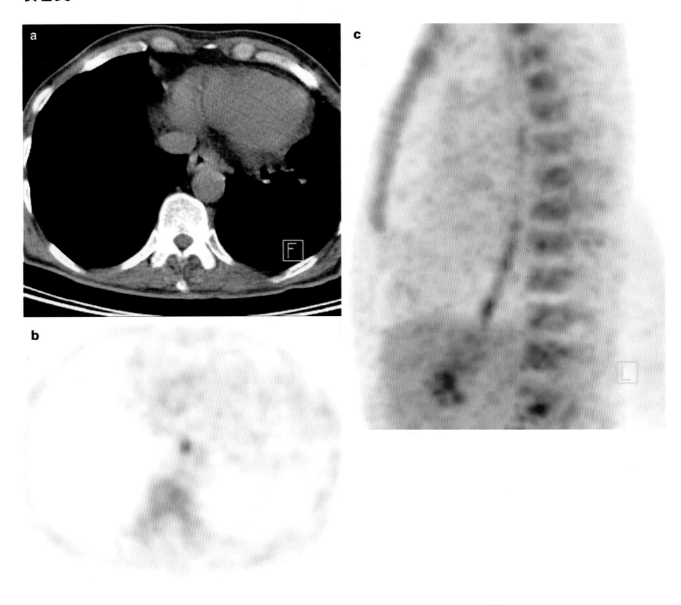

图 2.43 轴位 CT、PET(a,b)和矢状位 MIP 图像(c)示由于食管炎导致的食管 FDG 摄取增高。

2.3　腹部

胃疝

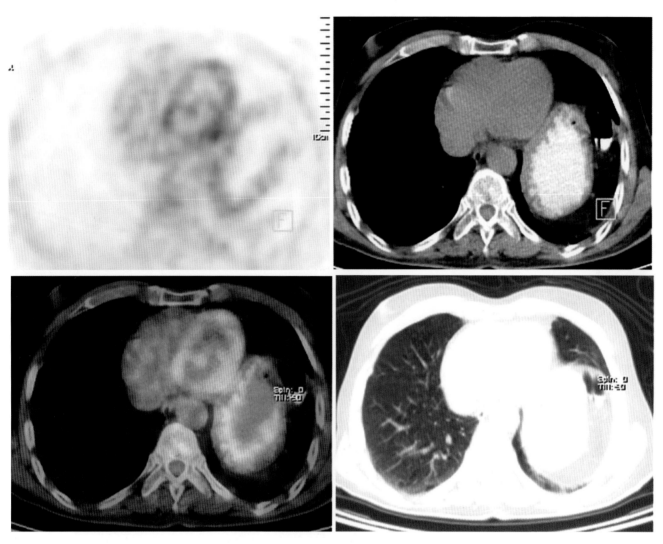

图 2.44　胃向上疝入胸腔。

食管裂孔疝

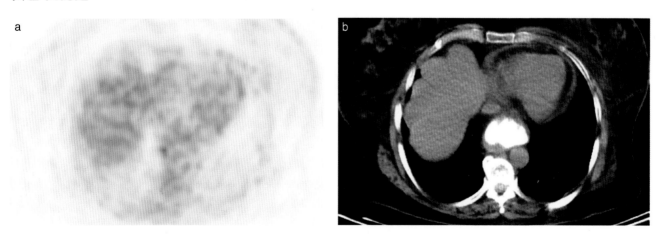

图 2.45　轴位 PET(a)和 CT 图像(b)显示滑疝，胃食管连接处和胃的一部分向上滑入纵隔。

间位结肠综合征(Chilaiditi 综合征)

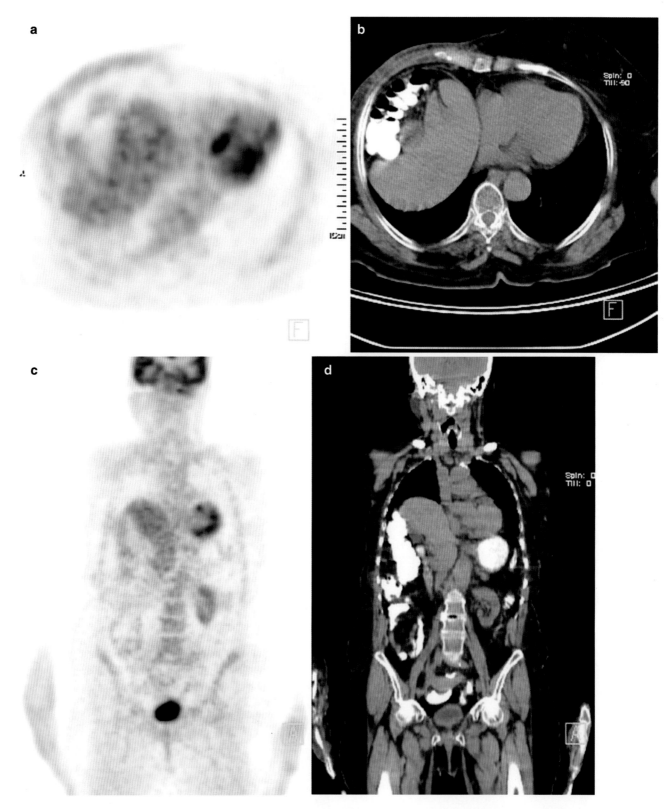

图 2.46　轴位(a,b)和冠状位(c,d)PET 和 CT 图像示位于肝和右半膈肌之间的部分间位结肠。

胃炎

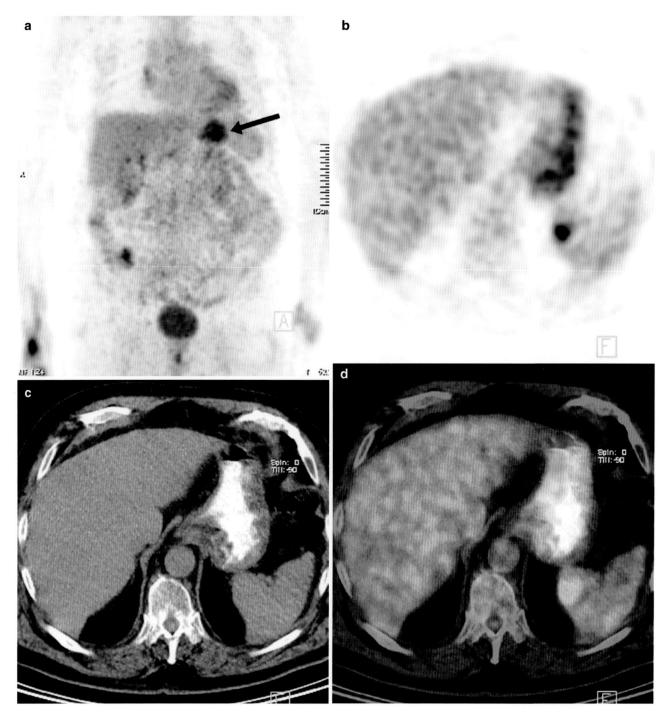

图 2.47　MIP(a)、轴位 PET、CT 和融合图像(b~d)示增厚的胃壁处示踪剂摄取增高(箭)。该患者诊断为胃炎。有时胃炎引起的 FDG 弥漫性高摄取可能会掩盖恶性病变,饮水后再次成像显示 FDG 摄取变化,即确定为良性。

十二指肠脂肪瘤

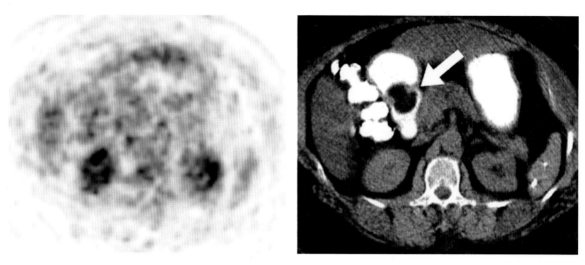

图 2.48   CT 图像上显示的十二指肠局灶性充盈缺损,在相应的 PET 图像上未显示 FDG 摄取,证实为脂肪瘤(箭)。

二甲双胍

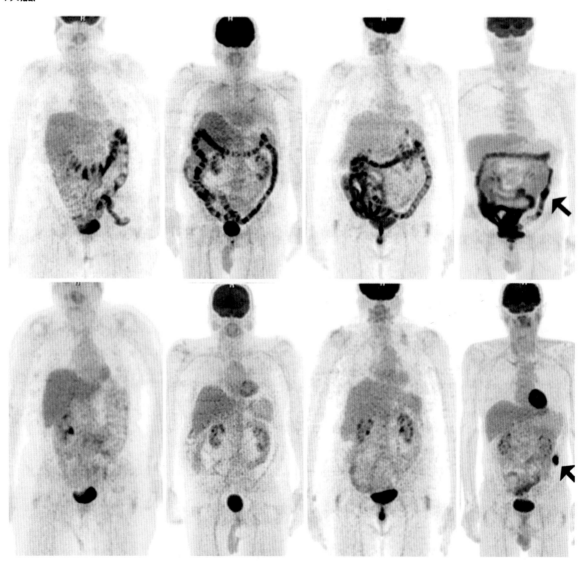

图 2.49   ¹⁸F-FDG PET/CT MIP 图像。第一行为患者口服二甲双胍时的图像,可见小肠弥漫性明显的 FDG 摄取。第二行为停用后的图像,基本未见 FDG 摄取,注意此时左侧结肠病灶显示得更为清晰(箭)。

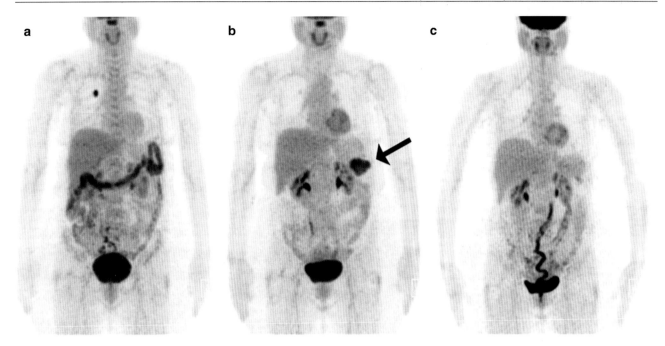

图 2.50　卵巢癌患者的 ¹⁸F-FDG PET/CT MIP 图像,口服二甲双胍时可见小肠弥漫性明显的 FDG 摄取(a),停用二甲双胍 3 个月后再次成像,左上象限病变可见明显的 FDG 摄取(箭)(b),化疗 6 周期后的图像显示该病变消失,证实其为恶性(c)。

小肠生理性摄取

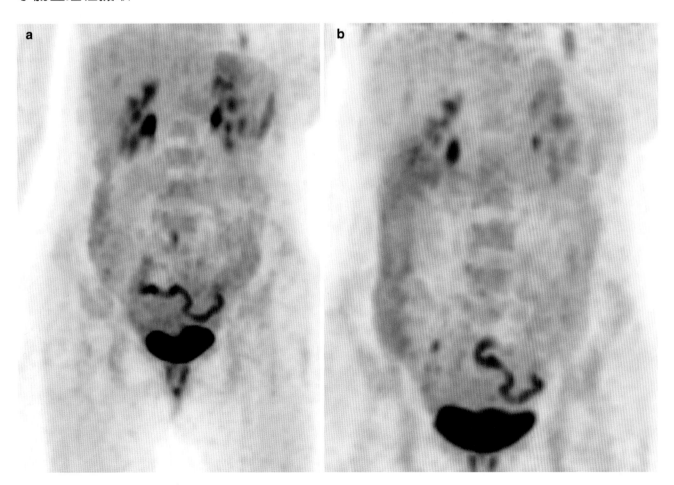

图 2.51　MIP 图像(a)显示小肠节段性摄取,疑似小肠炎性病变,延迟图像上(b)原活性部位向远侧移位,提示为生理性摄取。

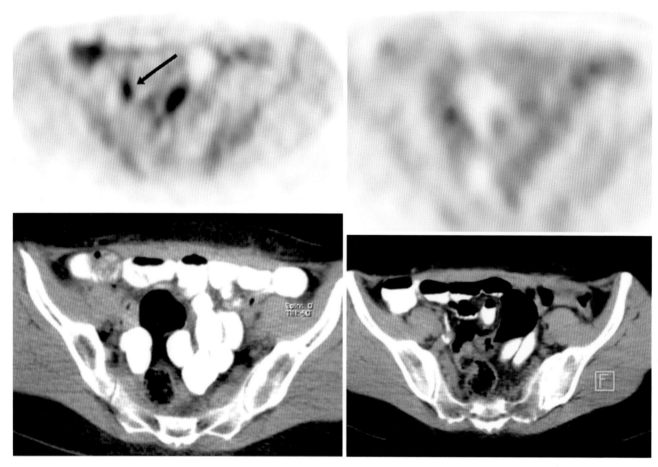

图 2.52   图 2.51 患者的轴位 PET 和 CT 图像原有的小肠局灶性生理性摄取(箭)在第二次成像时消失。

腹股沟疝

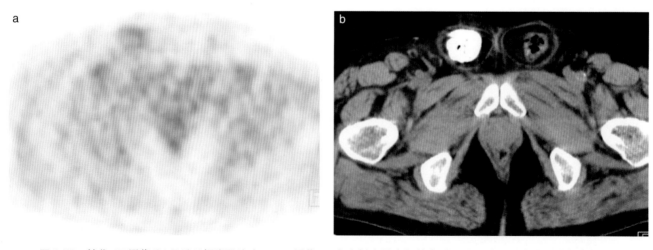

图 2.53   轴位 CT 图像(b)显示双侧腹股沟疝。PET 图像(a)在右侧腹股沟肠管高对比区显示了对应的示踪剂高摄取。

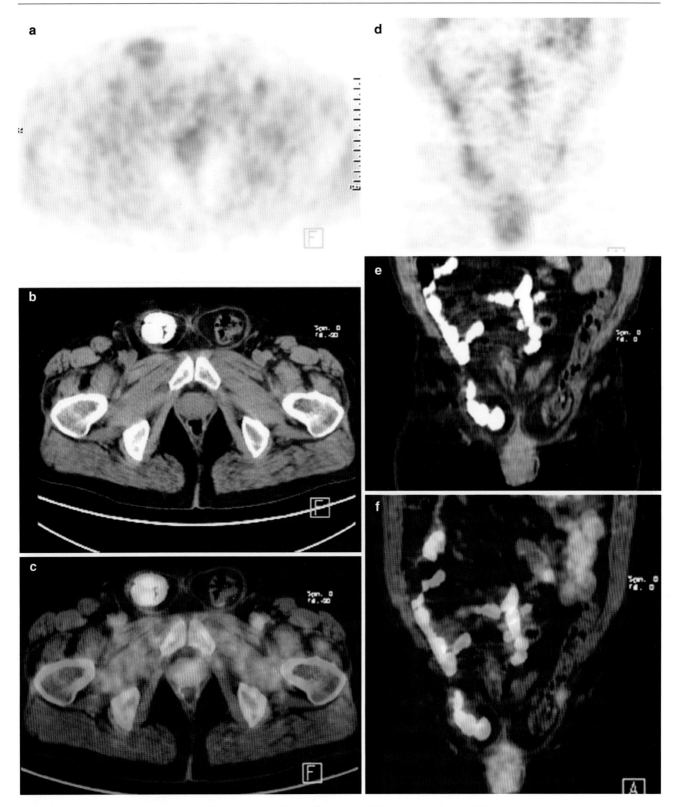

图 2.54　轴位 PET、CT、融合图像 (a~c) 和冠状位 PET、CT、融合图像 (d~f)。

放射性直肠炎

a

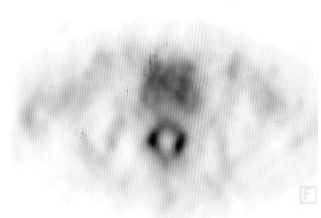

a

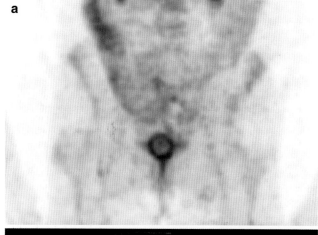

b

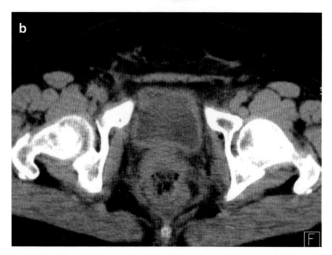

图 2.55　轴位 PET 和 CT 图像(a,b)。

b

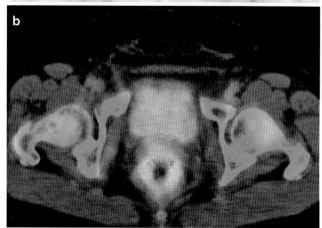

图 2.56　MIP 和轴位融合图像(a,b)显示由于宫颈癌外部放疗造成的直肠炎性病变,表现为 FDG 环形摄取。

骶前纤维组织

a

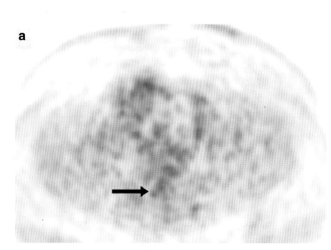

b

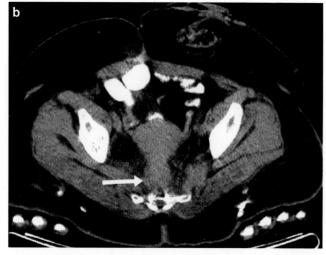

图 2.57　患者,女,62 岁,直肠癌术后和 EBRT 治疗后,行 ¹⁸F-FDG PET/CT 检查排除复发。CT 显示骶前区软组织密度实性病变(b),怀疑局部复发,但在 PET 图像上未见 FDG 病理性摄取(箭)(a)。因此排除了恶性病变,提示该病变为良性纤维组织。

Pilonoidal 窦

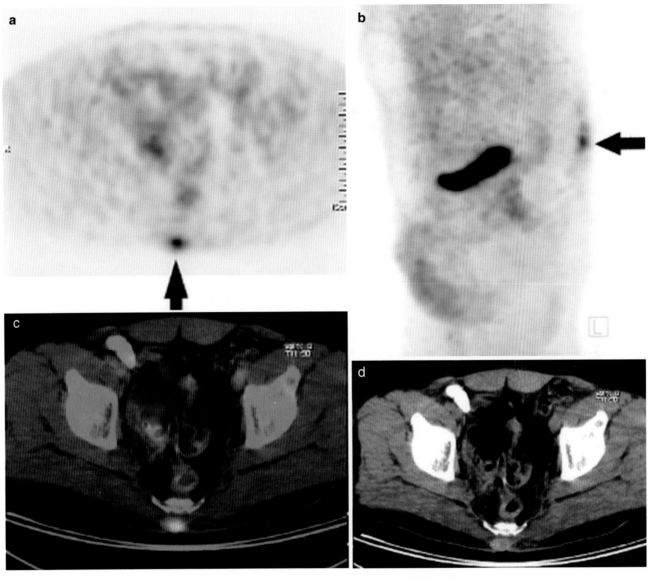

图 2.58　位于尾骨后的 Pilonoidal 窦可见 FDG 轻度高摄取（箭）（a~d）。

肝内脂肪弥漫性浸润

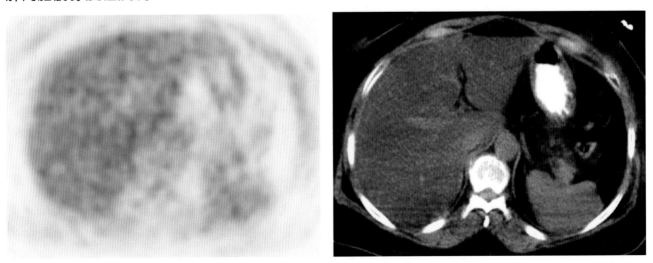

图 2.59　轴位图像显示肝衰减（HU）较脾减低，CT 呈低密度，提示肝内脂肪浸润。PET 图像上可见肝脏均匀一致的 FDG 正常摄取，SUVmax 为 3.2，而脾 SUVmax 为 2.9。最近一项研究表明，肝脏 CT 衰减值与 SUVmax 无临床相关性，且肝脏弥漫性脂肪浸润患者的 SUVmax 值与正常健康对照者无显著差异。

脂肪肝伴局灶性肝岛

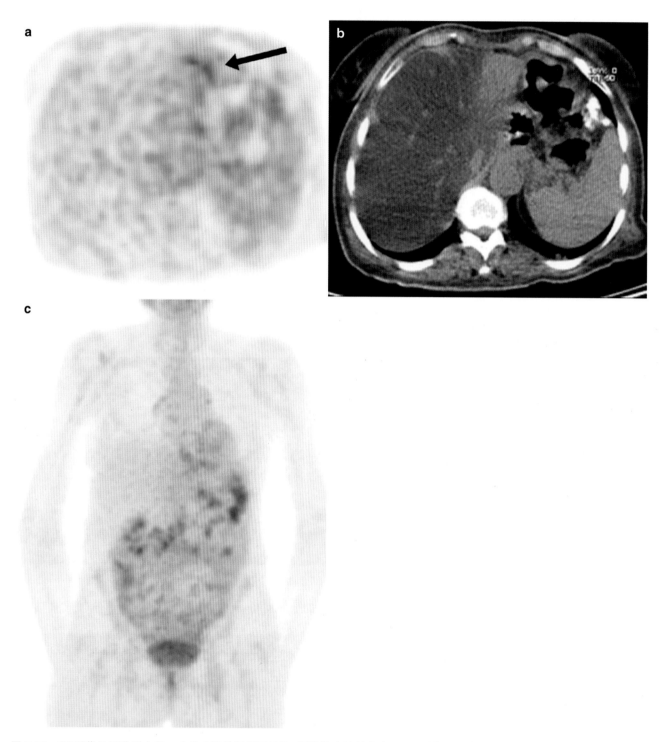

图 2.60   CT 图像显示除肝左叶一小片非脂肪浸润区域外,肝脏普遍呈低密度。PET 图像显示该非脂肪浸润区与其余肝脏相比呈高 FDG 摄取。提示肝岛在 PET 图像上有类似转移,显示 FDG 摄取增高(箭)(a~c)。

耶尔森菌菌血症导致的肝脓肿

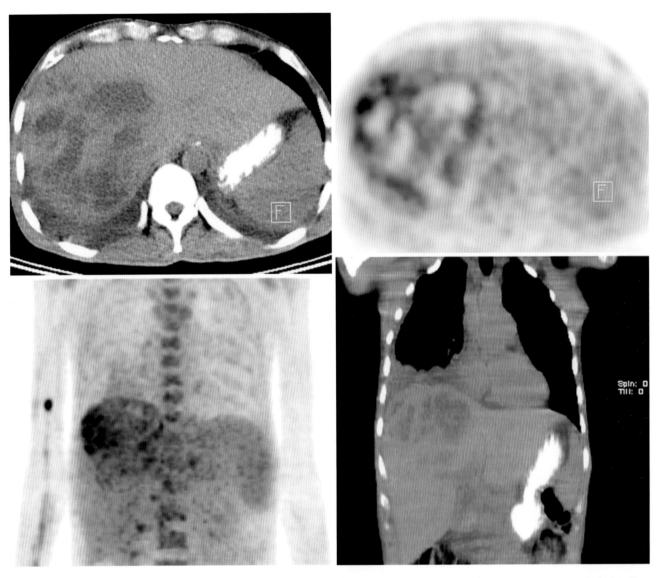

图 2.61　¹⁸F-FDG PET/CT 图像显示 ¹⁸F-FDG 摄取略升高伴肝内多发低代谢区,CT 图像显示肿块样病变并伴有分隔,符合小肠结肠炎耶尔森菌菌血症导致的脓肿。

肝囊肿

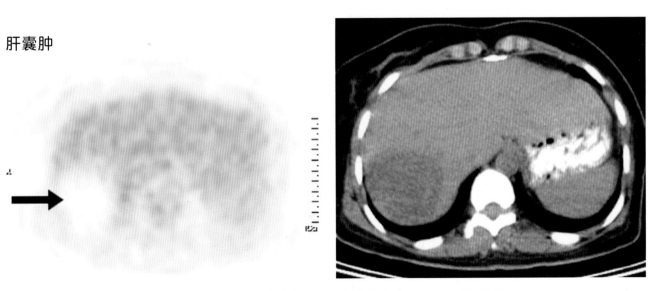

图 2.62　CT 图像上显示为低密度病变,在 PET 图像上未见 FDG 摄取(箭),符合肝囊肿。

包虫囊肿

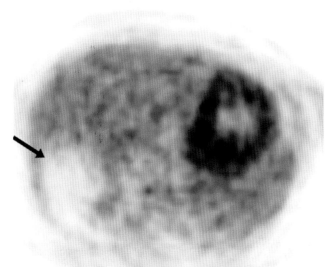

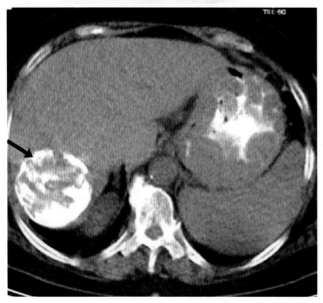

图 2.63　CT 图像显示肝右叶包虫囊肿钙化病灶,在对应的 PET 图像上未见 FDG 摄取(箭)。包虫囊肿出现 FDG 摄取时与转移性病灶类似,所以在人畜共患疾病相对常见的国家,分析 ^{18}F-FDG PET/CT 图像时应注意鉴别诊断。

肝血管瘤

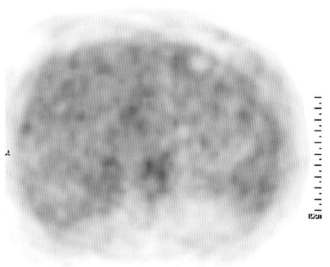

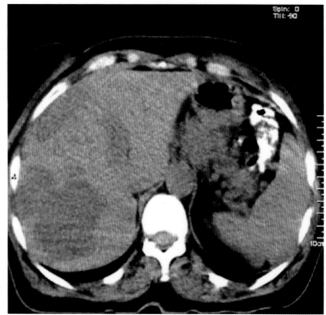

图 2.64　轴位 PET 和 CT 图像显示肝左右叶多发性低密度病变,但无明显 FDG 摄取,证实为血管瘤。

急性胆囊炎

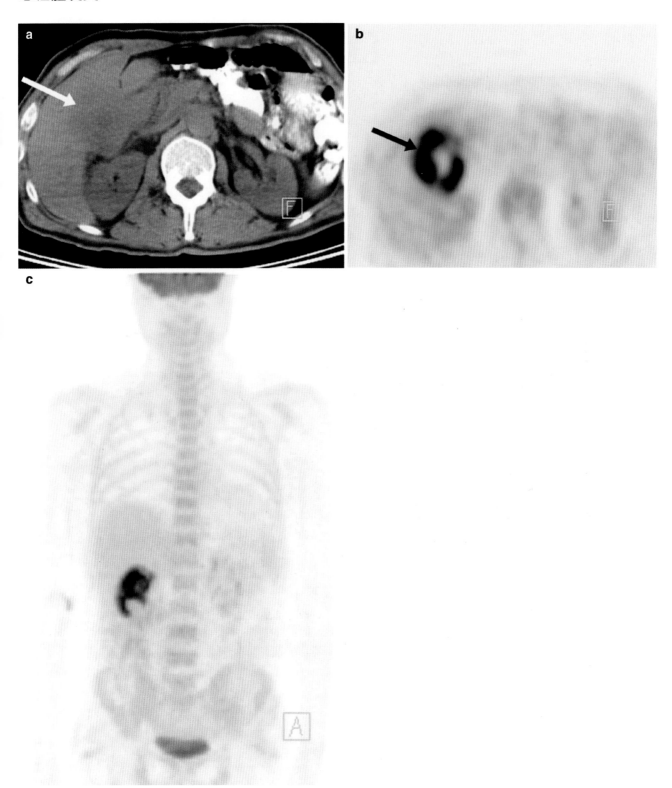

图 2.65　轴位 CT(a)、PET(b) 和 MIP 图像 (c) 显示胆囊增大,并伴有胆囊壁放射性示踪剂高摄取和中心放射性缺损(箭),提示为急性胆囊炎。

胰腺囊肿

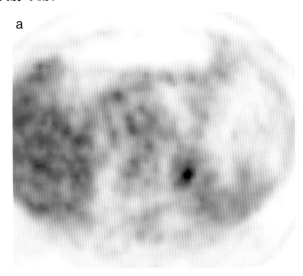
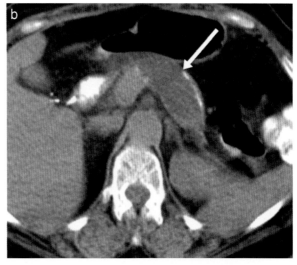

图 2.66   CT 图像显示位于胰腺体尾部的低密度病变(a),PET 图像上未见摄取(箭)(b),符合胰腺囊肿。

肾上腺结核

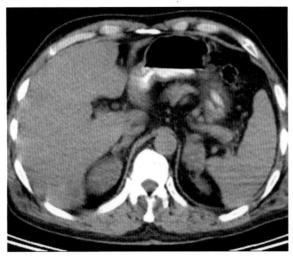
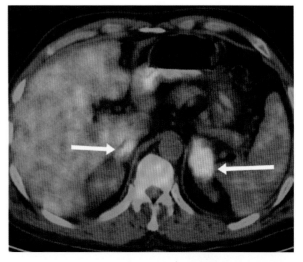

图 2.67   患者，男,42 岁，行 ¹⁸F-FDG PET/CT 检查明确肾上腺肿物的代谢特征。左侧肾上腺肿物可见明显的 ¹⁸F-FDG 摄取(SUVmax 6.1),右侧肾上腺结节可见中度摄取(SUVmax 5.1)(箭)。患者行腹腔镜下左侧肾上腺切除术,病理证实为肾上腺结核。

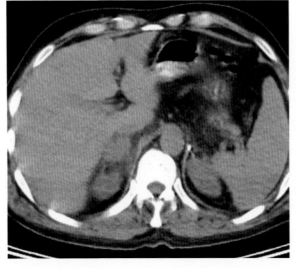
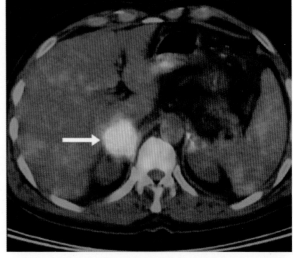

图 2.68   与图 2.67 为同一患者,3 个月后再次行 ¹⁸F-FDG PET/CT 检查,可见右侧肾上腺结节进展,¹⁸F-FDG 摄取进一步增高(箭)。

马蹄肾

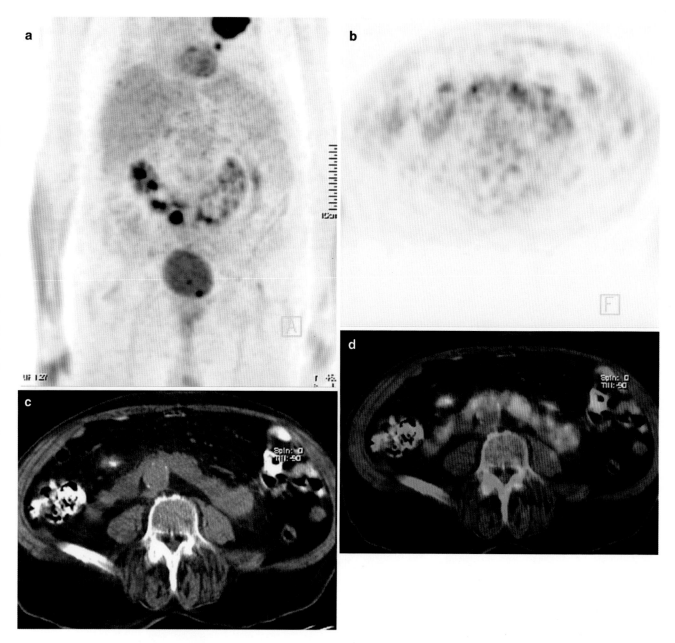

图 2.69　MIP(a)、轴位 PET、CT 和融合图像(b~d)显示马蹄肾。

盆腔肾

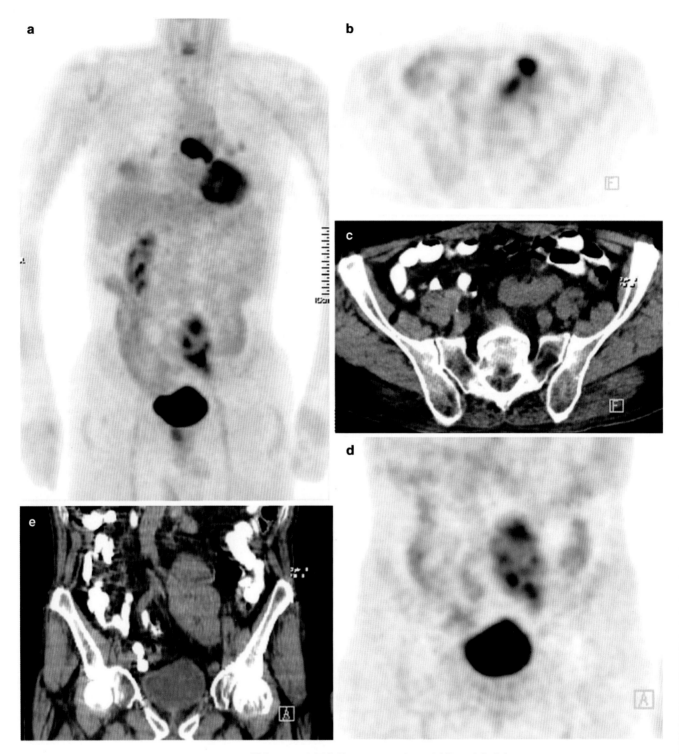

图 2.70　MIP(a)、轴位(b,c)和冠状位(d,e)PET 和 CT 图像显示盆腔肾。

交叉异位融合

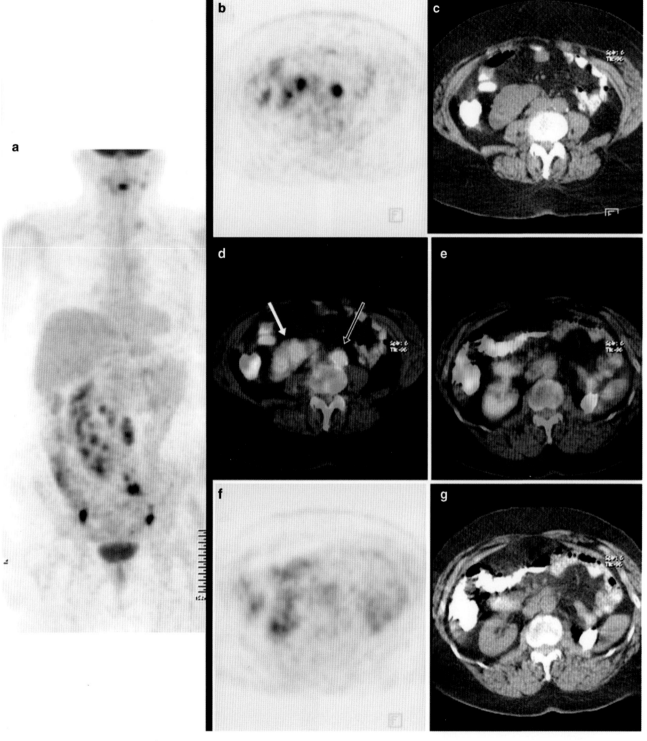

图 2.71　MIP(a)、轴位 PET、CT 和融合图像(b~g)显示腹腔右侧双肾交叉异位融合(白箭)和腹主动脉旁左侧高代谢淋巴结(空心箭)。

肾移植排斥反应

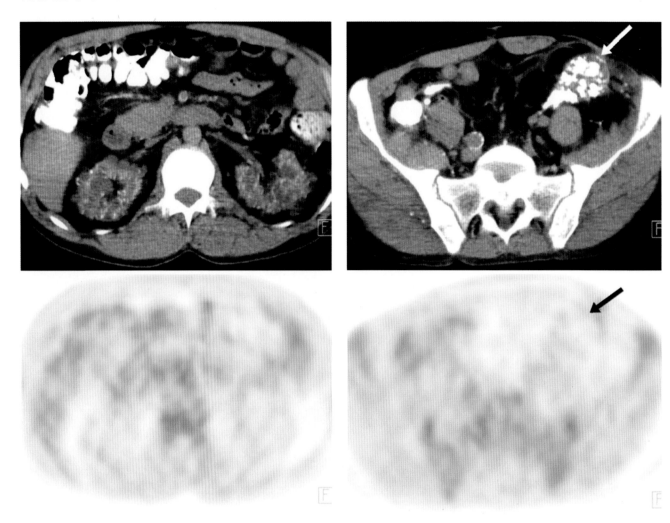

图 2.72　轴位 CT 和 PET 图像显示肾病末期,双肾均无 FDG 摄取。

图 2.73　轴位 CT 和 PET 图像显示移植肾的排斥反应,无 FDG 摄取(箭)。

肾皮质囊肿

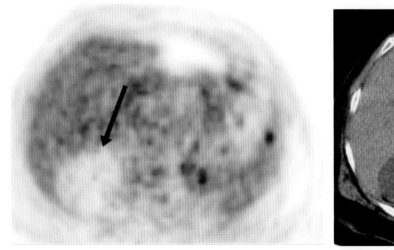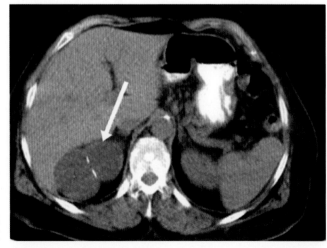

图 2.74　肾脏低密度病变,PET 图像无摄取,符合肾皮质囊肿(箭)。

输尿管肾盂积水

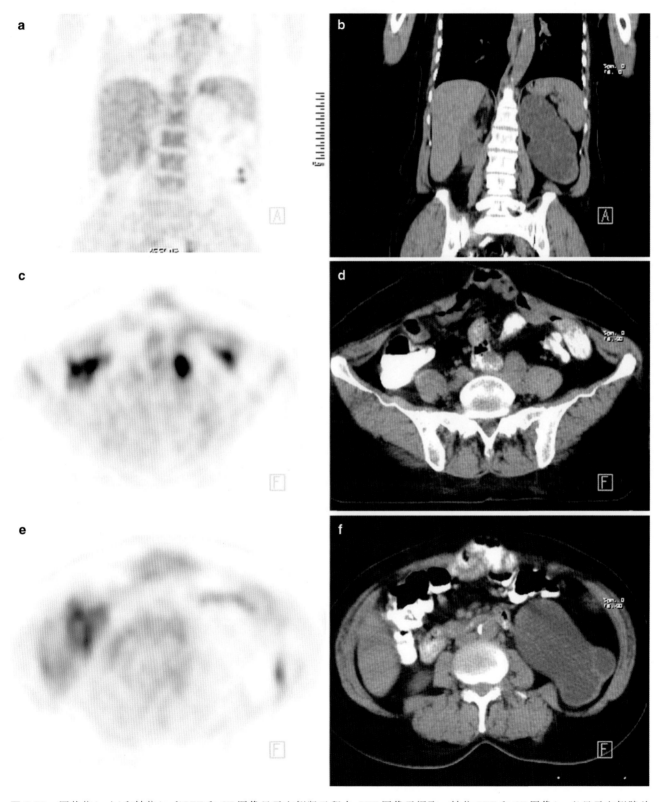

图 2.75 冠状位 (a,b) 和轴位 (e,f) PET 和 CT 图像显示左侧肾盂积水,PET 图像无摄取。轴位 PET 和 CT 图像 (c,d) 显示左侧髂总动脉区局灶高代谢,提示扩张的输尿管活性增高。

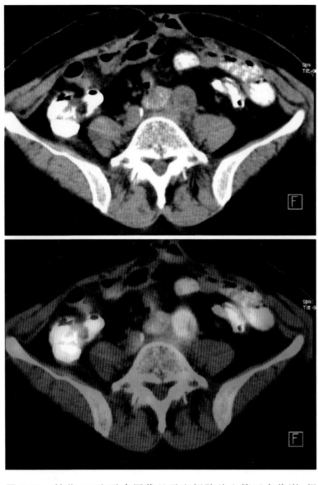

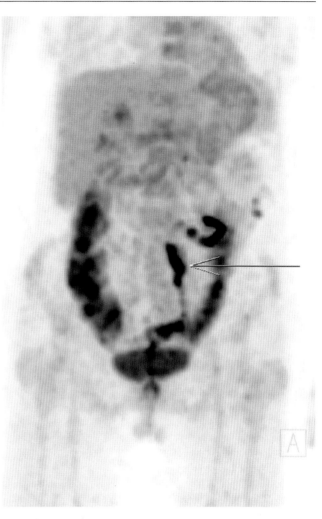

图 2.76　轴位 CT 和融合图像显示左侧髂总血管区高代谢,提示扩张输尿管活性增高。MIP 图像有助于鉴别该区域的输尿管活性增高与转移淋巴结。

图 2.77　MIP 图像显示输尿管肾盂积水患者的左侧输尿管活性聚集(箭)。

TUR-P 术后尿潴留

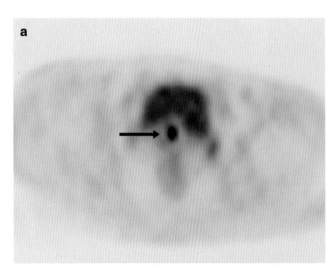

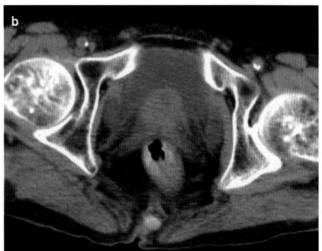

图 2.78　前列腺可见局灶性 FDG 摄取增高(箭),代表经尿道前列腺切除术(TUR-P)后出现的尿潴留。

膀胱憩室

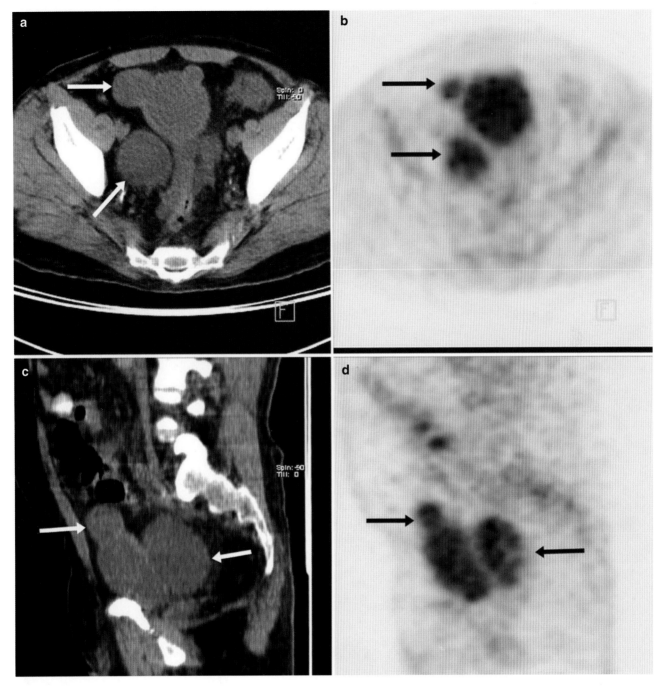

图 2.79　轴位(a,b)和矢状位(c,d)¹⁸F-FDG PET/CT 检查显示,在 PET 图像上,膀胱两侧前侧面和后侧面多发 FDG 局灶性聚集(黑箭),CT 图像上呈环形低密度,边缘光滑(白箭),符合憩室。

膀胱疝

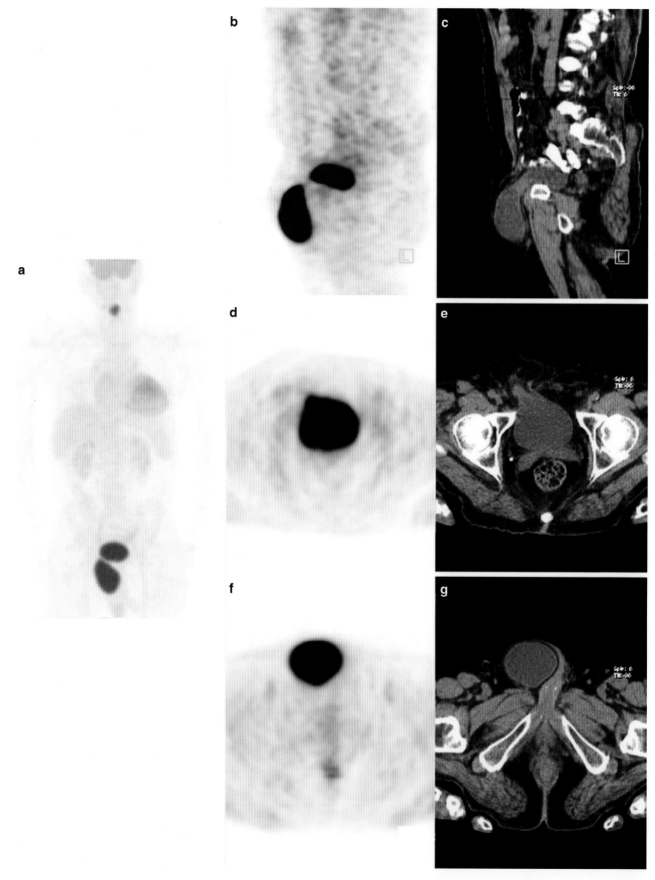

图 2.80 MIP(a)、矢状位(b,c)和轴位(d~g)图像显示膀胱疝。

膀胱结石

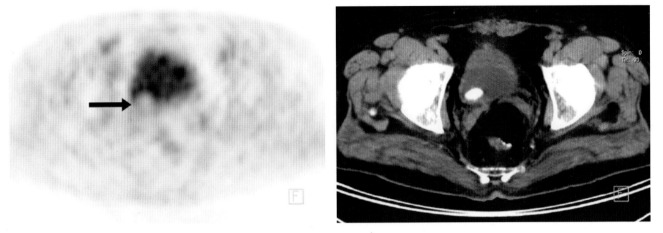

图 2.81　膀胱右后侧结石在 PET 图像上显示为放射性缺损(箭)。

人工膀胱

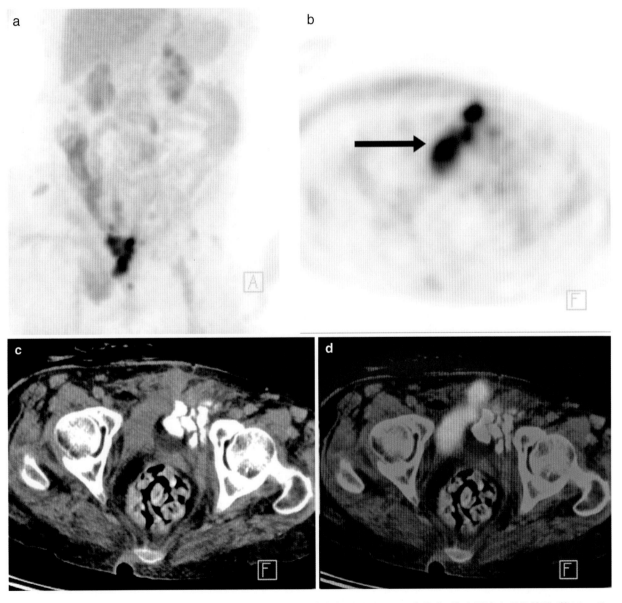

图 2.82　患者行膀胱完全切除并取一段肠管代替膀胱。人工膀胱内可见 ^{18}F-FDG 高聚集,代表尿液生理性排泄(箭)(a~d)。

阴囊积液

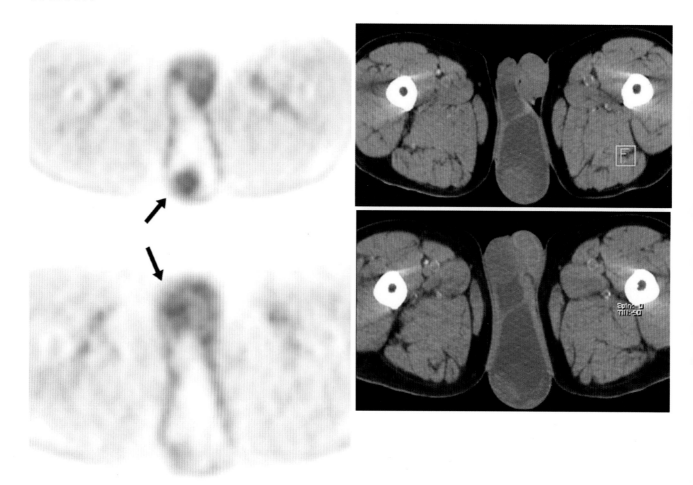

图 2.83　轴位 PET 和 CT 图像显示阴囊大量积液,导致睾丸向前和向后移位(箭)。

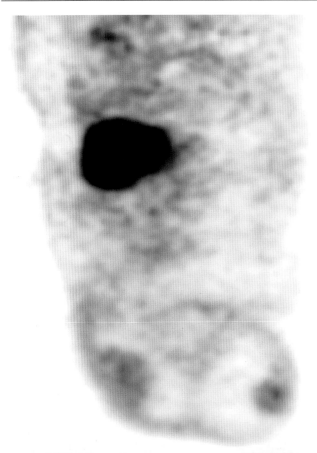

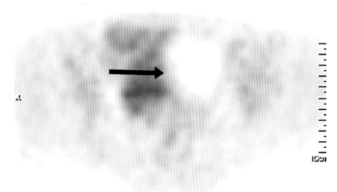

卵巢卵泡囊肿

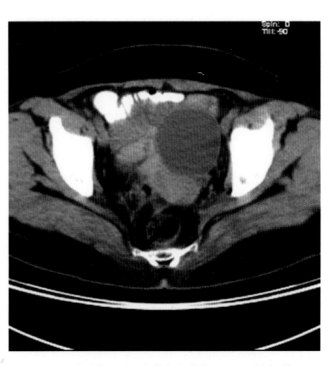

图 2.85　膀胱位置可见卵巢卵泡囊肿,无 FDG 摄取(箭)。

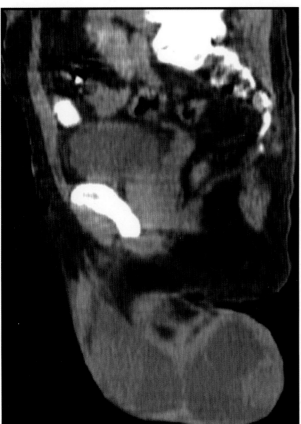

图 2.84　矢状位 PET 和 CT 图像显示阴囊大量积液。

肌瘤钙化

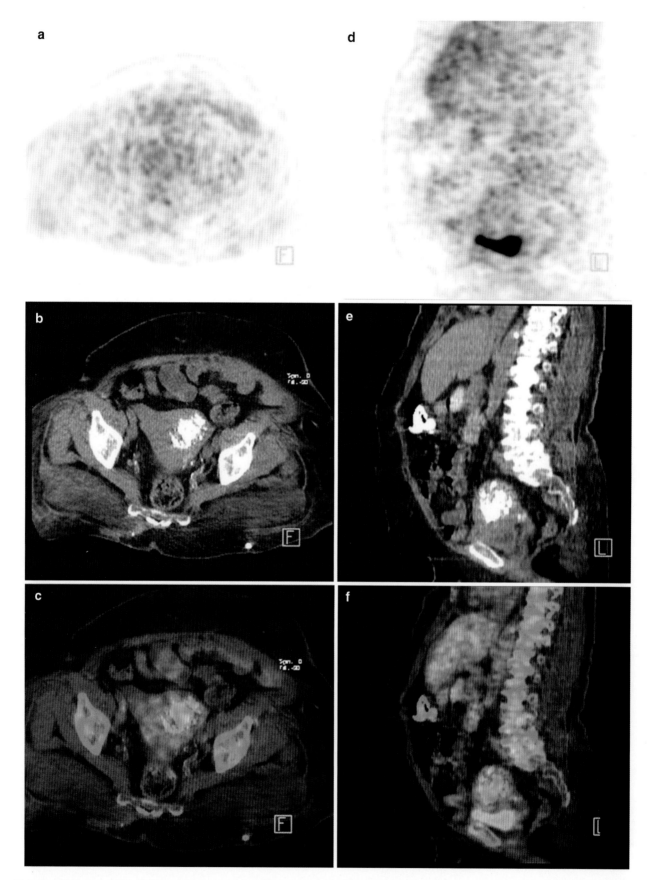

图 2.86　轴位(a~c)和矢状位(d~f)PET、CT 融合图像显示子宫内钙化灶,PET 图像上无明显 FDG 摄取,符合子宫内的肌瘤钙化。

子宫内膜和卵巢的生理性 FDG 高摄取

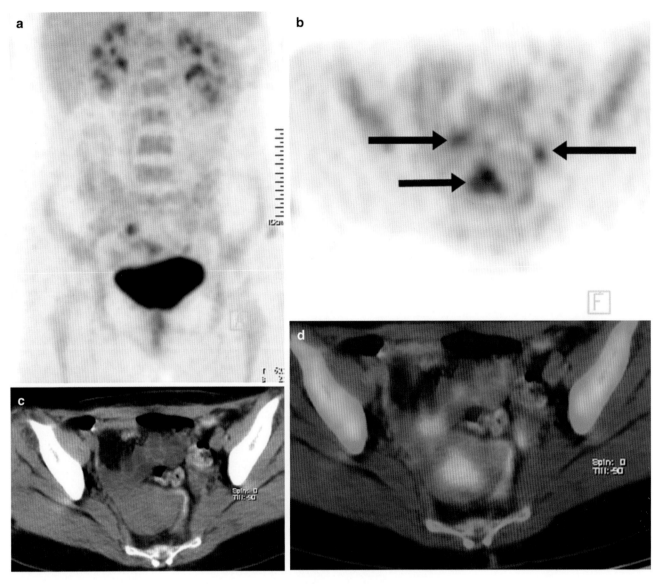

图 2.87　MIP(a)、轴位 PET、CT 和融合图像(b~d)显示女性患者在月经期时可见子宫内膜和双侧卵巢的生理性 FDG 高摄取(箭)。

腹膜后纤维化

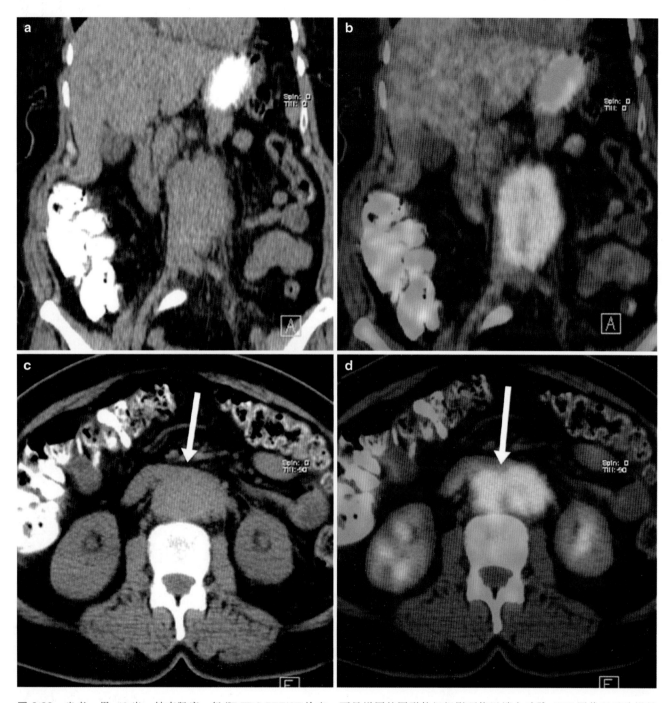

图 2.88　患者，男,48 岁，结直肠癌，行 ¹⁸F-FDG PET/CT 检查，可见增厚的圆形软组织影环绕远端主动脉,PET 图像显示弥漫性 FDG 高摄取(箭),符合腹膜后纤维化(RPF)(a~d)。RPF 多数为特发性,病因不明,可能的机制为免疫介导的动脉粥样硬化,其他继发性原因还包括药物(药物性 RPF)、感染、外伤、手术、放疗和其他恶性病变。

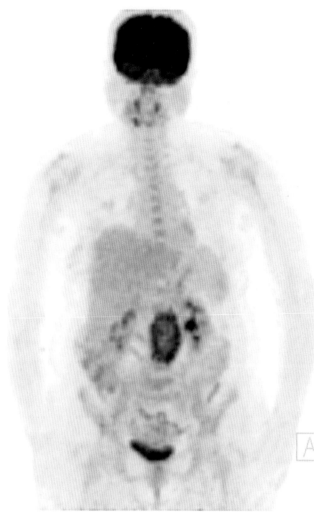

图 2.89　MIP 图像。

动脉壁血栓

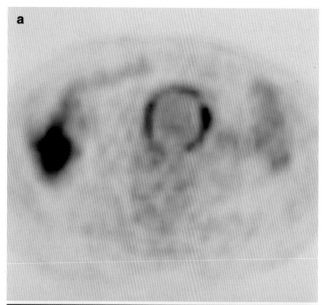

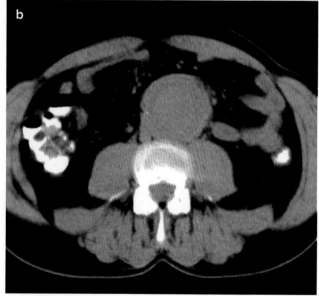

图 2.90　轴位 PET 和 CT 图像 (a,b) 显示腹主动脉肿块样病变,中心呈放射性缺损,周围轻度高代谢环,符合偏心性动脉壁血栓。

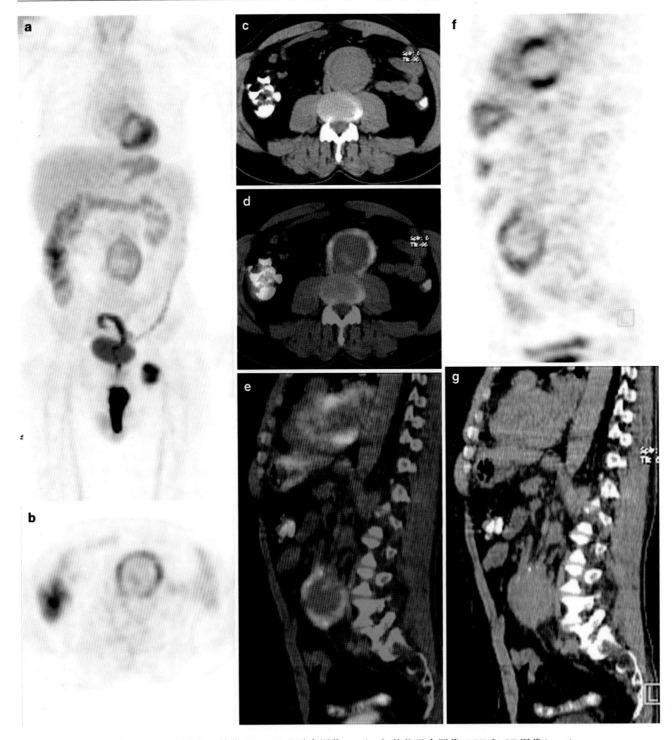

图 2.91 MIP 图像(a),轴位 PET、CT 和融合图像(a~d),矢状位融合图像、PET 和 CT 图像(e~g)。

腹主动脉瘤

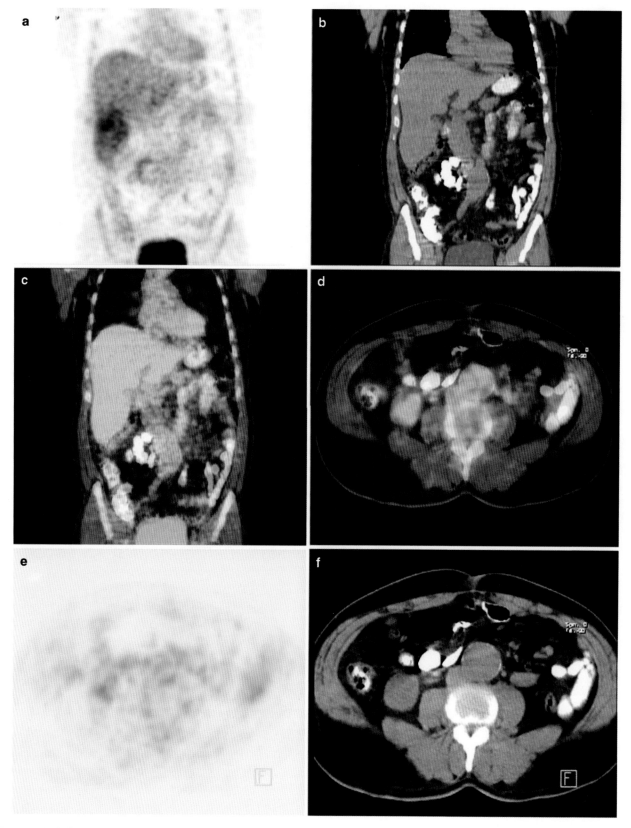

图 2.92　冠状位 PET、CT 和融合图像 (a~c)，轴位融合图像、PET 和 CT 图像 (d~f) 显示腹主动脉扩张，最大径达 40mm，符合腹主动脉瘤 (AAA)。PET 图像上无 FDG 异常摄取。动脉瘤直径是评价破裂风险的重要指标，通常瘤体最大径>55mm 时建议手术，因此 ^{18}F-FDG PET/CT 检查时如发现动脉瘤需要提出。瘤体 FDG 高摄取也是破裂的预测指标。

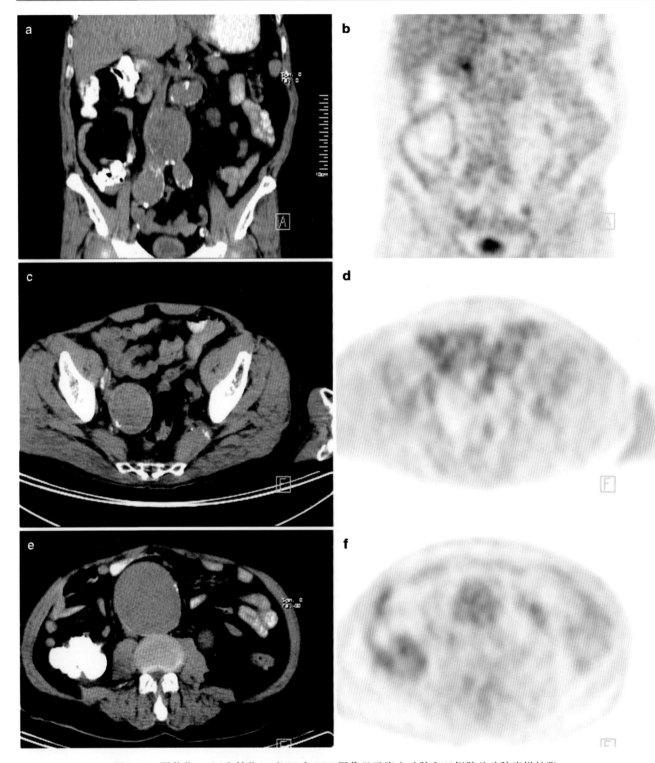

图 2.93　冠状位(a,b)和轴位(c~f)CT 和 PET 图像显示腹主动脉和双侧髂总动脉瘤样扩张。

脂肪坏死

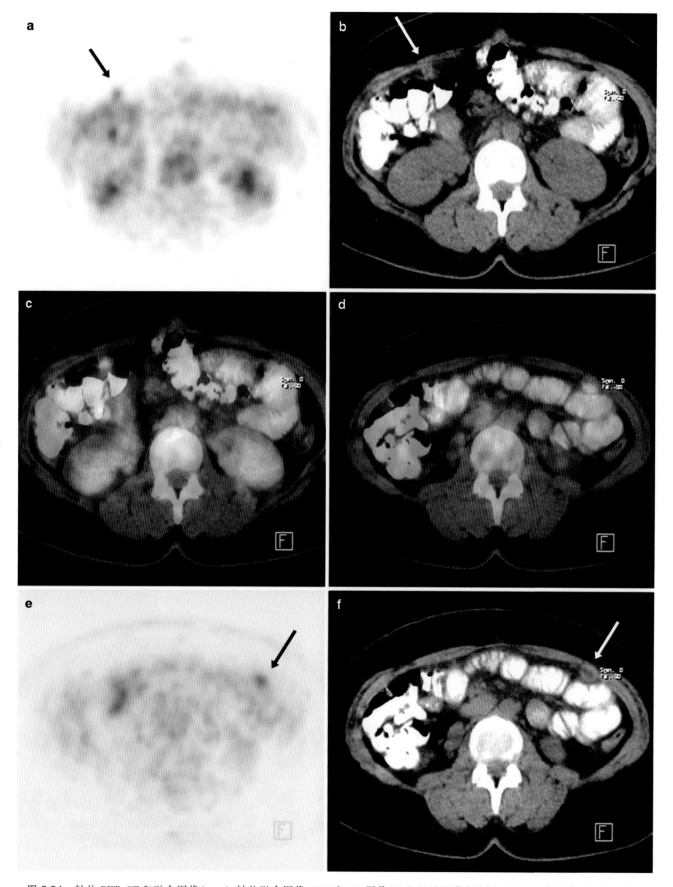

图 2.94　轴位 PET、CT 和融合图像(a~c),轴位融合图像、PET 和 CT 图像(d~f)显示网膜脂肪坏死区 FDG 摄取轻度增高(箭)。

注射部位 FDG 摄取

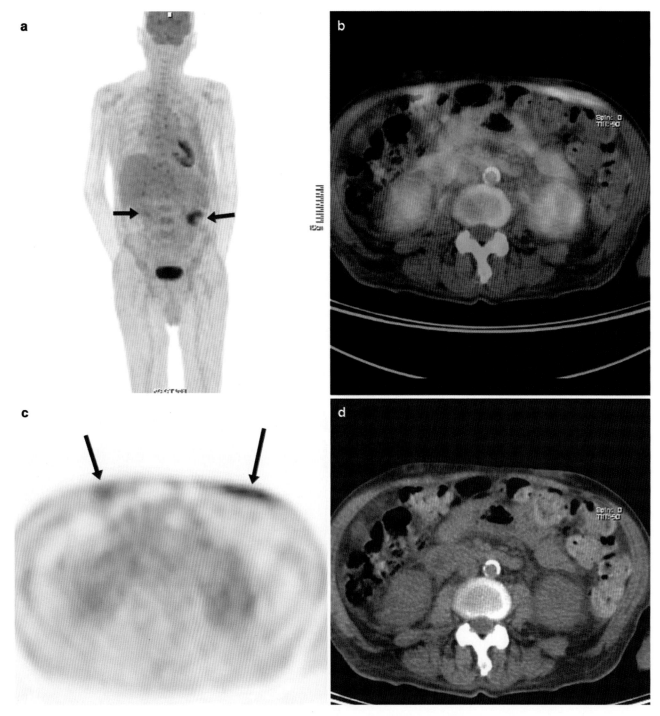

图 2.95   反复注射胰岛素导致前腹壁皮下组织感染,FDG 摄取增高(箭)(a~d)。

导管周围 FDG 摄取

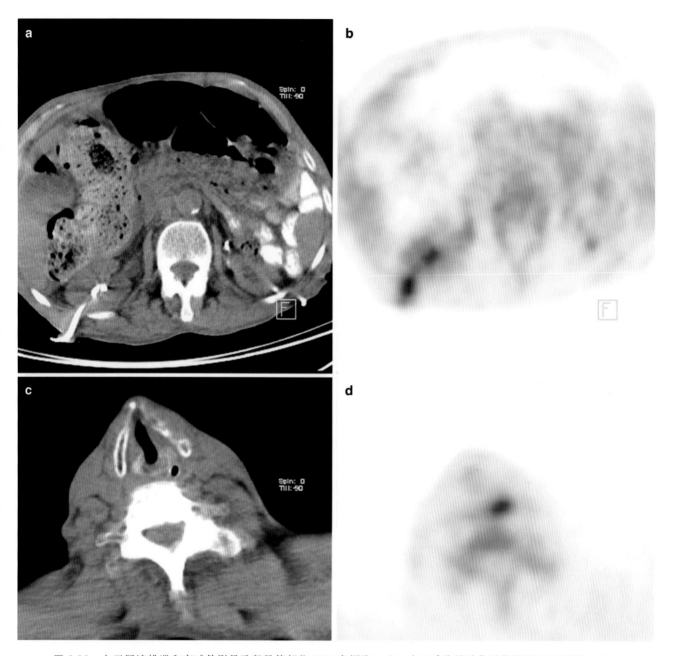

图 2.96　由于尿液排泄和衰减伪影导致肾导管部位 FDG 高摄取(a,b),由于感染导致鼻胃管周围 FDG 摄取(c,d)。

导管球囊伪影

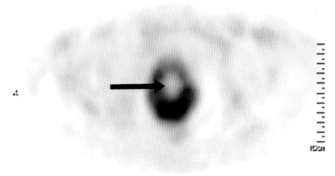

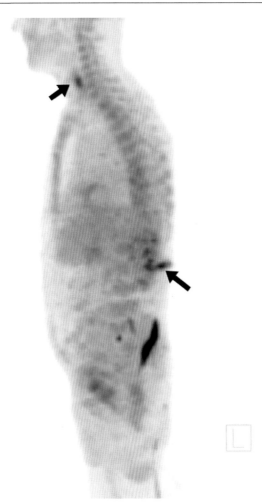

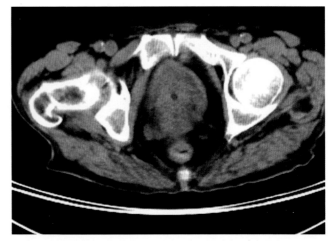

图 2.97   MIP 图像显示鼻胃管(短箭)和肾导管周围高代谢(长箭)。

图 2.98   代谢缺损区代表膀胱内导管球囊(箭)。

2.4   骨骼系统及软组织

锁骨骨折

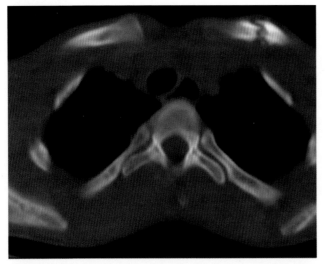

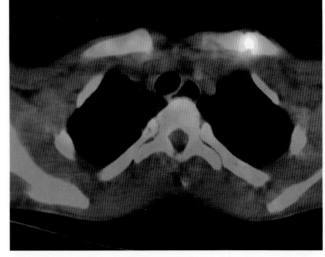

图 2.99   轴位 CT 及融合图显示左侧锁骨骨折处 FDG 局灶性摄取增高。

多发性肋骨骨折

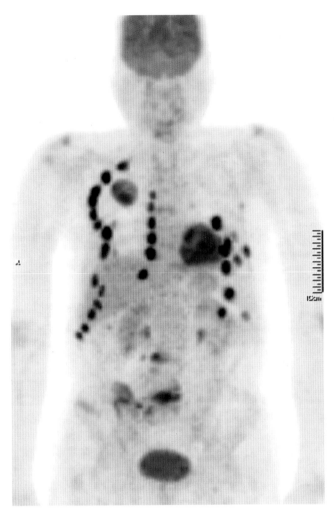

图 2.100　MIP 图像显示多处肋骨骨折部位可见示踪剂浓聚增加。

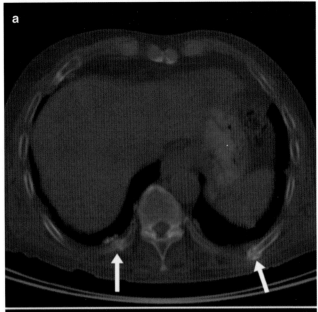

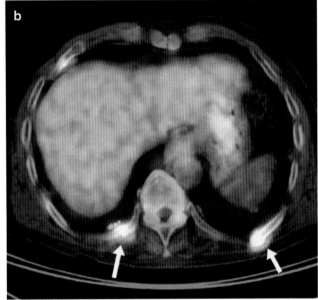

图 2.101　轴位融合图像和 CT 图像(a,b)显示多处骨折部位呈高代谢(箭)。

压缩性骨折

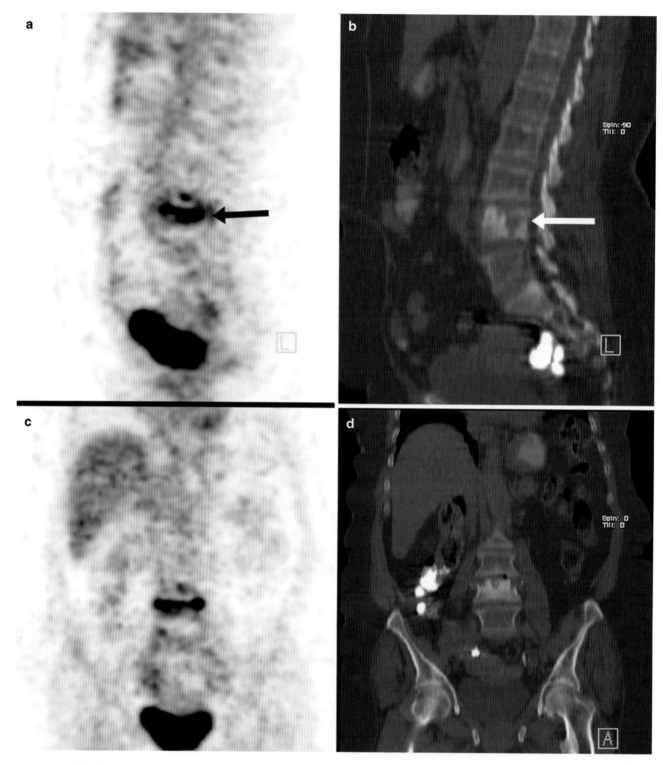

图 2.102   患者,女,75 岁,恶性淋巴瘤随访。矢状位(a,b)和冠状位(c,d)PET 和 CT 图像。CT 图像显示 L4 椎体骨折(白箭),PET 图像可见相应位置 FDG 摄取明显增高(SUVmax 12)(黑箭)。病变证实为良性的压缩性骨折。^{18}F-FDG PET/CT 扫描有助于区分良性与恶性压缩性骨折。文献报道,FDG-PET 鉴别良性与恶性压缩性骨折的敏感性和特异性分别为 86% 和 83%。本例中,病变处 FDG 高摄取考虑为恶性,但考虑到 FDG 亲和力低的 MALT 淋巴瘤时,良性压缩性骨折的可能性较大。

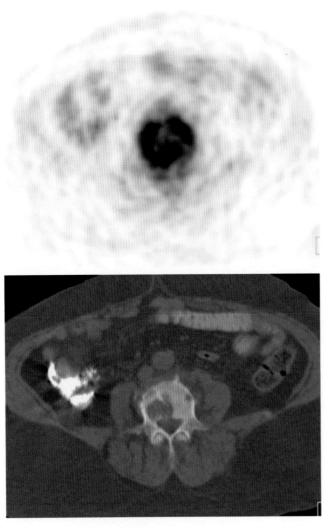

图 2.103　轴位 PET 和 CT 图像。

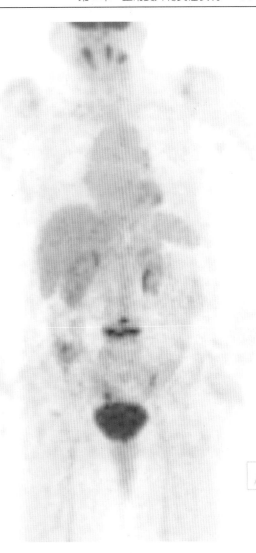

图 2.104　MIP 图像。

骶骨骨折

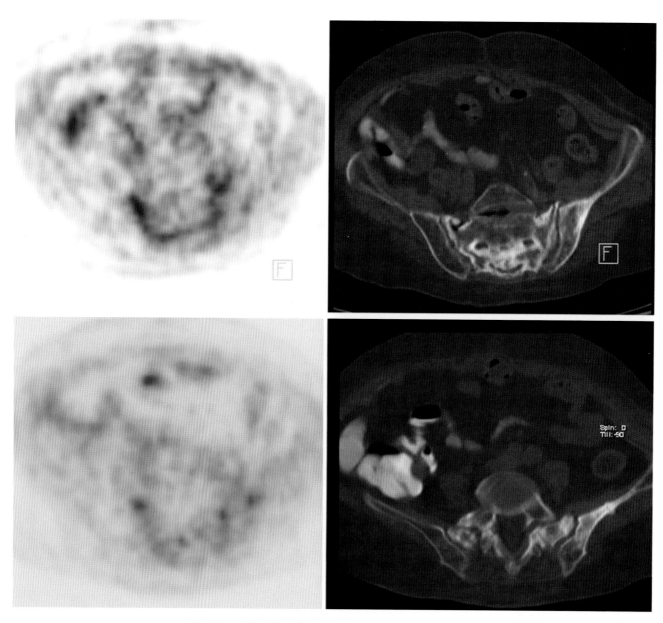

图 2.105　骶骨不全骨折处示踪剂摄取增高(SUVmax 3.4)。

肌腱断裂

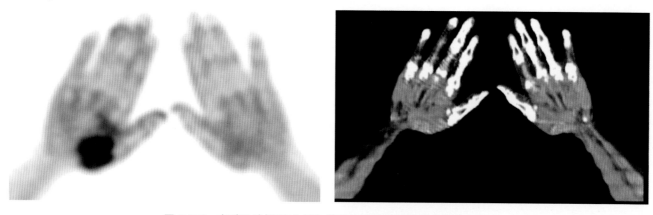

图 2.106　右手肌腱侧 FDG 摄取增高提示肌腱断裂所造成的炎症。

术后炎症

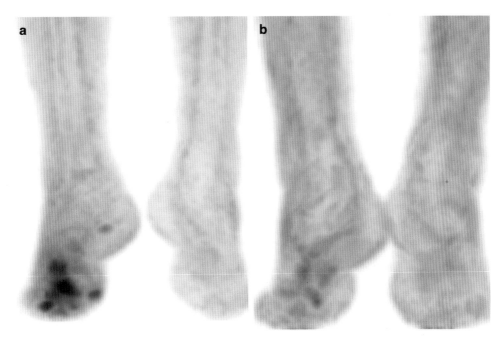

图 2.107　右足第 3 趾恶性黑色素瘤患者，术后立即行 ^{18}F-FDG PET/CT 成像，术区可见 FDG 高摄取。MIP 图像(a)，6 个月后 PET 图像(b)显示相应区域代谢消失，证实为良性炎性病变。

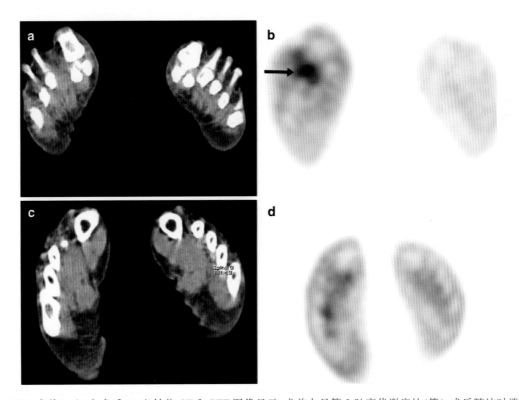

图 2.108　术前(a,b)和术后(c,d)轴位 CT 和 PET 图像显示，术前右足第 3 趾高代谢病灶(箭)，术后随访时消失。

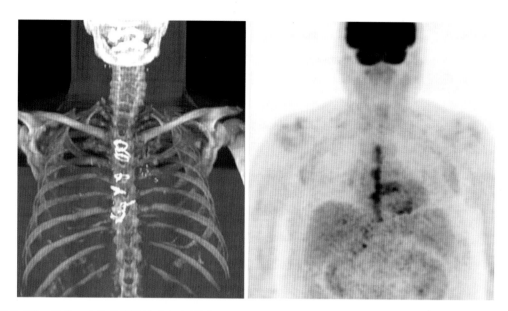

图 2.109   患者 5 个月前行搭桥手术,冠状位 CT 和 PET 图像显示胸骨由于术后炎症反应呈 FDG 高摄取。

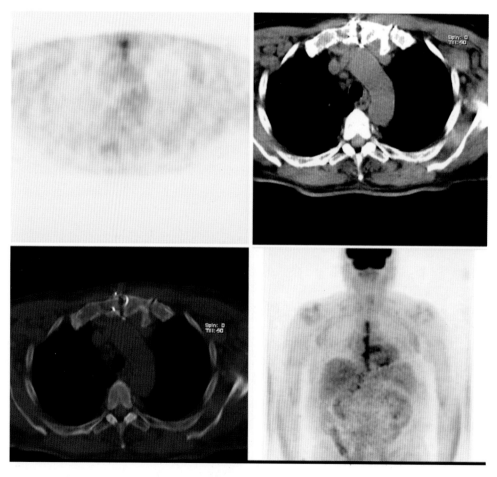

图 2.110   轴位 PET、CT 和 MIP 图像。

骨赘

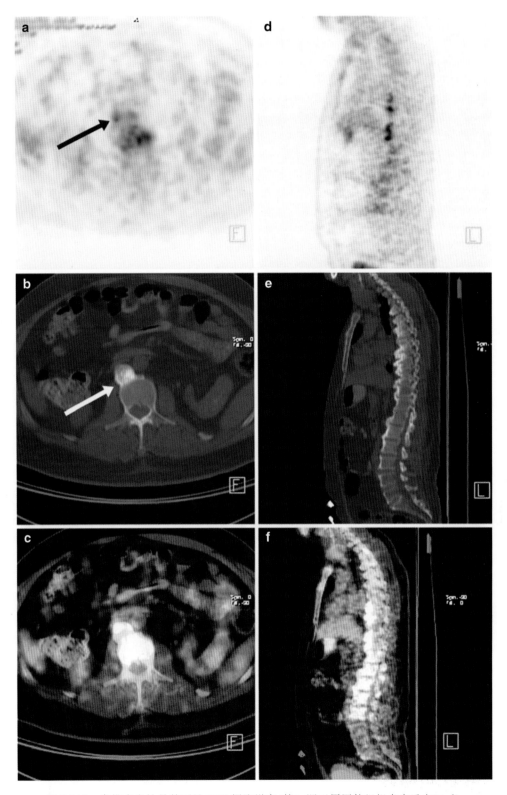

图 2.111　脊椎多发性骨赘可见 FDG 摄取增高(箭),源于周围软组织炎症反应(a~f)。

许莫结节

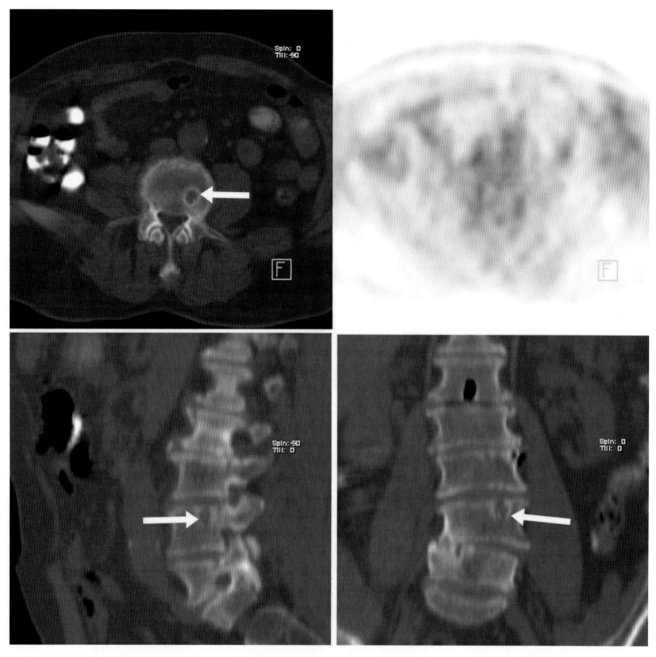

图 2.112　许莫结节未见 FDG 摄取(箭)。许莫结节是椎间盘软组织通过终板向上或向下突入相邻椎体。有时可见 FDG 摄取,需与恶性病变鉴别。

许莫结节 FDG 高摄取

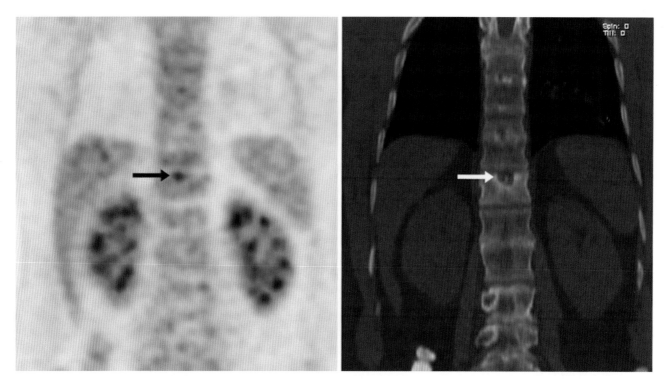

图 2.113 冠状位 PET 和 CT 图像显示第 12 胸椎椎体溶骨性病变,并可见 FDG 摄取(箭),符合许莫结节。

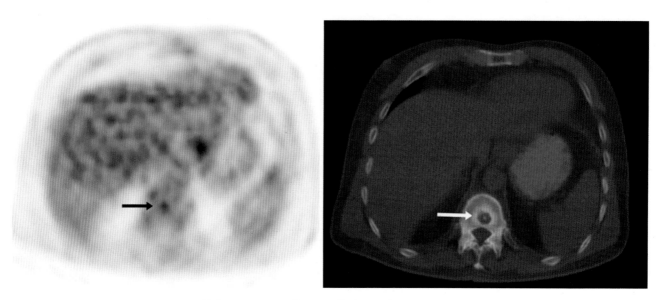

图 2.114 轴位 PET 和 CT 图像显示椎体溶骨性病变,并伴 FDG 摄取(箭)。

放疗后 FDG 低摄取

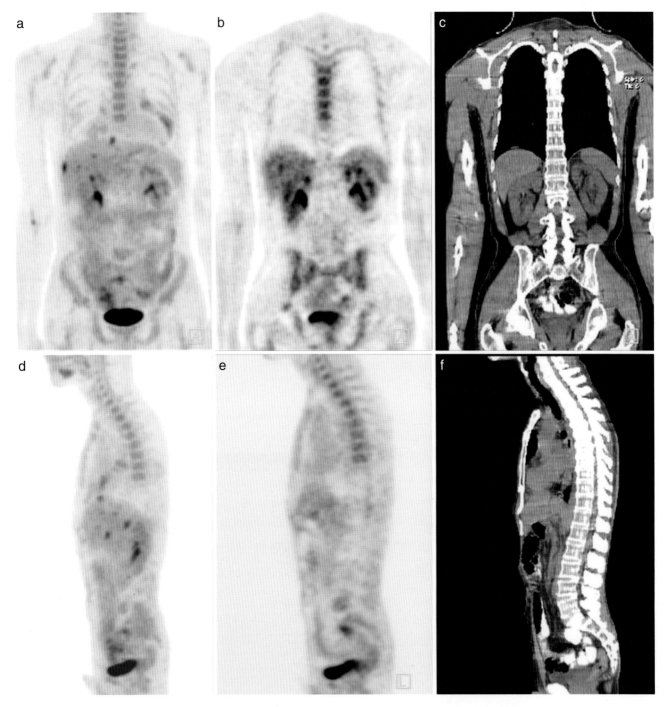

图 2.115　冠状位(a~c)和矢状位(d~f)图像显示外放疗后脊柱 FDG 摄取减低。

骨 Paget 病

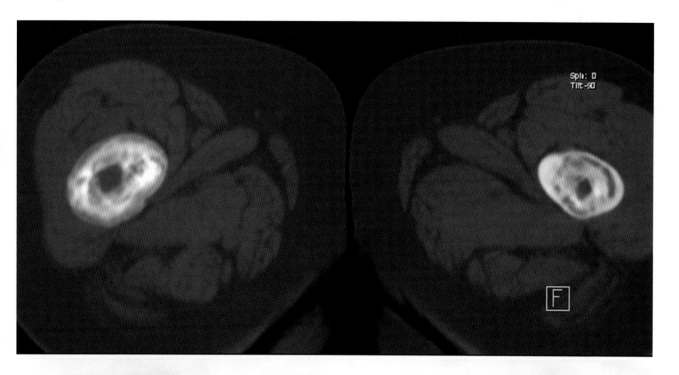

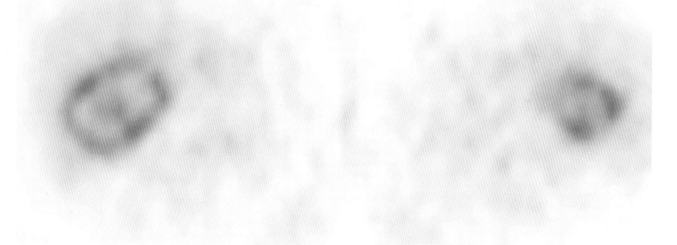

图 2.116　患者,女,49 岁,乳腺癌,同时伴骨 Paget 病。轴位 CT 和 PET 图像显示双侧股骨皮质 FDG 摄取增高,符合 Paget 病。

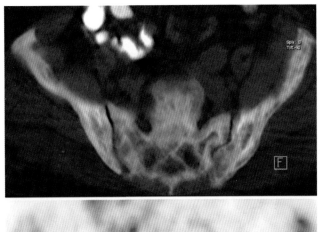

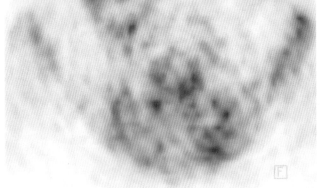

图 2.117   轴位 CT 和 PET 图像显示双侧髂骨及骶骨 FDG 摄取增高。

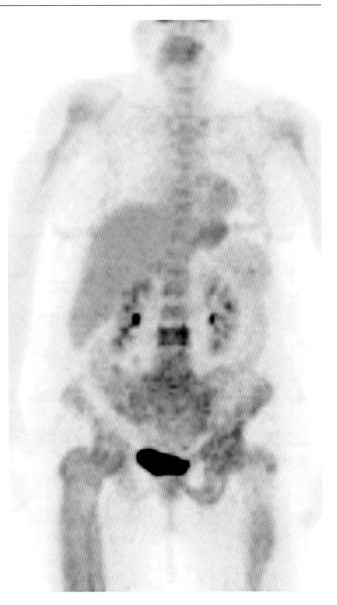

图 2.118   MIP 图像。

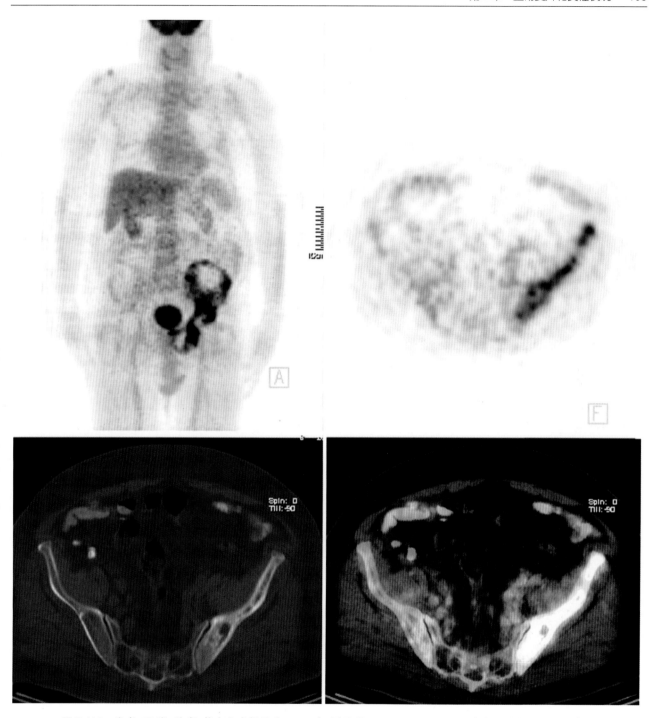

图 2.119　患者,73 岁,肺癌,伴有左半侧骨盆 Paget 病,因此 ¹⁸F-FDG PET/CT 显示左半侧骨盆摄取明显增高。

骨纤维异常增殖症

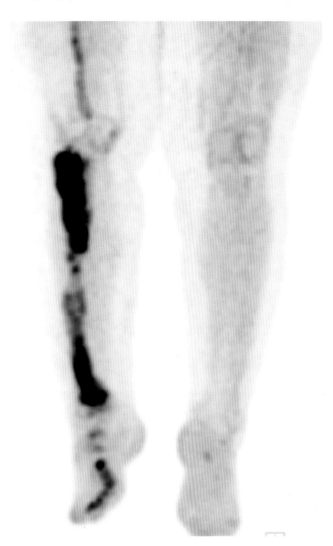

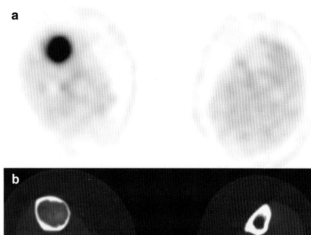

图 2.121　轴位 PET 和 CT 图像(a,b)。

图 2.120　骨纤维异常增殖症患者 MIP 图像显示右胫骨 FDG 明显高摄取(SUVmax 8.6)。

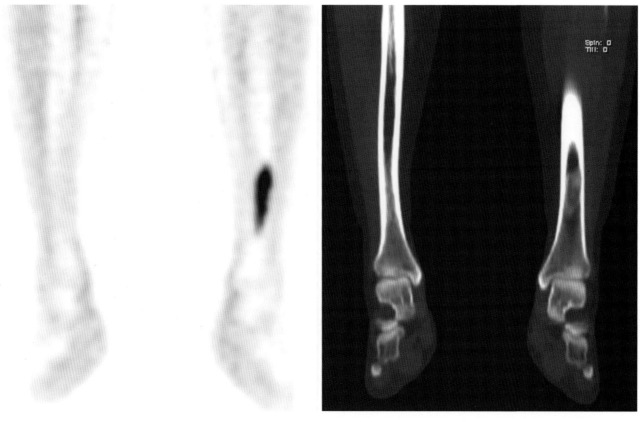

图 2.122　患者,女,34 岁,乳腺癌随访。¹⁸F-FDG PET/CT 显示左胫骨中段髓内高代谢病变,活检证实为骨纤维异常增殖症。MIP 图像显示明显 FDG 摄取,相应 CT 图像可见髓内病变,呈磨玻璃样表现并伴有硬化缘,这也是骨纤维异常增殖症的特征性表现。

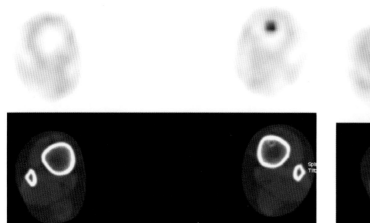

图 2.123　轴位 PET 和 CT 图像显示髓内病变 FDG 高摄取伴硬化缘。

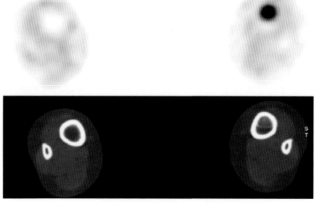

图 2.124　轴位 PET 和 CT 图像。

纤维性骨皮质缺损

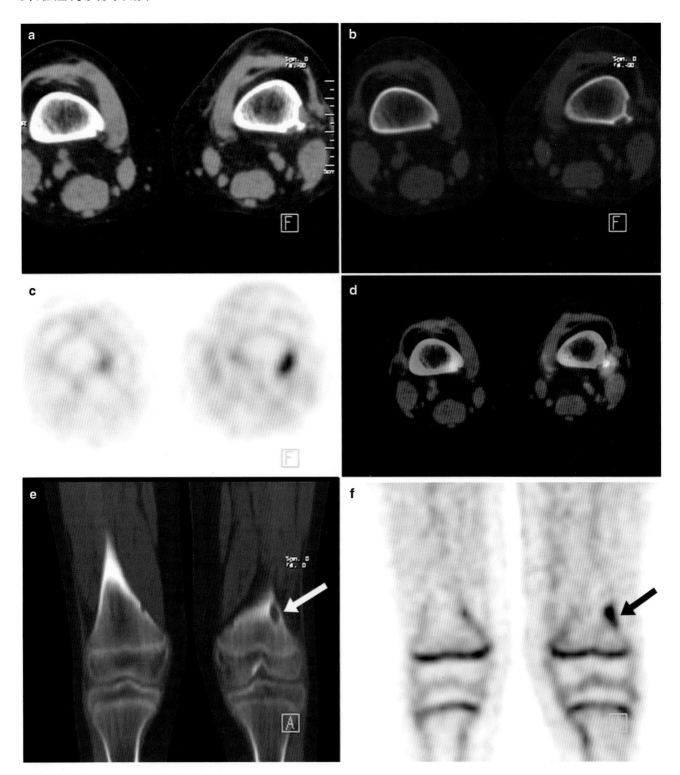

图 2.125　患者,男,15 岁,因恶性黑色素瘤行 ^{18}F-FDG PET/CT 检查,可见左股骨远侧干骺端透亮的皮质缺损区,FDG 摄取轻度增高(箭),符合纤维性骨皮质缺损(a~f)。

贫血导致造血系统活跃

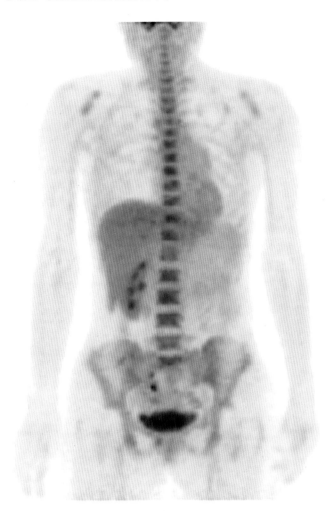

图 2.126　肾癌患者行 ¹⁸F-FDG PET/CT 检查, MIP 图像显示脊柱及盆骨骨髓呈弥漫性 FDG 高摄取, 这是由于贫血引起造血系统反应性增生。这种现象需与髓内转移鉴别, 后者可见 FDG 不均匀摄取。

再生障碍性贫血

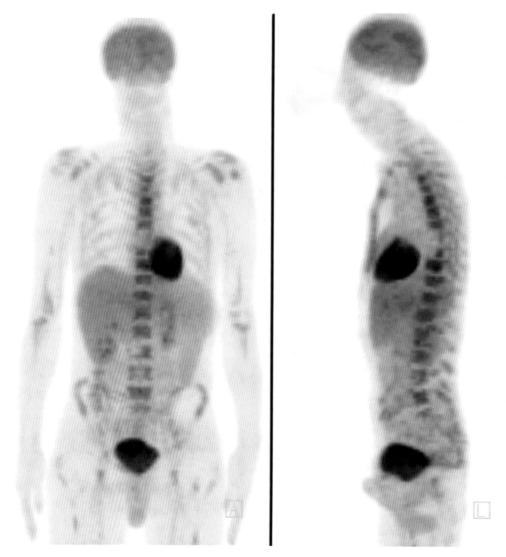

图 2.127   患者,45 岁,因再生障碍性贫血行 ¹⁸F-FDG PET/CT 检查。MIP 图像可见骨髓呈斑片状摄取,提示残存红骨髓代偿性造血活动。

集落刺激因子(Neupogen)导致的骨髓摄取

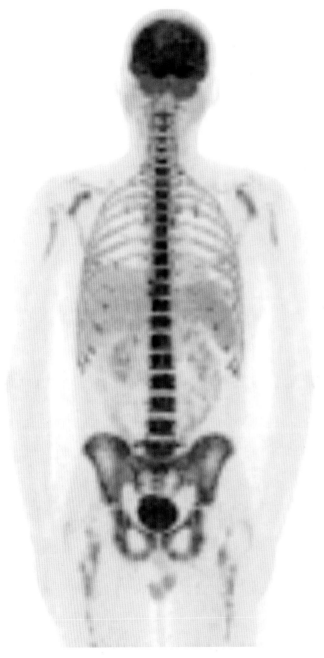

图 2.128　注射集落刺激因子(Neupogen)后可引起骨髓增生,表现为骨髓弥漫性均匀的 FDG 摄取。为了避免这种摄取,Neupogen 停药后与 ^{18}F-FDG PET/CT 检查的间隔时间应为 5~30 天。

布鲁菌感染

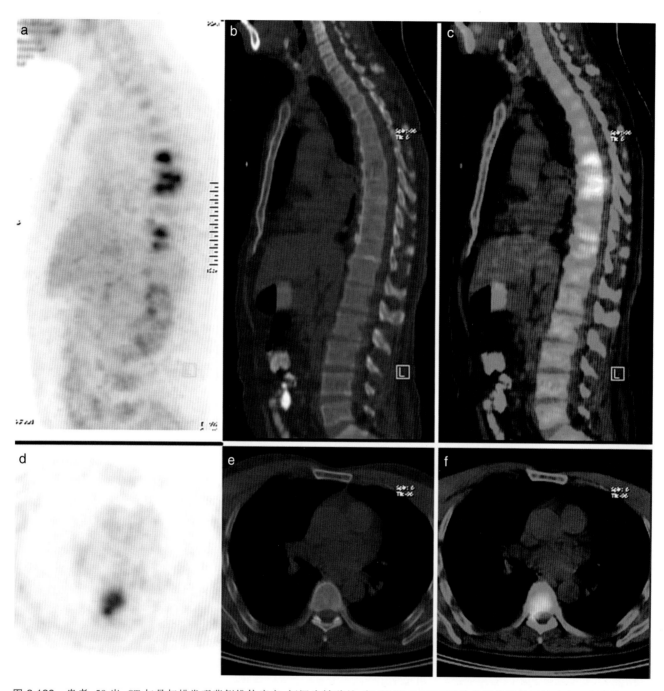

图 2.129   患者,58 岁,CT 与骨扫描发现背侧椎体病变,怀疑为转移灶,行 18F-FDG PET/CT 检查寻找原发恶性病变。矢状位(a~c)和轴位(d~f)PET、CT 和融合图像显示第 6~8、10、11 胸椎 FDG 摄取增高(SUVmax 11.8),其余部位未见病理性 FDG 摄取。组织病理学证实椎体病变为布鲁菌感染。

类风湿关节炎

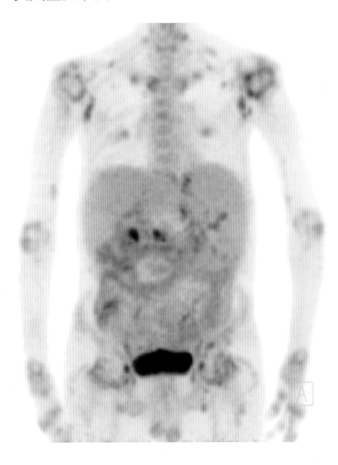

图 2.130　患者,48 岁，因类风湿关节炎行 ^{18}F-FDG PET/CT 检查。MIP 图像显示肩关节、肘关节、腕关节、指间关节及髋关节呈 FDG 高摄取。

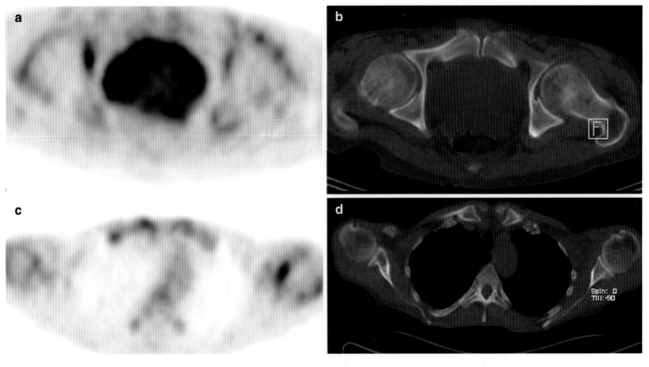

图 2.131　轴位 PET 和 CT 图像(a~d)。

痛风性关节病

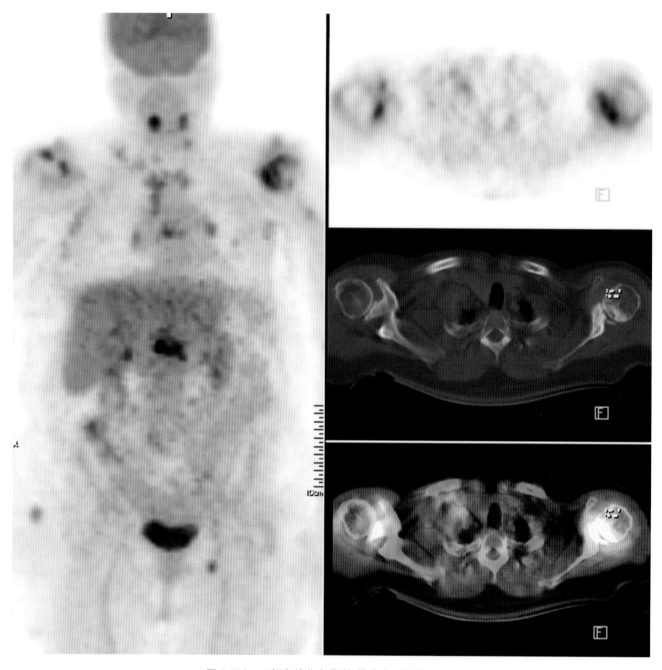

图 2.132   双侧肩关节高代谢,符合痛风性关节病。

单纯性雀斑痣

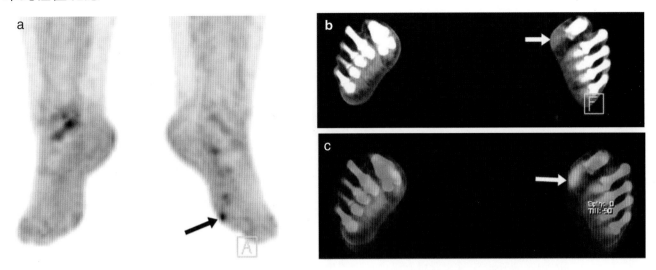

图 2.133 患者,女,63 岁,恶性黑色素瘤随访。^{18}F-FDG PET/CT 图像显示第一趾足底面局部 FDG 摄取增高(箭)(a~c)。怀疑为转移,但病理证实为单纯性雀斑痣。这是一种良性病变,不会恶变,但其表现有时与黑色素瘤或其他肿瘤样病变相似,因此需要注意。

糖尿病溃疡

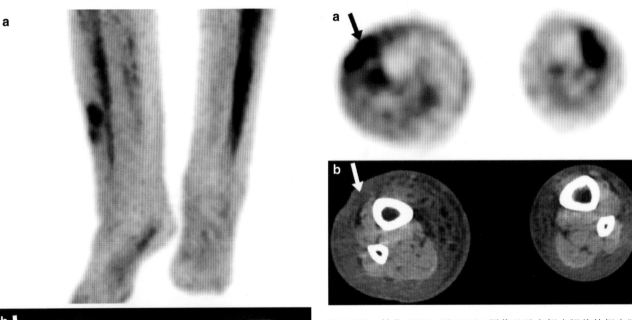

图 2.135 轴位 PET(a)和 CT(b)图像显示右侧小腿前外侧皮肤及皮下组织高代谢(箭)。

图 2.134 患者,女,89 岁,子宫内膜癌复发,随访行 ^{18}F-FDG PET/CT 检查。患者有糖尿病史,MIP(a)和轴位融合图像(b)显示右侧小腿前外侧皮肤及皮下组织局部 FDG 高摄取(箭),符合糖尿病溃疡。

脂肪坏死

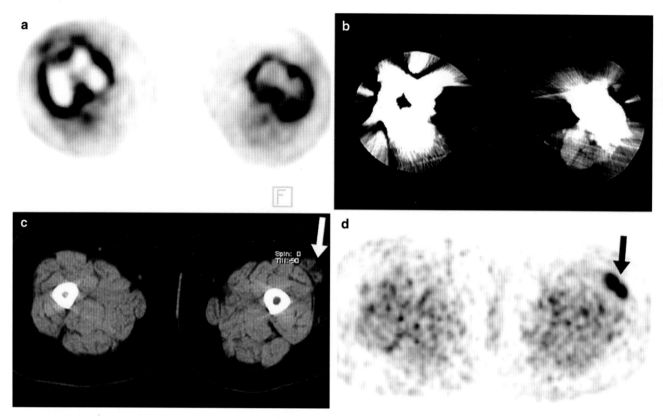

图 2.136   轴位 PET 和 CT 图像(a,b)显示双侧膝关节假体周围 FDG 摄取增高,提示假体松动,但也可能是衰减校正伪影。同一患者轴位 CT 和 PET 图像(c,d)显示左侧小腿前外侧皮下局灶性 FDG 浓集,符合脂肪坏死(箭)。

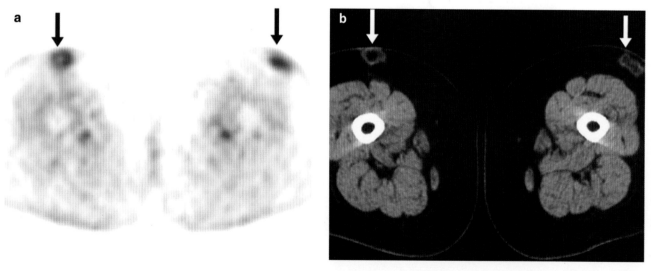

图 2.137   轴位 CT 图像可见双侧大腿前部皮下病变,中心为低密度影(白箭),相应区域轴位 PET 图像显示 FDG 摄取增高(黑箭)(a,b),符合脂肪坏死。

骨髓脂肪坏死

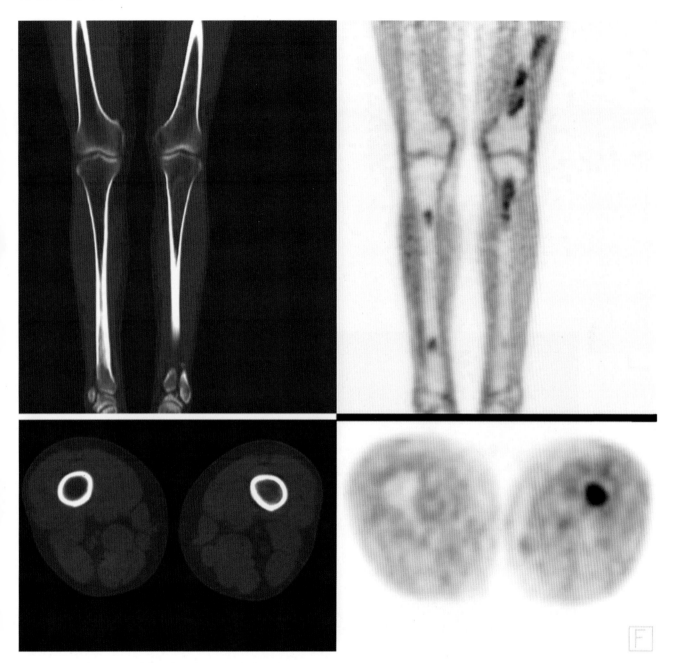

图 2.138　患者,40 岁,霍奇金淋巴瘤。左侧股骨远端、胫骨近端及右侧胫骨近端、远端髓腔内可见 FDG 摄取增高。病变表现为环形,中心呈脂肪密度,周围环绕软组织密度。活检证实为脂肪坏死。

脂肪瘤

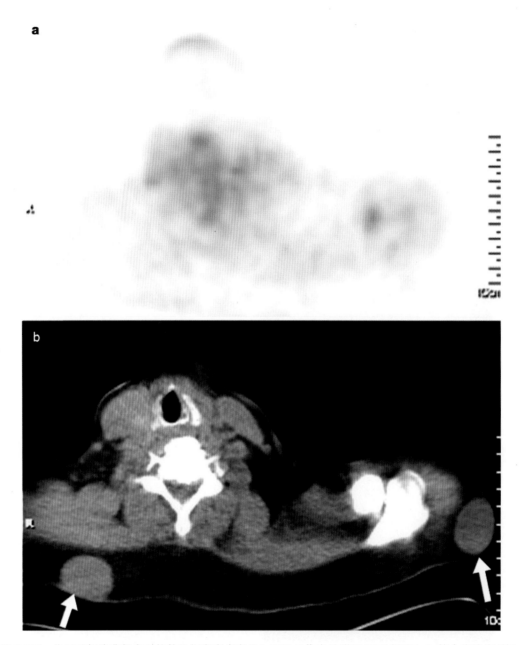

图 2.139　位于双侧胸背部皮下的软组织密度病变(b)，PET 显像未见明显 FDG 摄取(a)，符合脂肪瘤(箭)。

劳力性呼吸困难

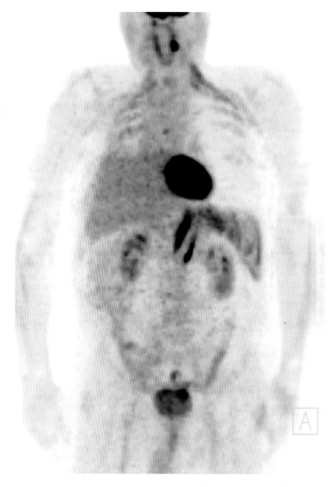

图 2.140　MIP 图像显示由于劳力性呼吸困难导致的呼吸肌(膈肌、肋间肌、斜角肌)[18]F-FDG 摄取增高。

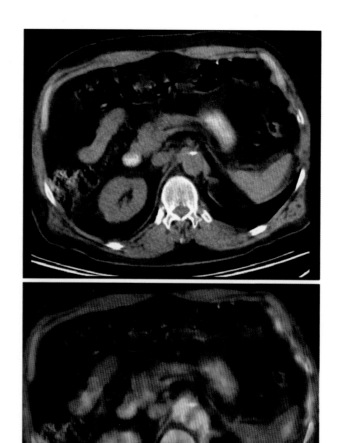

图 2.141　轴位 CT 和融合图像显示膈脚和肋间肌高代谢。

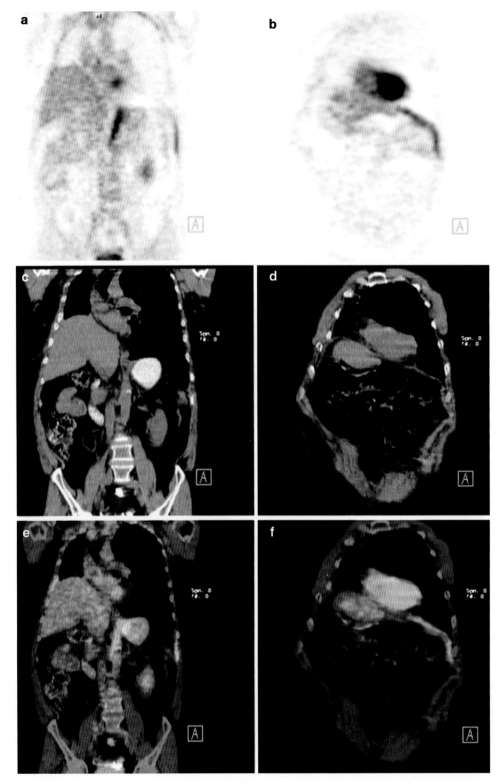

图 2.142　冠状位和矢状位 PET、CT 和融合图像可见膈肌呈线样摄取,在轴位图像上容易误认为局灶性摄取(a~f)。

2.5　伪影

线束硬化伪影

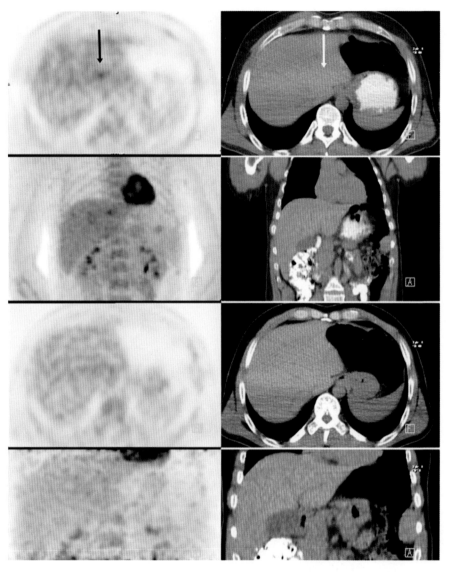

图 2.143　肝内由右至左的 FDG 高摄取,是由线束硬化效应产生的衰减伪影导致的(箭)。线束硬化常见于多色 X 线源。当 X 线穿过人体时,低能量的 X 线光子衰减较快,其余的高能量光子不易衰减,在两个高衰减物体(如金属、骨、碘剂、钡)之间产生暗条纹。CT 数据会由于线束硬化产生高 HU 值伪影,因此 CT 校正的 PET 图像上这些像素也会产生假摄取。

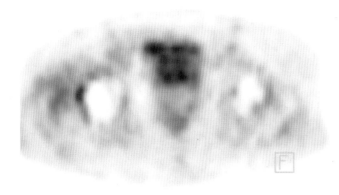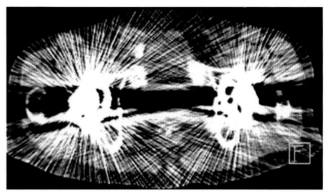

图 2.144　双侧髋关节金属假体产生线束硬化伪影,并导致图像变形失真。相应经 CT 校正的 PET 图像可见假体周围假摄取,易误认为感染或炎症。

衰减伪影

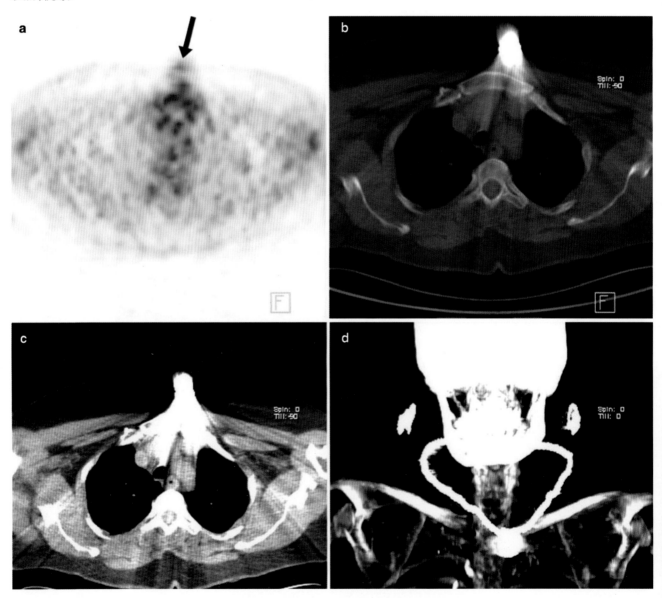

图 2.145　由于患者项链的衰减校正作用造成颈部摄取增高假象(箭)(a~d)。

未校正图像衰减伪影分辨率

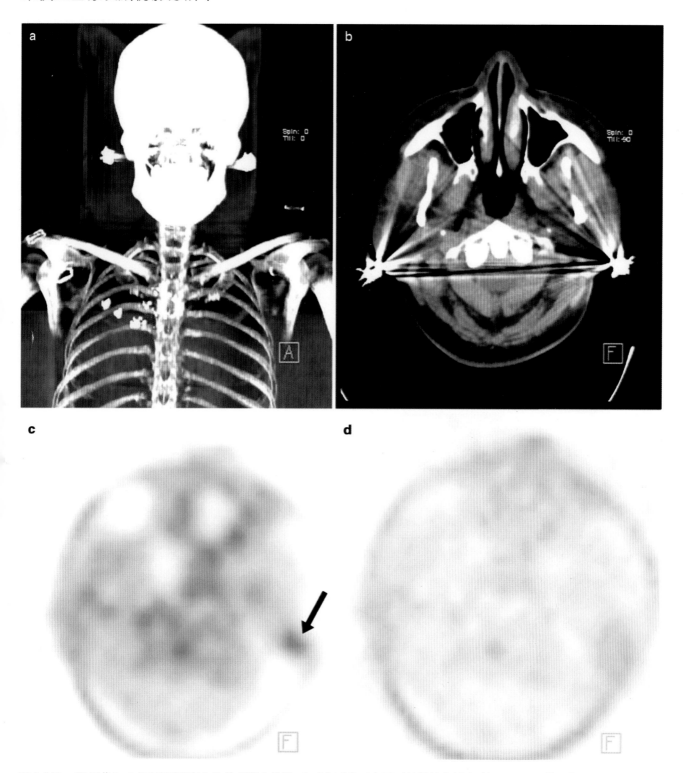

图 2.146　CT 图像(a,b)可见耳环产生的线束硬化伪影,由于衰减校正左耳可见假性高摄取(箭)(c),校正前图像未见该部位摄取(d)。

医源性肺 FDG 栓塞

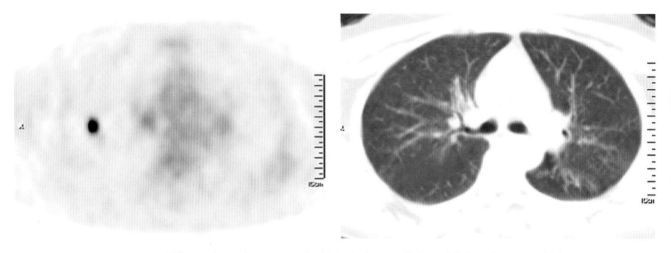

图 2.147　PET 图像上肺内局灶性 ^{18}F-FDG 明显摄取,相应 CT 图像未见明确病灶,提示 FDG 微栓子。

2.6　其他

内脏反位

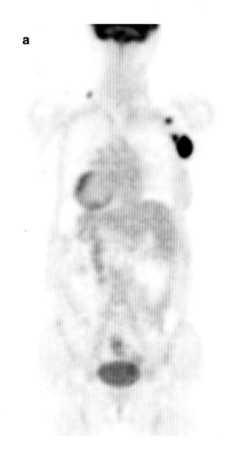
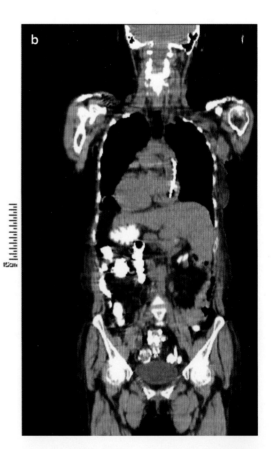

图 2.148　冠状位 PET 和 CT 图像(a,b)显示完全性内脏异位,心脏位于右半胸腔,肝脏位于左腹部。注意左腋窝和右下颈区可见病理性 FDG 摄取。

口服 FDG

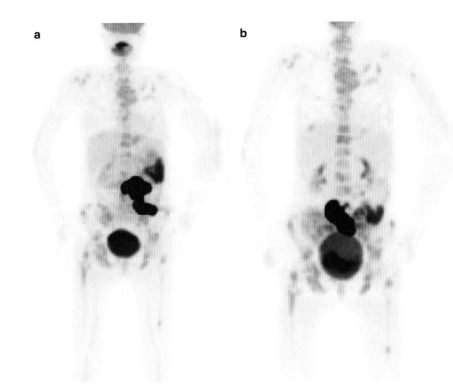

图 2.149 MIP 图像(a)显示口服 FDG 后行 ¹⁸F-FDG PET/CT 检查,胃肠系统可见明显高摄取,90min 后再次采集,MIP 图像(b)可见骨转移病灶处 FDG 摄取。

棕色脂肪组织

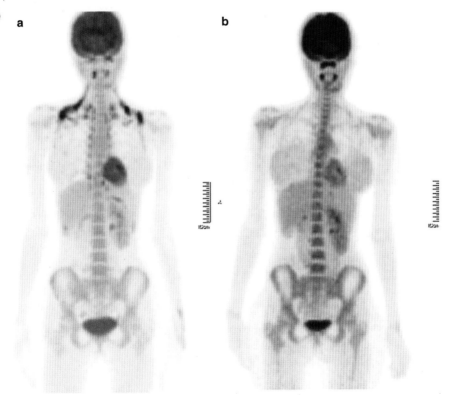

图 2.150 患者,女,15 岁,确诊为恶性淋巴瘤,随访复查 ¹⁸F-FDG PET/CT。MIP 图像(a)可见颈深、锁骨上、肩胛区及椎旁棕色脂肪组织 FDG 摄取增高。棕色脂肪组织可以产热,寒冷刺激时交感神经系统活跃,棕色脂肪葡萄糖摄取增加。MIP 图像(b)显示当患者在温暖环境下行 PET 检查时,这些生理性摄取消失。

胰岛素释放效应

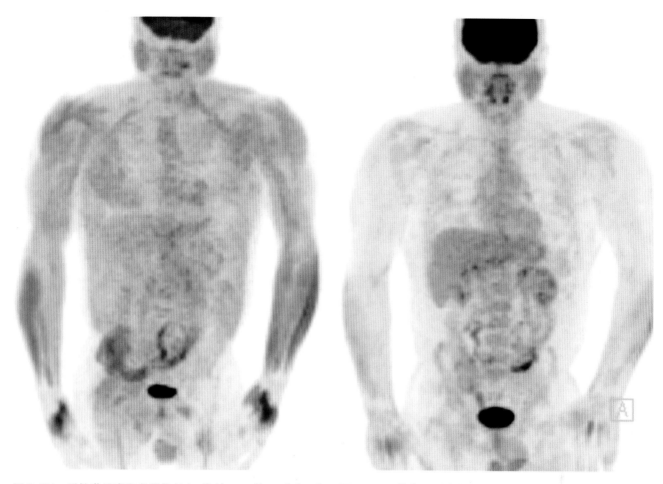

图 2.151 恶性淋巴瘤患者随访复查,注射 FDG 前 2h 进食,随后胰岛素释放导致注射的 FDG 积聚在肌肉组织。因此,患者检查前 4~6h 应禁食。

图 2.152 禁食后再次行 PET/CT 检查,MIP 图像显示 FDG 分布正常。

放射性核素外渗

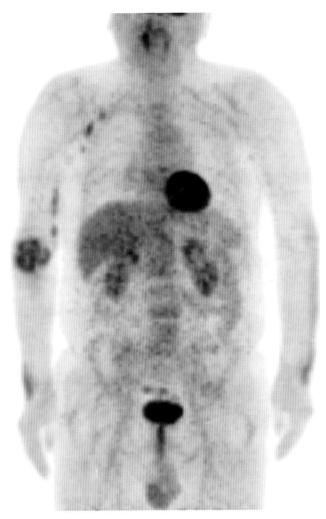

图 2.153　¹⁸F-FDG 皮下浸润后, MIP 图像显示右腋窝淋巴结显影。

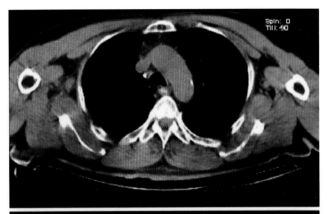

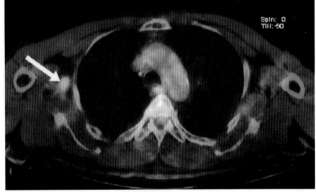

图 2.154　轴位 CT 和融合图像显示右腋窝高代谢淋巴结(箭)。

髓外造血

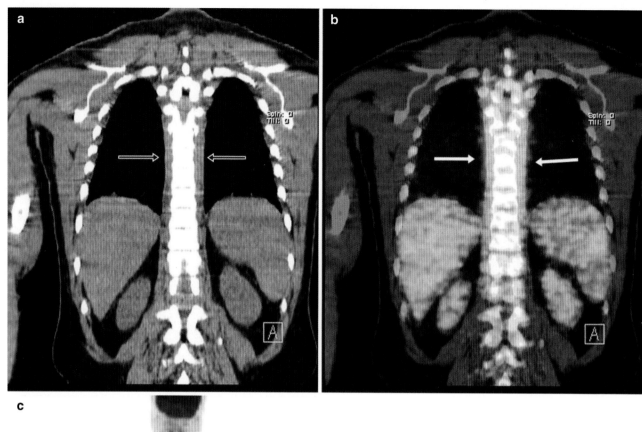

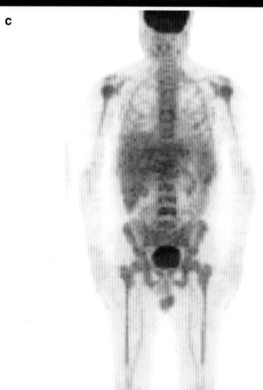

图 2.155　患者,男,36 岁,确诊 B 细胞幼淋巴细胞白血病,随访行 ¹⁸F-FDG PET/CT 检查。冠状位 CT、融合图像(a,b)和 MIP 图像(c)可见双侧椎旁软组织肿物呈轻度 FDG 摄取,并沿脊柱延伸(箭)。

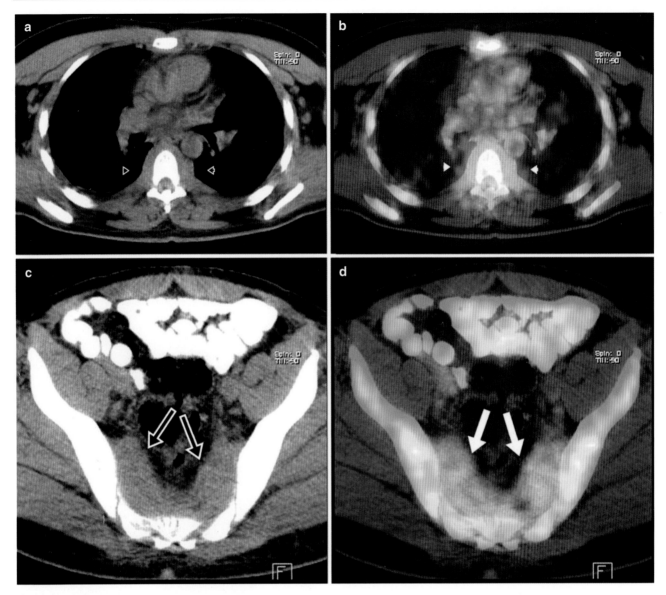

图 2.156 胸部(a,b)和盆部(c,d)轴位 CT 和融合图像显示椎旁及骶前软组织肿物,呈轻度高代谢(箭)。髓外造血(EMH)常发生于伴有贫血疾病时,如慢性粒细胞白血病、镰状细胞贫血、真性红细胞增多症,是由髓内红细胞破坏和外周性溶血所致,可引起椎旁/胸腔、腹腔或盆腔肿物,常累及肝、脾和淋巴结。

血管炎

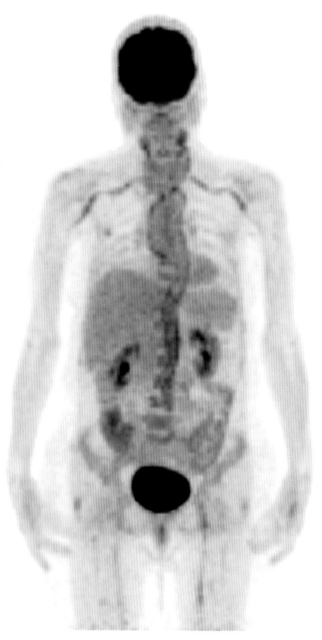

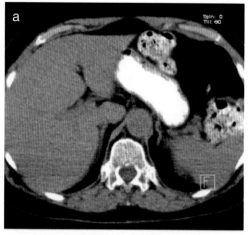

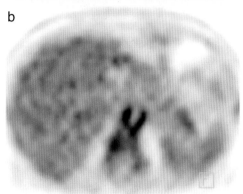

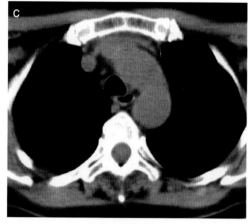

图 2.157　患者,女,60 岁,出现不明原因 ESR 升高及体重减轻,行 ¹⁸F-FDG PET/CT 检查明确有无恶性病变。MIP 图像显示主动脉、双侧锁骨下动脉和头臂动脉呈 ¹⁸F-FDG 高摄取,符合巨细胞动脉炎。¹⁸F-FDG PET/CT 可以检测未治疗患者的大血管炎病变程度及活动性,并有助于进行疗效监测和评价。¹⁸F-FDG 摄取水平能够提供大血管炎的预后信息。

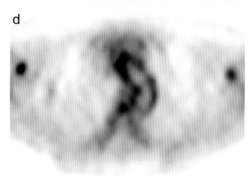

图 2.158　轴位 CT 和 PET 图像。

动脉粥样硬化血管的 FDG 摄取

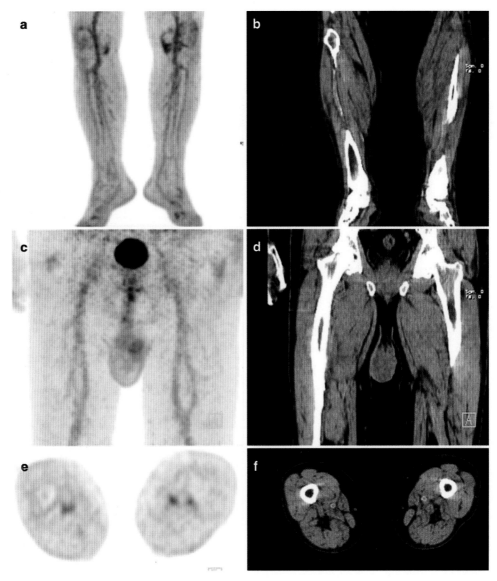

图 2.159　MIP、PET(a,c)、冠状位 CT(b,d)和轴位 PET、CT(e,f)显示动脉粥样硬化血管 FDG 摄取增高。一项关于动脉粥样硬化症成像的研究表明，[18]F-FDG PET 有助于发现斑块内炎症及评价治疗效果。

甲状旁腺腺瘤和棕色瘤

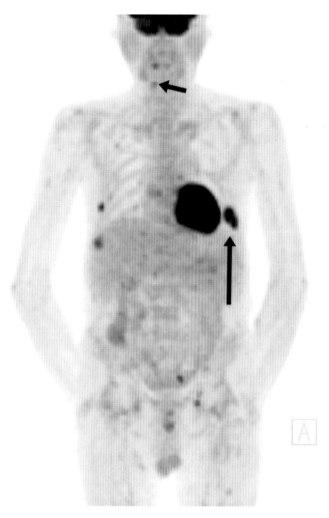

图 2.160 MIP 图像可见左侧胸部局灶性 FDG 高摄取，符合肋骨棕色瘤（长箭），颈部轻微的 FDG 聚集表明为甲状旁腺腺瘤（短箭）。

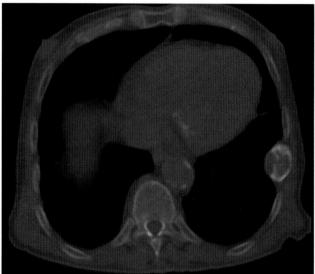

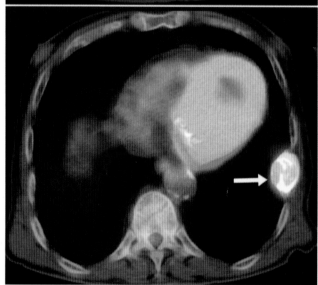

图 2.161 轴位 CT 和融合图像显示肋骨异常膨胀处 FDG 摄取明显增高,表明为棕色瘤(箭)。

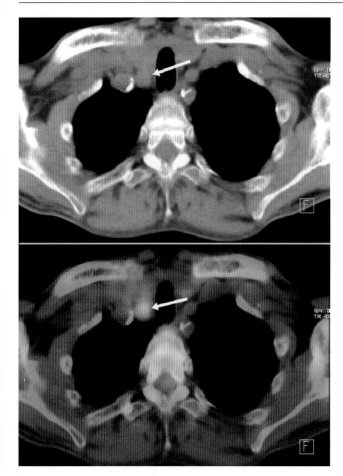

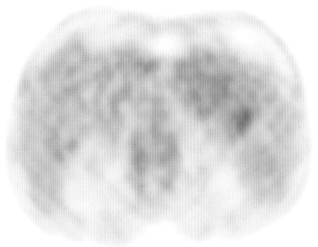

图 2.162　轴位 CT 和融合图像可见右下颈部甲状腺右叶后方局灶性 FDG 聚集,后证实为甲状旁腺腺瘤(箭)。

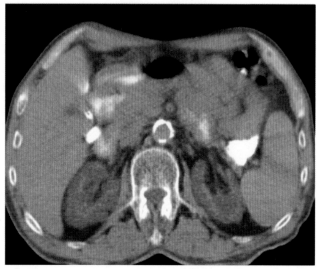

图 2.163　轴位 PET 和 CT 图像显示双肾功能不全,因此未见 FDG 摄取,提示患者有继发性甲状旁腺功能亢进症。

皮肤注射葵花籽油后肉芽肿性异物反应

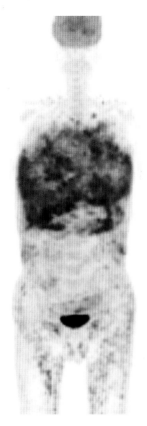 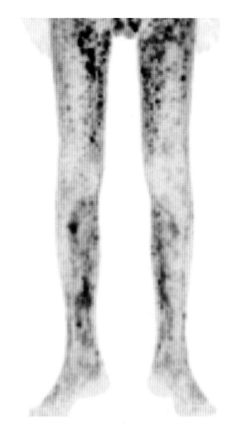

图 2.164　MIP 图像可见胸部明显不均匀 FDG 高摄取，这是由于多次皮内自注射葵花籽油引起的肉芽肿性异物反应。

图 2.165　腿部 MIP 图像显示注射部位多发局灶性 FDG 高摄取。

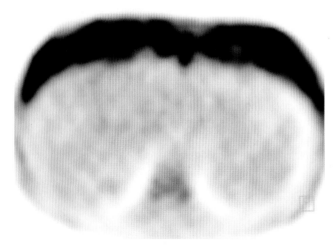 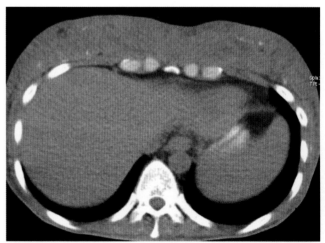

图 2.166　胸部轴位 PET 和 CT 图像可见前胸壁增厚伴 FDG 明显高摄取。

结节病

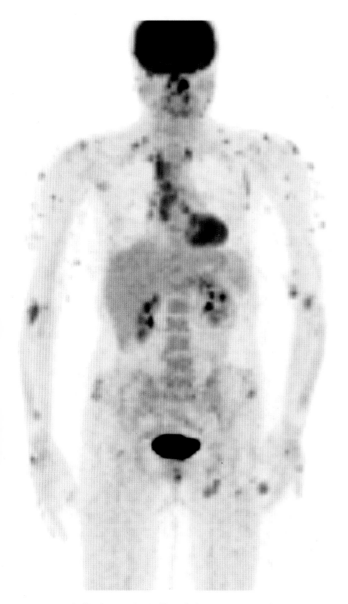

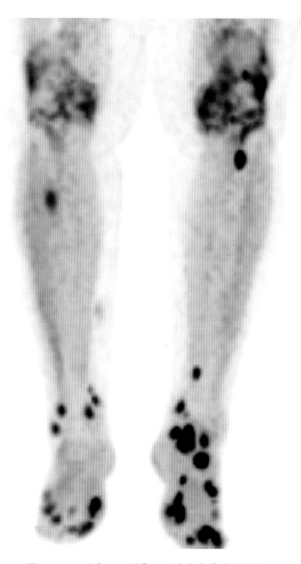

图 2.168　下肢 MIP 图像显示多发高代谢骨病变。

图 2.167　患者,女,60 岁,有结节病病史,为评价疾病行 ^{18}F-FDG PET/CT 检查。MIP 图像可见颅骨、上下肢长骨、手足指(趾)骨及骨盆多发性高代谢骨质病变(SUVmax 7.6)。纵隔、双侧腋窝、双腹股沟可见多发性高代谢淋巴结(SUVmax 7.3)。3%~5%的结节病累及骨,最常累及指(趾)骨。多数病变 CT 不显示,而 FDG-PET 对于显示全身分布的结节病,包括骨,有重要价值。

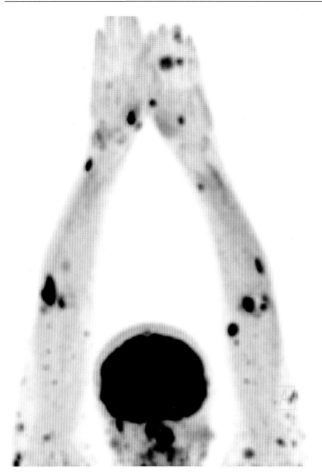

图 2.169　上肢 MIP 图像显示骨质及皮下组织多发高代谢灶。

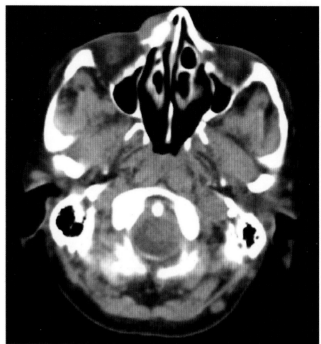

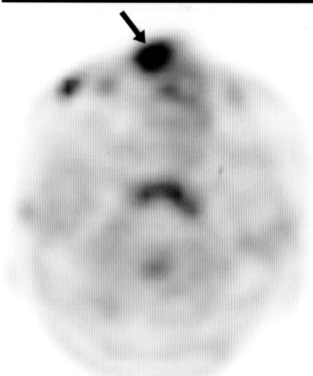

图 2.170　颅骨轴位 CT 和 PET 图像可见右侧鼻骨 FDG 局灶性摄取增高(箭)。

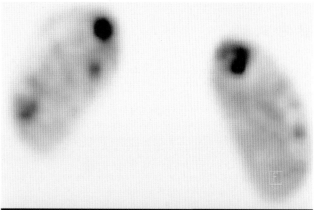

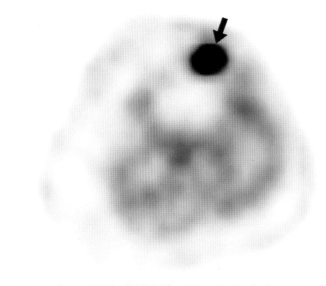

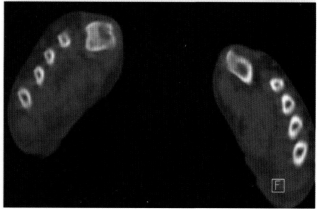

图 2.172 双足轴位 PET 和 CT 图像显示远节趾骨溶骨性骨质破坏,局部呈高代谢。

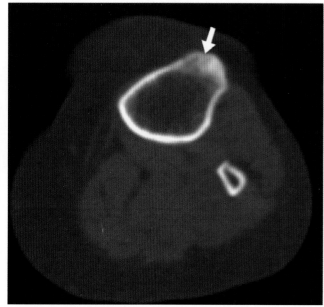

(戴东 陈薇 宋秀宇 译)

图 2.171 轴位 PET 和 CT 图像显示胫骨前骨皮质溶骨性破坏,局部呈高代谢(箭)。

参考文献

1. Abele JT, Fung CI. Effect of hepatic steatosis on liver FDG uptake measured in mean standard uptake values. Radiology. 2010;254:917–24.
2. Bogsrud TV, Karantanis D, Nathan MA, Mullan BP, Wiseman GA, Collins DA, et al. The value of quantifying 18F-FDG uptake in thyroid nodules found incidentally on whole-body PET-CT. Nucl Med Commun. 2007;28:373–81.
3. Bredella MA, Essary B, Torriani M, Ouellette HA, Palmer WE. Use of FDG-PET in differentiating benign from malignant compression fractures. Skeletal Radiol. 2008;37:405–13.
4. Courtois A, Nusgens BV, Hustinx R, Namur G, Gomez P, Somja J, et al. 18F-FDG uptake assessed by PET/CT in abdominal aortic aneurysms is associated with cellular and molecular alterations prefacing wall deterioration and rupture. J Nucl Med. 2013;54:1740–7.
5. Ferdinand B, Gupta P, Kramer EL. Spectrum of thymic uptake at 18F-FDG PET. Radiographics. 2004;24:611–6.
6. Harisankar CN. Focal fat sparing of the liver: a nonmalignant cause of focal FDG uptake on FDG PET/CT. Clin Nucl Med. 2014;39:359–61.
7. Hollinger EF, Alibazoglu H, Ali A, Green A, Lamonica G. Hematopoietic cytokine-mediated FDG uptake simulates the appearance of diffuse metastatic disease on whole-body PET imaging. Clin Nucl Med. 1998;23:93–8.
8. Hoffmann M, Kletter K, Becherer A, Jäger U, Chott A, Raderer M. 18F-fluorodeoxyglucose positron emission tomography (18F-FDG-PET) for staging and follow-up of marginal zone B-cell lymphoma. Oncology. 2003;64:336–40.
9. Hoffmann M, Kletter K, Diemling M, Becherer A, Pfeffel F, Petkov V, et al. Positron emission tomography with fluorine-18-2-fluoro-2-deoxy-D-glucose (F18-FDG) does not visualize extranodal B-cell lymphoma of the mucosa-associated lymphoid tissue (MALT)-type. Ann Oncol. 1999;10:1185–9.
10. Jeong SY, Lee SW, Lee HJ, Kang S, Seo JH, Chun KA, et al. Incidental pituitary uptake on whole-body 18F-FDG PET/CT: a multicentre study. Eur J Nucl Med Mol Imaging. 2010;37:2334–43.
11. Karapolat I, Oncel G, Kumanlıoğlu K. Clinically occult pituitary adenoma can appear as a hypermetabolic lesion on whole body FDG PET imaging in a patient with lymphoma. Mol Imaging Radionucl Ther. 2013;22:18–20.
12. Kazama T, Swanston N, Podoloff DA, Macapinlac HA. Effect of colony-stimulating factor and conventional- or high-dose chemotherapy on FDG uptake in bone marrow. Eur J Nucl Med Mol Imaging. 2005;32:1406–11.
13. Klein JS, Braff S. Imaging evaluation of the solitary pulmonary nodule. Clin Chest Med. 2008;29:15–38.
14. Kwek BH, Aquino SL, Fischman AJ. Fluorodeoxyglucose positron emission tomography and CT after talc pleurodesis. Chest. 2004;125:2356–60.
15. Limet R, Sakalihassan N, Albert A. Determination of the expansion rate and incidence of rupture of abdominal aortic aneurysms. J Vasc Surg. 1991;14:540–8.
16. Lin CY, Lin WY, Lin CC, Shih CM, Jeng LB, Kao CH. The negative impact of fatty liver on maximum standard uptake value of liver on FDG PET. Clin Imaging. 2011;35:437–41.
17. Makis W, Ciarallo A, Hickeson M, Rush C, Derbekyan V, Novales-Diaz JA, et al. Spectrum of gastric malignancy on 18F-FDG PET/CT: a pictorial essay. Clin Imaging. 2012;36:432–46.
18. Matsuda M, Sakamoto H, Okamura T, Nakai Y, Ohashi Y, Kawabe J, et al. Positron emission tomographic imaging of pleomorphic adenoma in the parotid gland. Acta Otolaryngol Suppl. 1998;538:214–20.
19. Mehta A, Blodgett TM. Retroperitoneal fibrosis as a cause of positive FDG PET/CT. J Radiol Case Rep. 2011;5:35–41.
20. Mert M, Kocabay G, Ozülker T, Temizel M, Yanar H, Uygun O, et al. Liver abscess due to Yersinia bacteremia in a well-controlled type I diabetic patient. Endokrynol Pol. 2011;62:357–60.
21. Mostard RL, Prompers L, Weijers RE, van Kroonenburgh MJ, Wijnen PA, Geusens PP, et al. F-18 FDG PET/CT for detecting bone and bone marrow involvement in sarcoidosis patients. Clin Nucl Med. 2012;37:21–5. doi:10.1097/RLU.0b013e3182335f9b.
22. Ozülker T, Ozülker F, Mert M, Ozpaçaci T. Clearance of the high intestinal (18)F-FDG uptake associated with metformin after stopping the drug. Eur J Nucl Med Mol Imaging. 2010;37:1011–7. doi:10.1007/s00259-009-1330-7.
23. Özülker T, Özülker F, Özpaçacı T. Incidental finding of bladder diverticula on F-18 FDG PET/CT and whole body bone scintigraphy. Turk J Nucl Med. 2009;18:55–7.
24. Rudd JH, Myers KS, Bansilal S, Machac J, Pinto CA, Tong C, et al. Atherosclerosis inflammation imaging with 18F-FDG PET: carotid, iliac, and femoral uptake reproducibility, quantification methods, and recommendations. J Nucl Med. 2008;49:871–8. doi:10.2967/jnumed.107.050294.
25. Sakalihasan N, Limet R, Defawe OD. Abdominal aortic aneurysm. Lancet. 2005;365:1577–89.
26. Stubbs E, Kraas J, Morton KA, Clark PB. Brain abnormalities detected on whole-body 18F-FDG PET in cancer patients: spectrum of findings. AJR Am J Roentgenol. 2007;188:866–73.

第 2 部分

PET/CT 在肿瘤学中的应用

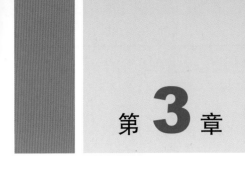

第**3**章 **头颈部肿瘤**

3.1 病例1:泪腺囊样腺癌

病史 患者,女,42岁,因左眼肿物导致眼部疼痛及感觉异常而行手术切除,病理证实为泪腺囊样腺癌。患者随诊10年后失访,之前行 ¹⁸F-FDG PET/CT 检查。

表现

释义 双肺广泛囊腺癌转移灶。

学习要点 泪腺囊样腺癌是一种罕见的亲和 FDG 恶性肿瘤。它属于惰性肿瘤,多侵犯邻近结构,偶经血行播散到肺、脑及骨骼。

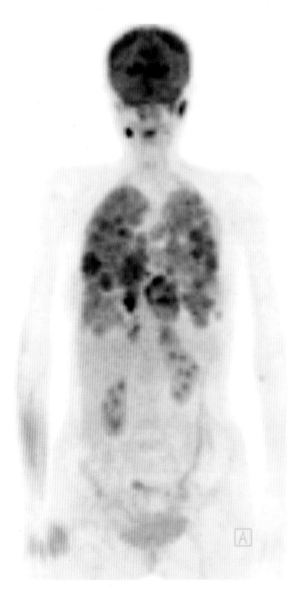

图 3.1 MIP 图像显示双肺广泛 FDG 高摄取。

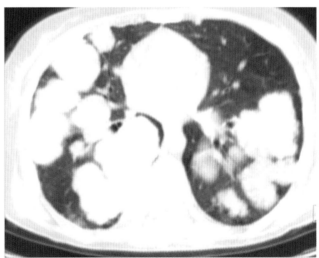

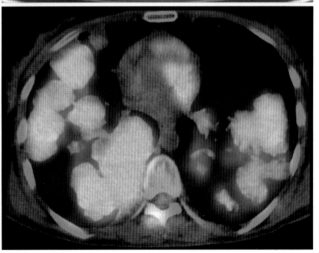

图 3.2 轴位 CT 及融合图像显示双肺多发肿物伴 FDG 高摄取。

3.2 病例 2:右腮腺基底细胞腺癌

病史 患者,男,52 岁,确诊为右腮腺基底细胞腺癌,术前、术后分别行 ^{18}F-FDG PET/CT 检查。

表现

释义 ^{18}F-FDG PET/CT 显示出右腮腺肿瘤的疗效。第 2 腰椎横突的病理性摄取为骨折所致而不是转移灶。

学习要点

• 腮腺基底细胞腺癌是一种罕见疾病,表现为 FDG 亲和。

• 在 ^{18}F-FDG PET/CT 检查中,不要将良性骨折误判为转移灶。

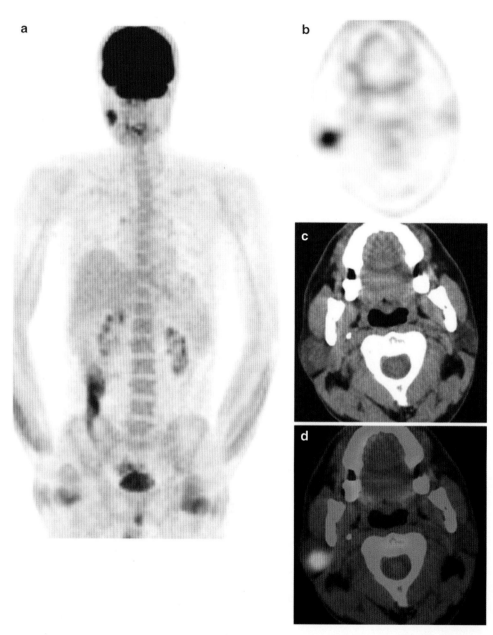

图 3.3 MIP 图像(a),轴位 PET、CT 及融合图像(b~d)显示右侧腮腺局灶性 FDG 高摄取。

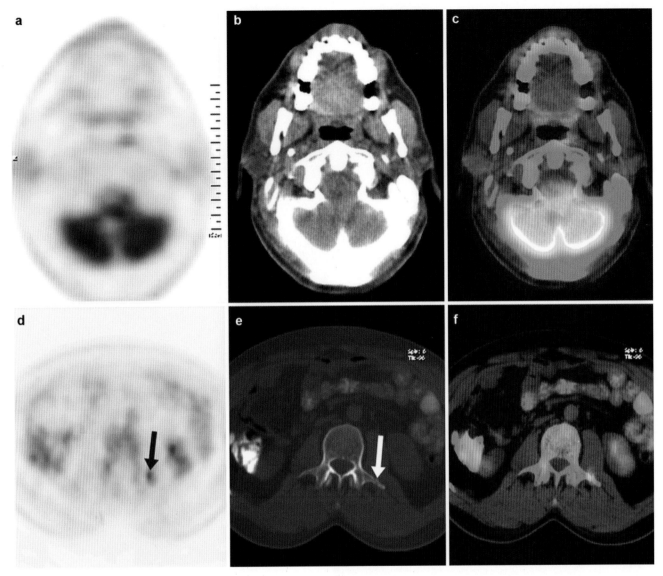

图 3.4 患者右侧腮腺病变切除后进行的 ¹⁸F-FDG PET/CT 检查显示，右侧腮腺区无病理性 FDG 摄取（a~c），第 2 腰椎左侧横突（箭）的 FDG 摄取是由于局部骨折所致(d~f)。

3.3 病例 3：腮腺嗜酸细胞癌

病史 患者，女，45 岁，诊断为右侧腮腺嗜酸细胞癌，行 ¹⁸F-FDG PET/CT 分期。

表现

释义 ¹⁸F-FDG PET/CT 显示右侧腮腺肿物 FDG 高摄取，确认肿物为恶性。

学习要点 嗜酸细胞癌发生在唾液腺极罕见，仅占全部唾液腺上皮恶性肿瘤的 0.5%。嗜酸细胞癌是亲和 FDG 的恶性肿瘤，但要牢记唾液腺良性病变如嗜酸细胞瘤、多形性腺瘤、Warthin 瘤也是亲和 FDG 的。

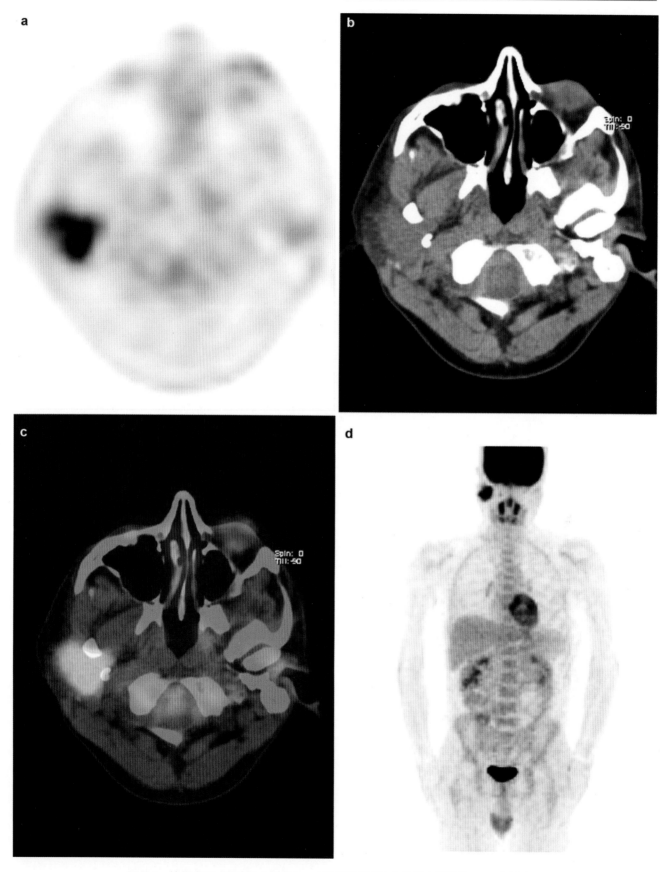

图 3.5   轴位 PET、CT 及融合图像(a~c)和 MIP 图像(d)显示右侧腮腺 FDG 高摄取。

3.4 病例4：鼻咽癌疗效

病史 患者,男,34岁,患鼻咽癌,于化疗及放疗前、后行 PET/CT 检查进行评价。

表现

释义 鼻咽部高代谢灶符合鼻咽癌,右颈部可见转移淋巴结。治疗后病理性高代谢消失提示完全代谢缓解。

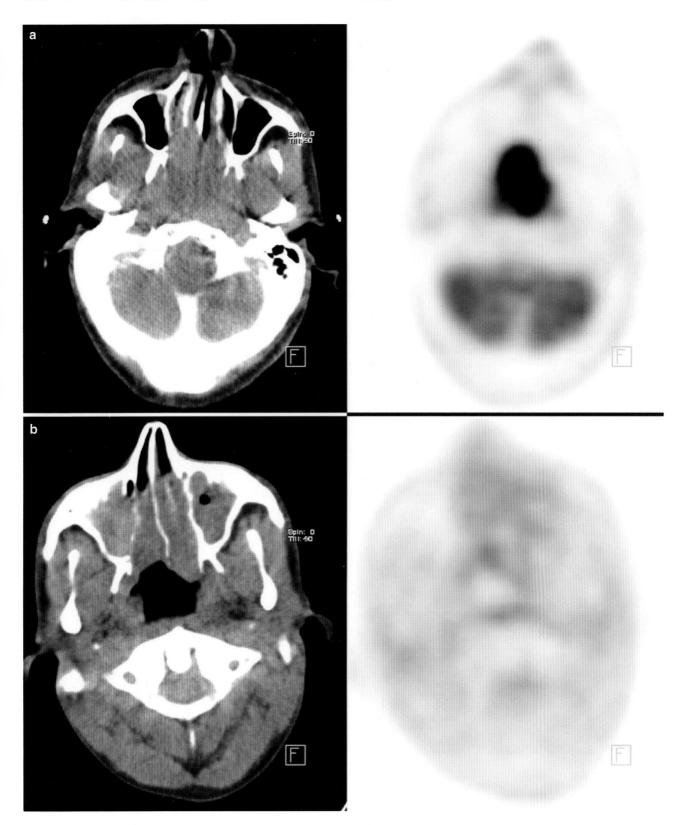

图 3.6 FDG 高摄取(SUVmax 15)的大型肿物累及右侧后鼻腔到右侧鼻咽后外侧壁(a)。10 个月后再次行轴位 ¹⁸F-FDG PET/CT 检查显示,治疗后病理性摄取消失(b)。

学习要点   ¹⁸F-FDG PET/CT 能精确评估鼻咽癌的治疗疗效并提供预后信息。SUVmax 与肿瘤治疗反应的相关性较好,SUVmax 下降越多,生存率越高。

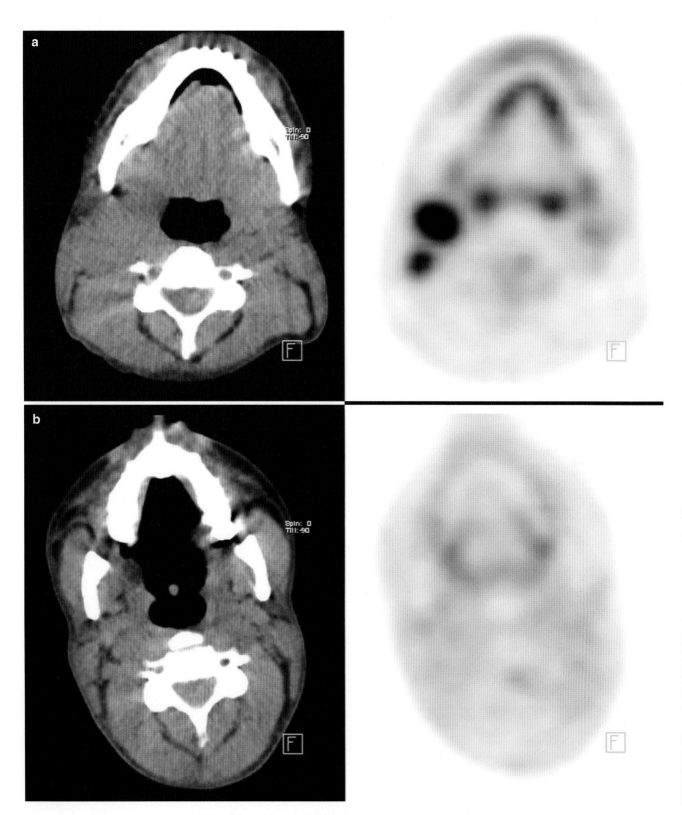

图 3.7   右侧Ⅱ区淋巴结有两个高代谢灶(SUVmax 13)(a),治疗后病灶消失(b)。

3.5　病例 5：检测舌癌复发

病史　患者,男,55 岁,因舌癌行舌切除,术后行皮瓣舌重建。患者为再分期行 ^{18}F-FDG PET/CT 检查。

表现

释义　重建皮瓣后内侧边缘广泛性 FDG 摄取,符合原发恶性病变复发。

学习要点　重建皮瓣深层的肿瘤复发临床上不易探查。术后皮瓣缘增厚及肉芽组织在解剖影像上不易与复发区分。FDG PET/CT 可有效检测这类肿瘤的复发。

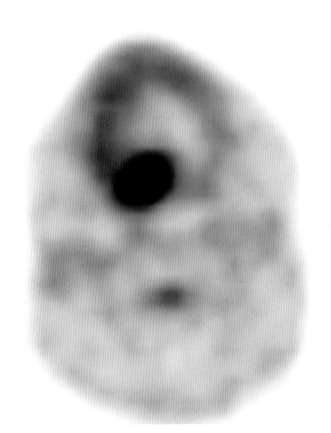
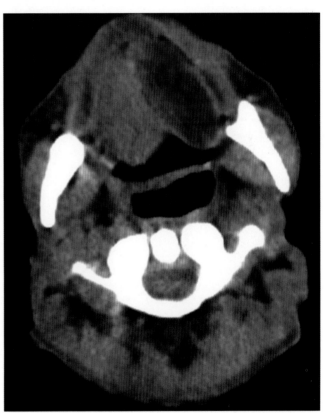

图 3.8　轴位 PET 及 CT 图像显示重建皮瓣后内侧缘局部 FDG 高摄取。

3.6 病例 6:会厌鳞状细胞癌

病史 患者,女,75 岁,活检诊断为会厌鳞状细胞癌,行 ¹⁸F-FDG PET/CT 检查以便治疗前分期。

表现

释义 其表现符合会厌原发恶性肿瘤,无淋巴结侵犯及远处转移。

学习要点 喉部原发肿瘤最好行 CT 和 MRI 检查。¹⁸F-FDG PET/CT 在评价原发肿瘤时价值有限。¹⁸F-FDG PET/CT 可确定检查基线作为治疗后随访参考值。PET 可用于探查转移性疾病以及第二原发肿瘤。

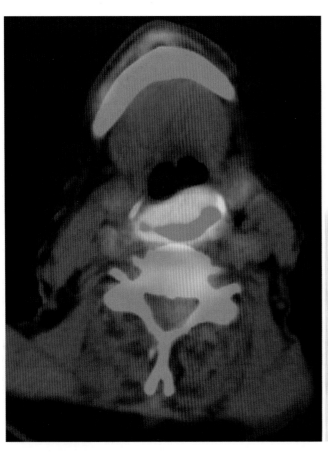
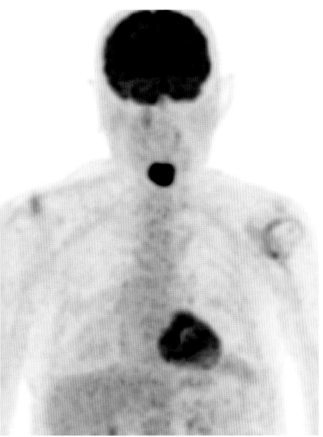

图 3.9 轴位融合图像和 MIP 显示会厌高代谢灶(SUVmax 12.9)。颈部未检测到病理性 FDG 高摄取淋巴结。

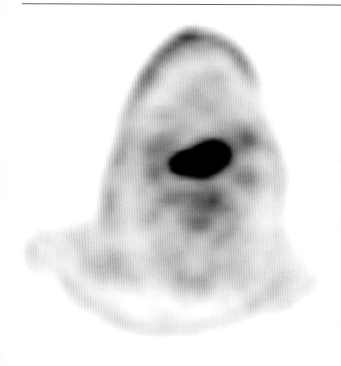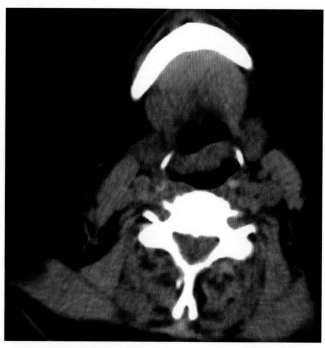

图 3.10　轴位 PET 和 CT 图像显示会厌 FDG 摄取增高。

3.7　病例 7:喉恶性间质瘤分期

病史　患者,男,41 岁,因声音嘶哑和呼吸困难入院。喉部肿物切取活检证实为恶性间质瘤,行 PET/CT 检查进行分期。

表现

释义　喉部原发恶性肿瘤表现为 FDG 高摄取,伴左颈部淋巴结转移。

学习要点

• 喉恶性间质瘤仅占全部喉恶性肿瘤的 0.3%~1%,并可被 FDG PET 检查证实。

• 如果临床没有发现颈部淋巴结转移,PET 由于假阴性发生率高,较传统影像学没有明显优势。在定位颈部转移时,PET 检查对 T1~T3 期患者更有帮助。

• 气管造瘘口局部 FDG 摄取增高可能因炎症和衰减校正伪影所致,应与病灶侵犯相鉴别。

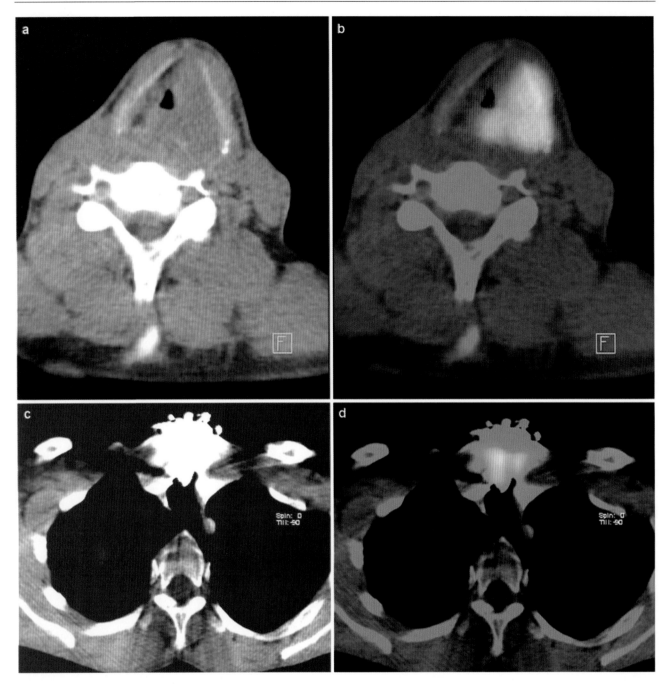

图 3.11 轴位 CT 和融合图像显示声门肿瘤累及左侧杓会厌皱襞并呈 FDG 高摄取(**a,b**),下方轻度 FDG 摄取增高与气管造瘘术有关(**c,d**)。

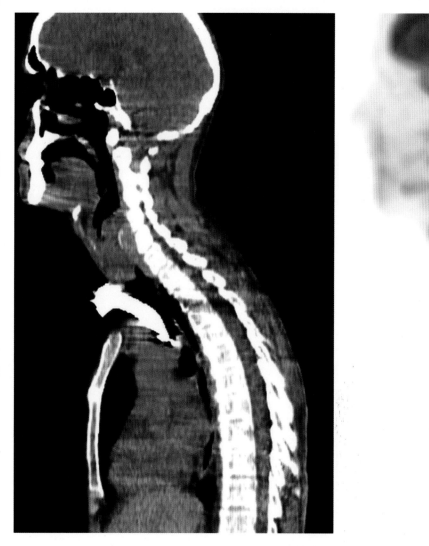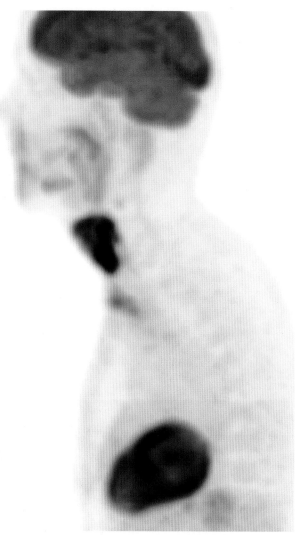

图 3.12　矢状位 CT 和 PET 图像。

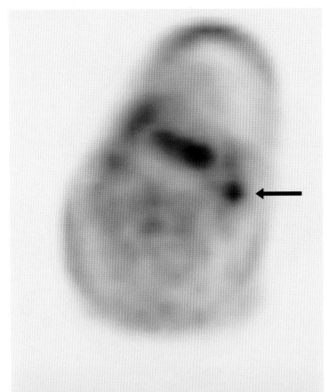

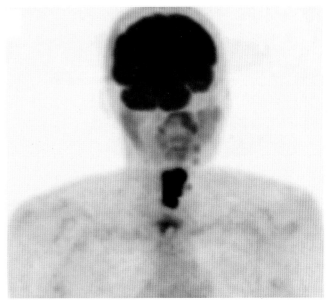

图 3.14   MIP 图像。

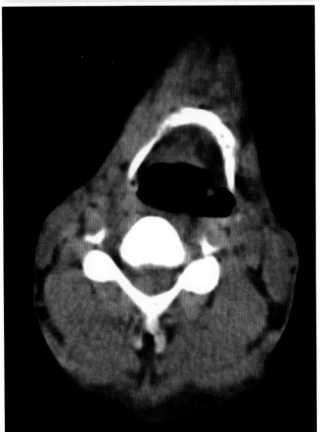

图 3.13   左 3 区淋巴结局部 FDG 中度摄取增高。

3.8　病例 8:喉癌再分期

病史　患者,男,45 岁,喉鳞状细胞癌术后,探查其局部或远处转移病灶。

表现

　　释义　肝右叶及右下肺发现转移病灶。

　　学习要点　喉鳞状细胞癌远处转移的最常见部位为肺,其次是骨骼和肝脏。FDG PET 对于头颈部肿瘤远处转移检测的敏感性为 90%,特异性为 94%。

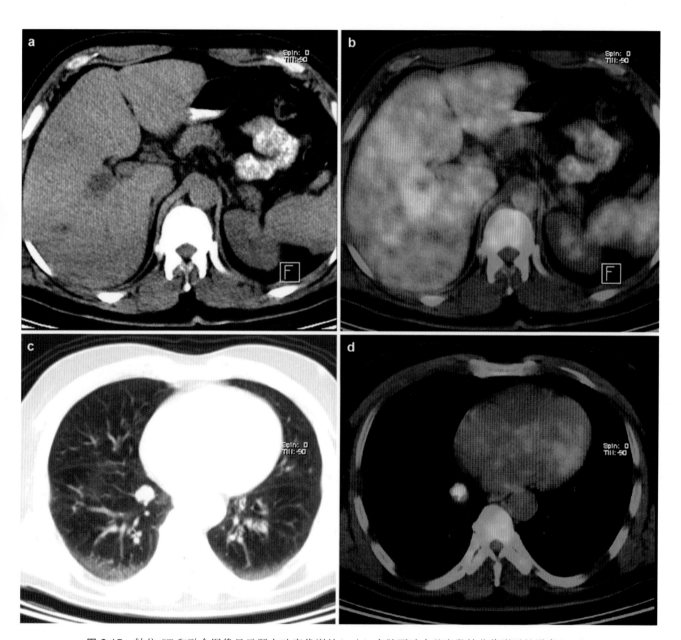

图 3.15　轴位 CT 和融合图像显示肝右叶高代谢灶(a,b),右肺下叶内基底段结节代谢活性增高(c,d)。

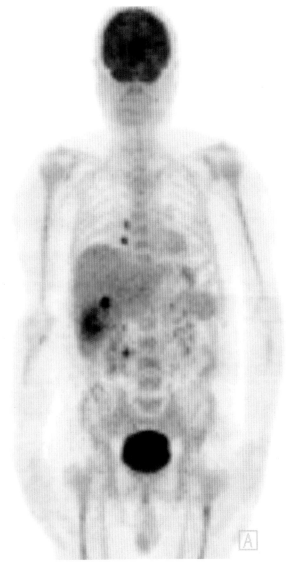

图 3.16　MIP 图像显示肝右叶高代谢结节及右下肺两个高代谢结节。

3.9　病例 9:识别喉癌颈部淋巴结转移

病史　患者,男,52 岁,因声门上型喉癌行全喉切除术,近期行 PET/CT 再分期。

表现

释义　双侧颈淋巴链多发淋巴结转移。

学习要点　声门上型喉癌倾向于发生双侧淋巴结转移,PET 在淋巴结分期中较 CT 或 MRI 更为准确。

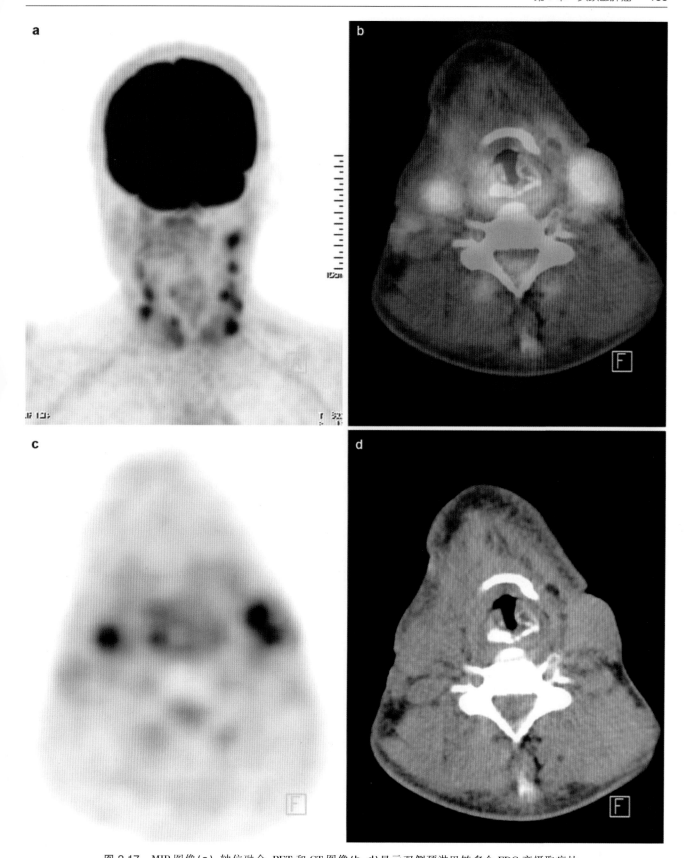

图 3.17　MIP 图像(a),轴位融合、PET 和 CT 图像(b~d)显示双侧颈淋巴链多个 FDG 高摄取病灶。

3.10　病例 10:隐匿性头颈部原发癌

病史　患者,男,50 岁,诊断为左颈鳞状细胞癌,原发病灶不明。患者行 ^{18}F-FDG PET/CT 检查查找隐匿性原发灶。放化疗完成 3 个月后再次行 ^{18}F-FDG PET/CT 检查。

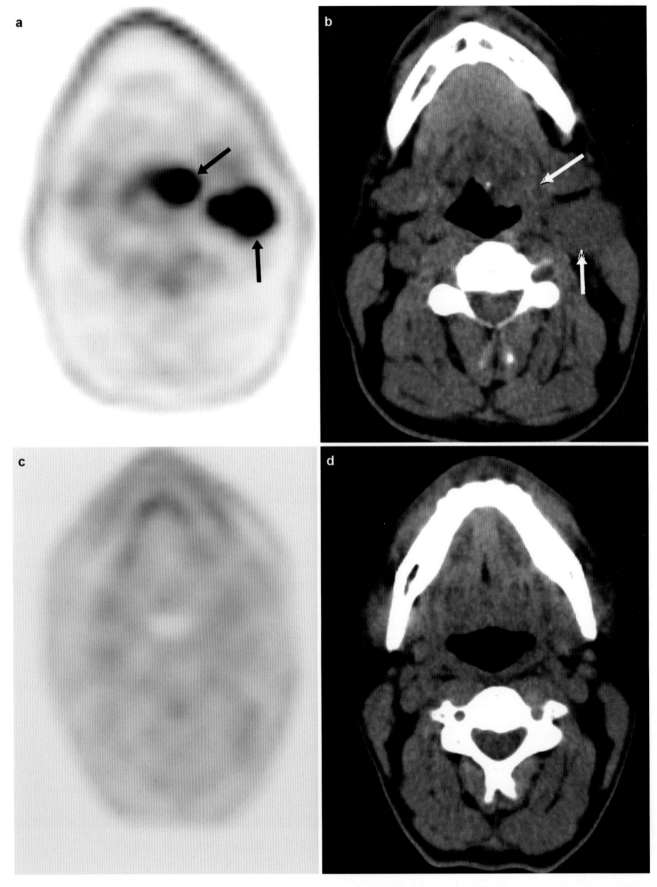

图 3.18　轴位 PET 和 CT 图像显示左上颈区 PEG 高摄取(SUVmax 15)和左侧舌底病灶 FDG 高摄取(SUVmax 16)(a,b),治疗后病理性摄取消失(c,d)(箭)。

表现

释义 舌左基底部 FDG 明显高代谢符合原发恶性病变,左上颈静脉区高代谢病变提示淋巴结转移。

学习要点 对隐匿性原发肿瘤的传统诊断方法包括上呼吸消化道黏膜的纤维内镜检查、CT 和(或)MRI、广视野内镜直接活检及扁桃体切除等临床检查手段。不明来源的颈部淋巴结转移癌占全部头颈部肿瘤的 3%~5%。文献中,头颈部隐匿性原发病灶的检出率为 5%~73%,平均检出率为 24.5%。

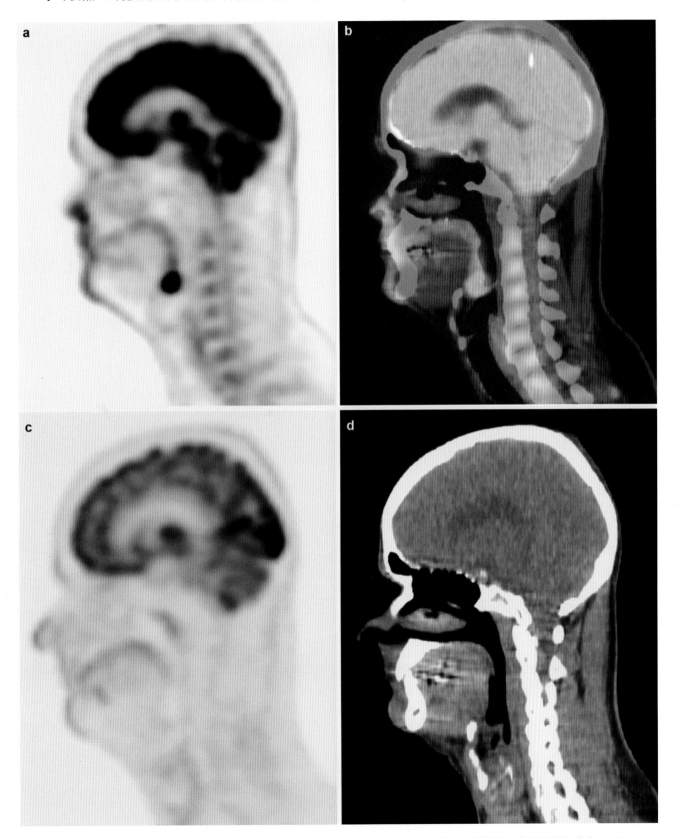

图 3.19 矢状位 PET 和融合图像显示舌底部 FDG 摄取增高(a,b),治疗后 PET 和 CT 图像显示病理性摄取消失(c,d)。

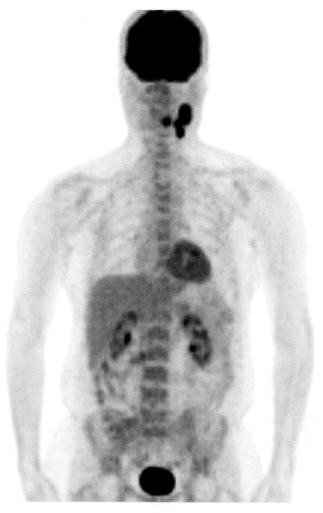

图 3.20   治疗前 MIP 图像。

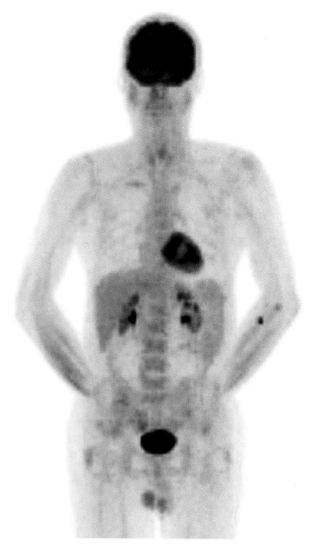

图 3.21   治疗后 MIP 图像。

3.11   病例 11:唇鳞状细胞癌和肺第二原发癌

病史   患者,男,64 岁,诊断为下唇鳞状细胞癌,行 ^{18}F-FDG PET/CT 进行分期。

表现

释义   下唇恶性高代谢结节,右肺下叶高代谢肿块考虑为转移灶或第二原发癌。

结果   右肺结节组织病理学证实为非小细胞肺癌。

学习要点   头颈部肿瘤患者合并上呼吸消化道第二原发肿瘤的发生率为 6%~36%。

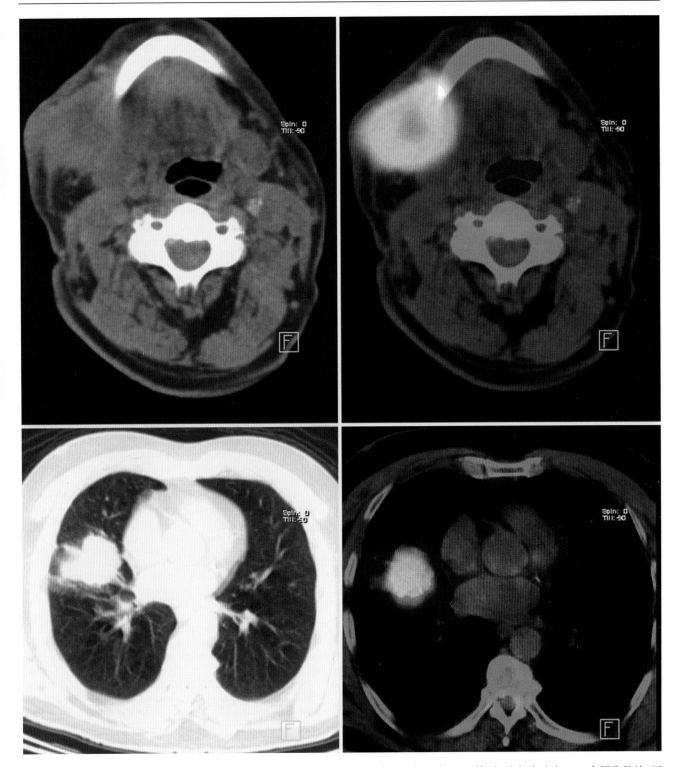

图 3.22　轴位 CT 和融合图像显示下唇部 FDG 高摄取恶性结节,伴有低代谢的坏死中心(上排图)及右肺下叶 FDG 高摄取肿块(下排图)。

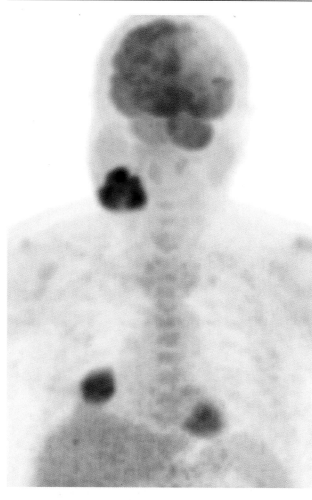

图 3.23　MIP 图像。

（刘晓园　译）

A. Oncocytoma in the parotid gland presenting a remarkable increase in fluorodeoxyglucose uptake on positron emission tomography. Otolaryngol Head Neck Surg. 2006;134:708–9.

参考文献

1. Berge JK, Kapadia SB, Myers EN. Osteosarcoma of the larynx. Arch Otolaryngol Head Neck Surg. 1998;124:207–10.
2. Dammann F, Horger M, Mueller-Berg M, Schlemmer H, Claussen CD, Hoffman J, et al. Rational diagnosis of squamous cell carcinoma of the head and neck region: comparative evaluation of CT, MRI, and 18F-FDG PET. AJR Am J Roentgenol. 2005;184:1326–31.
3. Ellis GL, Auclair PL, Gnepp DR, Goode RK. Other malignant epithelial neoplasms. In: Surgical pathology of the salivary glands. Philadelphia: Saunders; 1991. p. 455–88.
4. Hagino K, Tsunoda A, Ishihara A, Kishimoto S, Suzuki T, Hara

5. Ilknur AK, Stokkel MP, Pauwels EK. Positron emission tomography with 2-[18F] fluoro-2-deoxy-D-glucose in oncology: Part II: the clinical value in detecting and staging primary tumours. J Cancer Res Clin Oncol. 2000;126:560–74.
6. Joshi VM, Wadhwa V, Mukherji SK. Imaging in laryngeal cancers. Indian J Radiol Imaging. 2012;22:209–26.
7. Kapoor V, Fukui MB, McCook BM. Role of 18F FDG PET/CT in the treatment of head and neck cancers: principles, technique, normal distribution, and initial staging. AJR Am J Roentgenol. 2005;184:579–87.
8. Khan AJ, DiGiovanna MP, Ross DA, Sasaki CT, Carter D, Son YH. Adenoid cystic carcinoma: a retrospective clinical review. Int J Cancer. 2001;96:149–58.
9. Lin Q, Yang R, Sun L, Chen S, Wu H. Biological response of nasopharyngeal carcinoma to radiation therapy: a pilot study using serial 18F-FDG PET/CT scans. Cancer Invest. 2012;30:528–36.
10. Mahoney EJ, Spiegel JH. Evaluation and management of malignant cervical lymphadenopathy with an unknown primary tumor. Otolaryngol Clin N Am. 2005;38:87–97.
11. McGuirt WF, Greven K, Williams D, Keyes Jr JW, Watson N, Cappellari JO, et al. PET scanning in head and neck oncology. Head Neck. 1998;20:208–15.
12. Miller FR, Hussey D, Beeram M, Eng T, McGuff HS, Otto RA. Positron emission tomography in the management of unknown primary head and neck carcinoma. Arch Otolaryngol Head Neck Surg. 2005;131:626–9.
13. Mohandas A, Marcus C, Kang H, Truong MT, Subramaniam RM. FDG PET/CT in the management of nasopharyngeal carcinoma. Am J Roentgenol. 2014;203:146–57.
14. Pereira G, Silva JC, Monteiro E. Positron emission tomography in the detection of occult primary head and neck carcinoma: a retrospective study. Head Neck Oncol. 2012;18;4:34.
15. Rusthoven KE, Koshy M, Paulino AC. The role of fluorodeoxyglucose positron emission tomography in cervical lymph node metastases from an unknown primary tumor. Cancer. 2004;101:2641–9.
16. Shah VN, Branstetter BF. Oncocytoma of the parotid gland: a potential false-positive finding on 18F-FDG PET. AJR Am J Roentgenol. 2007;189:212–4.
17. Spiro RH, Huvos AG. Stage means more than grade in adenoidcystic carcinoma. Am J Surg. 1992;164:623–8.
18. Wilson TC, Robinson RA. Basal cell adenocarcinoma and basal cell adenoma of the salivary glands: a clinicopathological review of seventy tumors with comparison of morphologic features and growth control indices. Head Neck Pathol. 21 Aug 2014 (Epub ahead of print).
19. Xie P, Yue JB, Fu Z, Feng R, Yu JM. Prognostic value of 18F-FDG PET/CT before and after radiotherapy for locally advanced nasopharyngeal carcinoma. Ann Oncol. 2010;21:1078–82.
20. Yen RF, Chen TH, Ting LL, Tzen KY, Pan MH, Hong RL. Early restaging whole-body (18)F-FDG PET during induction chemotherapy predicts clinical outcome in patients with locoregionally advanced nasopharyngeal carcinoma. Eur J Nucl Med Mol Imaging. 2005;32:1152–9.

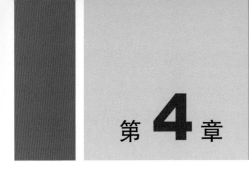

第 **4** 章　甲状腺癌

4.1　病例 1：^{18}F-FDG PET/CT 检测甲状腺偶发肿瘤

病史　患者，男，42 岁，有恶性黑色素瘤病史，行 FDG PET/CT 检查进行监测。

表现

释义　右叶甲状腺代谢活性增高，疑为恶性病变。

结果　右叶甲状腺高代谢结节的细针穿刺活检证实为甲状腺乳头状癌。

学习要点　FDG PET/CT 检测甲状腺局灶性结节的发生率为 1.2%~4.0%。14%~47% 的甲状腺偶发肿瘤经细针穿刺活检和手术证实为恶性。

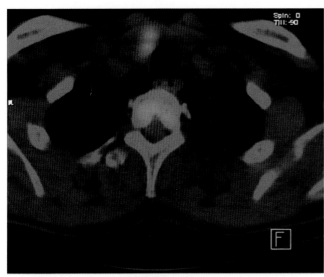
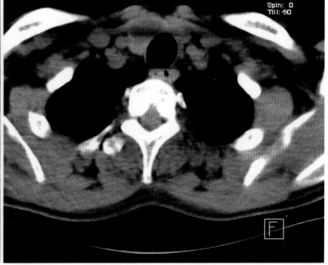
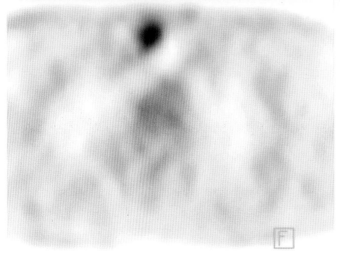

图 4.1　右叶甲状腺高代谢结节，其 SUVmax 为 7。

4.2　病例 2:¹⁸F-FDG PET/CT 评估甲状腺结节

病史　患者,女,38 岁,发现一快速增长结节,超声测量大小为 1.5cm×1.9cm×1.3cm,内有微小钙化。甲状腺显像结节呈低代谢,并且患者甲状腺功能正常。在细针穿刺活检不能明确诊断的情况下,患者行 ¹⁸F-FDG PET/CT 检查以确定结节性质。

表现

释义　左叶甲状腺结节显示 FDG 高摄取,疑为恶性。

结果　患者行甲状腺左叶及峡叶切除,病理证实为甲状腺乳头状癌。

学习要点　¹⁸F-FDG PET/CT 对细针穿刺活检结果不明确的恶性病灶具有高敏感性。一项荟萃分析显示,¹⁸F-FDG PET 或 PET/CT 准确探测恶性结节的敏感性为 89.0%。直径大于 1~1.5cm 的恶性结节在 FDG-PET 上仅偶尔显示阴性。

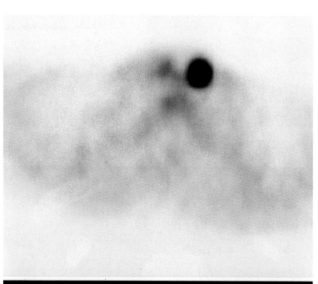
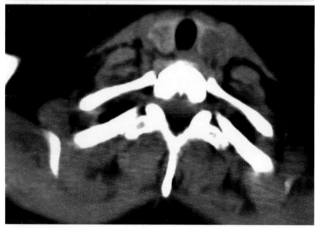

图 4.2　轴位 PET 和 CT 图像显示甲状腺左叶显著高代谢结节(SUVmax 33)。

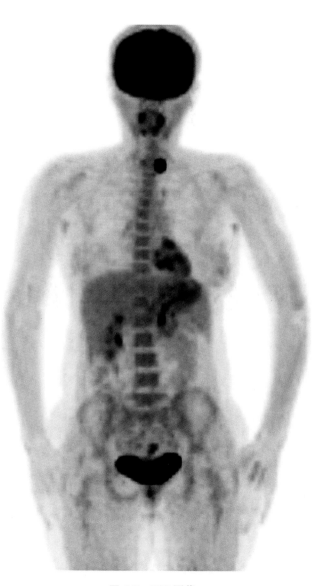

图 4.3　MIP 图像。

4.3　病例 3：孤立性甲状腺癌分期

病史　患者,女,88 岁,诊断为低分化甲状腺癌,行 ¹⁸F- FDG PET/CT 检查。

表现

释义　甲状腺原发恶性肿物及肺、骨多发转移灶,呈 FDG 高摄取。

学习要点

- 高分化甲状腺癌表现为 FDG 低摄取及 I¹³¹ 高摄取,而恶性度更高的病理类型表现为 FDG 摄取更多,I¹³¹ 摄取减低。这种反转现象归因于低分化的甲状腺癌葡萄糖转运蛋白(GLUT1)上调及钠碘泵(NIS)表达减低的特征。

- ¹⁸F-FDG PET/CT 目前用于早期分期和低分化甲状腺癌高风险患者的随访。也被用作转移患者的预测工具,以进行疗效评价,也可用于判断患者是否适合行放射性碘治疗。

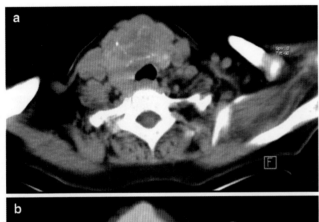
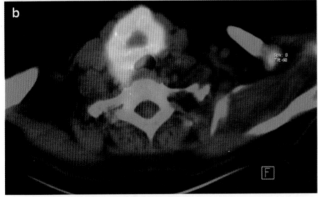

图 4.4　轴位 CT 和 PET/CT 融合图像显示甲状腺明显高代谢病灶,边缘不规则,伴有中央低代谢坏死区(a,b)。

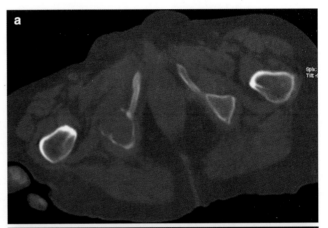
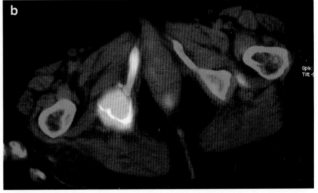

图 4.5　轴位 CT 和融合图像显示右侧坐骨高代谢的溶骨性病变(a,b)。

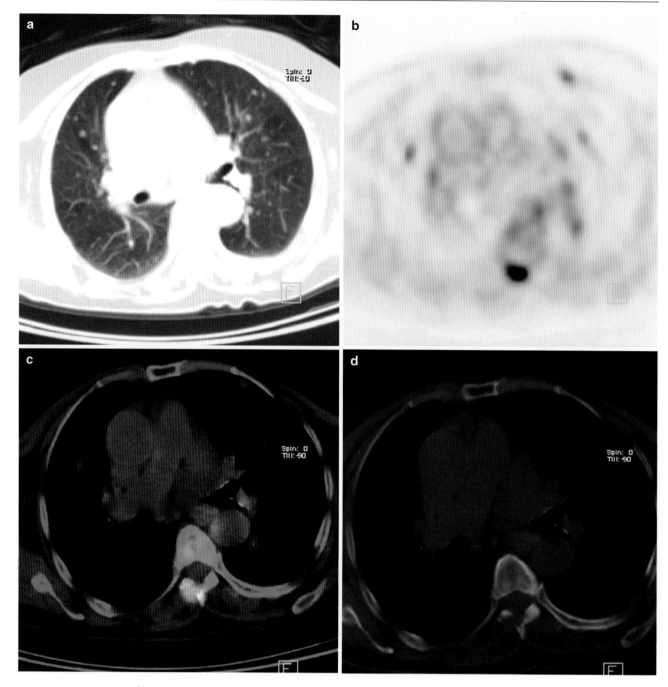

图 4.6　轴位图像显示多个 FDG 摄取增高的肺结节及第 6 胸椎右后附件溶骨性高代谢结节(a~d)。

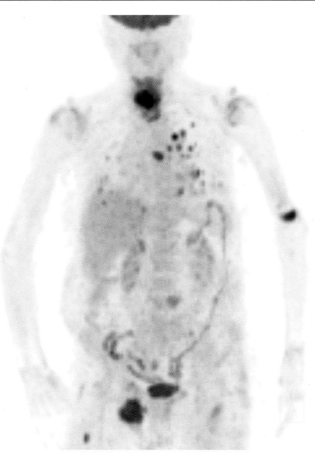

图 4.7 MIP 图像显示左肱骨远端骨干、第 4 腰椎体左侧、右侧股骨近端等多处病理性 FDG 高摄取。

4.4 病例 4：孤立性甲状腺癌再分期

病史 患者,女,71 岁,有孤立性甲状腺癌病史,在甲状腺切除术后行 I^{131} 消融治疗。目前甲状腺球蛋白指标升高(500ng/mL),I^{131} 全身扫描未见异常,之后行 ^{18}F-FDG PET/CT 检查。

表现

释义 原发性甲状腺癌局部复发。

结果 手术切除怀疑为复发的结节,病理证实为甲状腺癌转移灶。

学习要点 ^{18}F-FDG PET/CT 适用于监测甲状腺球蛋白水平高但 I^{131} 全身扫描阴性的低分化甲状腺癌复发患者。

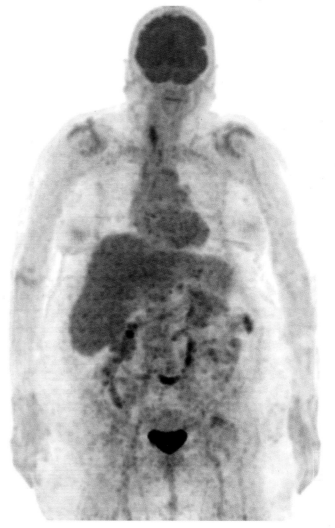

图 4.8 MIP 图像显示右侧颈部 FDG 病理性摄取升高。

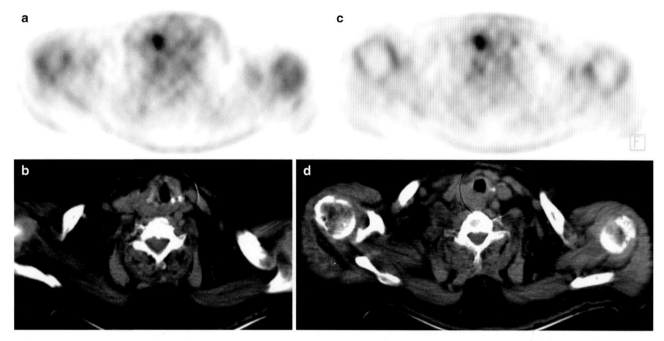

图 4.9　轴位 PET 和 CT 图像显示甲状软骨右后外侧软组织密度的中度高代谢结节(SUVmax 7.1)(a~d)。

4.5　病例 5:嗜酸细胞癌再分期

病史　患者,男,88 岁,有甲状腺嗜酸细胞癌病史,已行甲状腺切除术和 I[131] 消融治疗。现在的超声检查发现左颈甲状腺床区巨大肿物,I[131] 扫描为阴性,但仍考虑为复发。患者行 ¹⁸F-FDG PET/CT 检查进行再分期。

表现

释义　左颈部恶性复发结节及肺转移灶。

学习要点

• FDG PET/CT 可用于嗜酸细胞癌早期分期及再分期。

• FDG PET/CT 可有效显示 I[131] 扫描阴性但仍可疑恶性的结节。

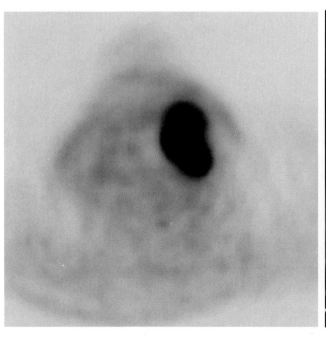
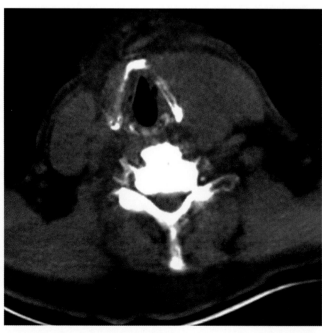

图 4.10　轴位 PET 和 CT 图像显示左侧甲状软骨旁肿物呈 FDG 高摄取。

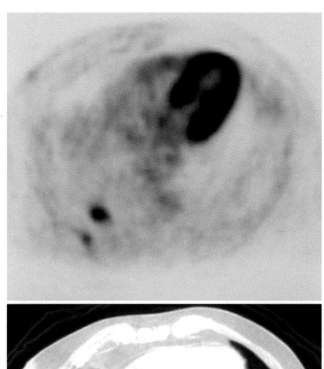

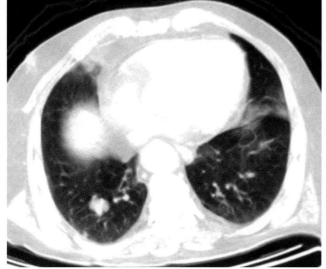

图 4.11　轴位 PET 和 CT 图像显示右肺下叶的两个高代谢结节。

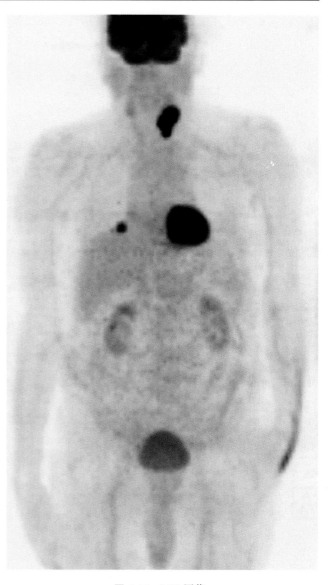

图 4.12　MIP 图像。

4.6　病例 6:未分化癌分期

病史　患者,女,54 岁,诊断为甲状腺未分化癌(ATC),行 ^{18}F-FDG PET/CT 检查进行分期。

表现

释义　左叶甲状腺高代谢肿物符合原发,伴有颈部及纵隔淋巴结转移、肺转移结节。

学习要点　^{18}F-FDG PET/CT 是未分化甲状腺癌早期分期的有效影像检查方式,对早期评价疗效和后期随访也十分有效。

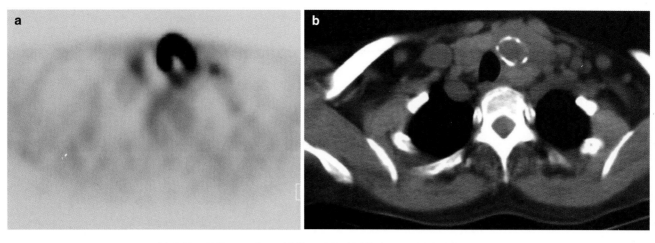

图 4.13   轴位 PET 和 CT 图像显示左叶甲状腺 FDG 摄取增高 (a,b)。

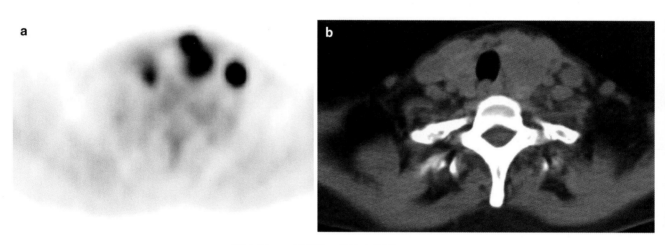

图 4.14   双侧颈淋巴结呈高代谢 (a,b)。

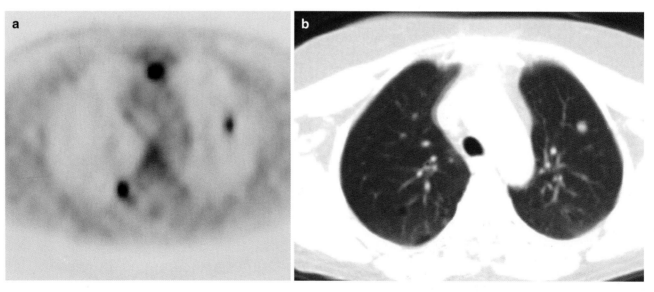

图 4.15   双肺实质内多发性高代谢结节 (a,b)。

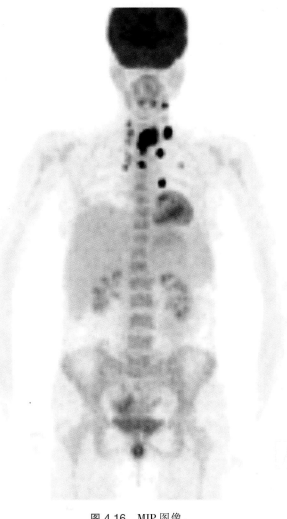

图 4.16　MIP 图像。

4.7　病例 7：甲状腺髓样癌分期

病史　患者，女，60 岁，甲状腺结节经细针穿刺活检怀疑为甲状腺髓样癌(MTC)，行术前 ^{18}F-FDG PET/CT 检查。

表现

释义　右叶甲状腺结节高代谢提示为恶性。

学习要点　细针穿刺诊断或怀疑为甲状腺髓样癌时，并不推荐 FDG PET/CT 作为常规首选检查项目。FDG PET/CT 对于检测病灶复发的敏感性为 47.4%~80%。在降钙素和癌胚抗原(CEA)升高但仍无法确诊的情况下，FDG PET/CT 可作为传统影像学检查的补充。

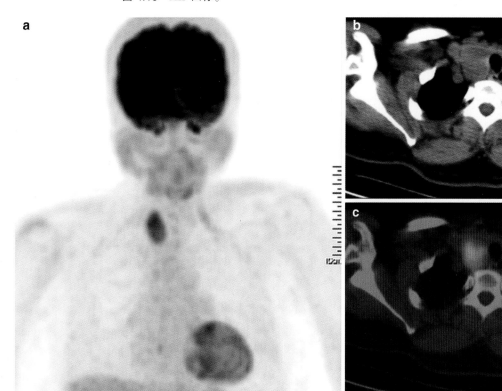

图 4.17　MIP(a)、轴位 CT 及融合图像(b,c)显示右叶甲状腺结节 FDG 摄取中度增高(SUVmax 9.2)。其余部位未见病理性 FDG 摄取。

（刘晓园　译）

参考文献

1. Bockisch A, Brandt-Mainz K, Görges R, Müller S, Stattaus J, Antoch G. Diagnosis in medullary thyroid cancer with [18F]FDG PET and improvement using a combined PET-CT scanner. Acta Med Austriaca. 2003;30:22–5.

2. Bogsrud TV, Karantanis D, Nathan MA, Mullan BP, Wiseman GA, Kasperbauer JL. 18F-FDG PET in the management of patients with anaplastic thyroid carcinoma. Thyroid. 2008;18:713–9.

3. Chen YK, Ding HJ, Chen KT, Chen YL, Liao AC, Shen YY, et al. Prevalence and risk of cancer of focal thyroid incidentaloma identified by 18F-fluorodeoxyglucose positron emission tomography for cancer screening in healthy subjects. Anticancer Res. 2005;25: 1421–6.

4. Cohen MS, Arslan N, Dehdashti F, Doherty GM, Lairmore TC, Brunt LM, et al. Risk of malignancy in thyroid incidentalomas identified by fluorodeoxyglucose-positron emission tomography. Surgery. 2001;130:941–6.

5. Kang KW, Kim SK, Kang HS, Lee ES, Sim JS, Lee IG, et al. Prevalence and risk of cancer of focal thyroid incidentaloma identified by 18F-fluorodeoxyglucose positron emission tomography for metastasis evaluation and cancer screening in healthy subjects. J Clin Endocrinol Metab. 2003;88:4100–4.

6. Kloos RT, Eng C, Evans DB, Francis GL, Gagel RF, Gharib H. Medullary thyroid cancer: management guidelines of the American Thyroid Association. Thyroid. 2009;19:565–612. doi:10.1089/thy.2008.0403.

7. Nanni C, Rubello D, Fanti S, Farsad M, Ambrosini V, Rampin L, et al. Role of 18FFDG-PET and PET-CT imaging in thyroid cancer. Biomed Pharmacother. 2006;60:409–13.

8. Patel KN, Shaha AR. Poorly differentiated and anaplastic thyroid cancer. Cancer Control. 2006;13:119–28.

9. Poisson T, Deandreis D, Lebouleux S, Bidault F, Bonniaud G, Baillot S, et al. 18F-fluorodeoxyglucose positron emission tomography and computed tomography in anaplastic thyroid cancer. Eur J Nucl Med Mol Imaging. 2010;37:2277–85.

10. Skoura E, Rondogianni P, Alevizaki M, Tzanela M, Tsagarakis S, Piaditis G, et al. Role of [(18)F]FDG-PET-CT in the detection of occult recurrent medullary thyroid cancer. Nucl Med Commun. 2010;31:567–75.

11. Treglia G, Annunziata S, Muoio B, Salvatori M, Ceriani L, Giovanella L. The role of fluorine-18-fluorodeoxyglucose positron emission tomography in aggressive histological subtypes of thyroid cancer: an overview. Int J Endocrinol. doi:10.1155/2013/856189.

12. Wang N, Zhai H, Lu Y. Is fluorine-18 fluorodeoxyglucose positron emission tomography useful for the thyroid nodules with indeterminate fine needle aspiration biopsy? A meta-analysis of the literature. J Otolaryngol Head Neck Surg. 2013;42:38. doi:10.1186/1916-0216-42-38.

13. Yi JG, Marom EM, Munden RF, Truong MT, Macapinlac HA, Gladish GW, et al. Focal uptake of fluorodeoxyglucose by the thyroid in patients undergoing initial disease staging with combined PET/CT for non–small cell lung cancer. Radiology. 2005;236:271–5.

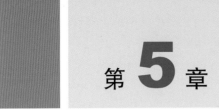

第 5 章　肺癌

5.1　病例 1:肺癌分期

病史　患者,男,58 岁,气管镜活检诊断为非小细胞肺癌后,行 ^{18}F-FDG PET/CT 检查。

表现

释义　右肺原发病灶和左肾上腺转移灶高摄取。

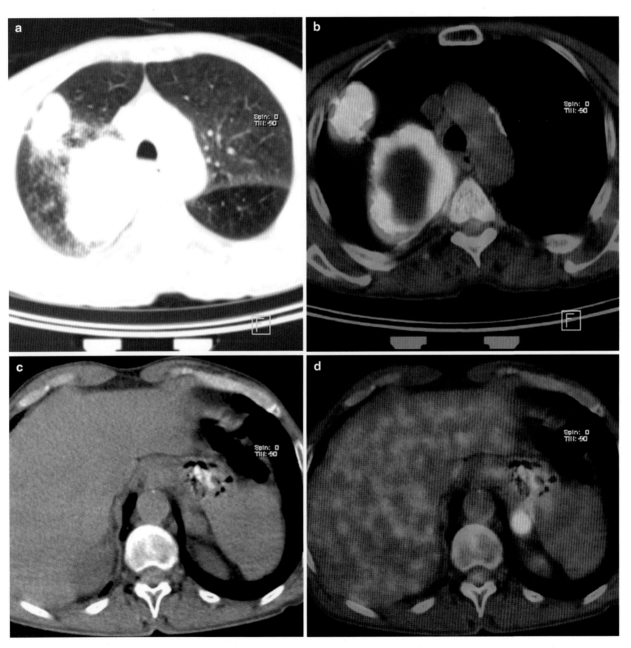

图 5.1　轴位 CT 和融合图像显示右肺上叶近纵隔有一明显高代谢病灶(SUVmax 12.9),伴中心低代谢坏死、前方另一高代谢实性病灶(SUVmax 13.9)(a,b),以及左侧肾上腺高代谢结节灶(SUVmax 8.9)(c,d)。

学习要点   10%的患者 PET 表现为肯定的远处转移。对于首发非小细胞肺癌的患者,肾上腺转移的发生率小于 10%。PET/CT 诊断肾上腺转移的敏感性及特异性分别为 94%及 85%。

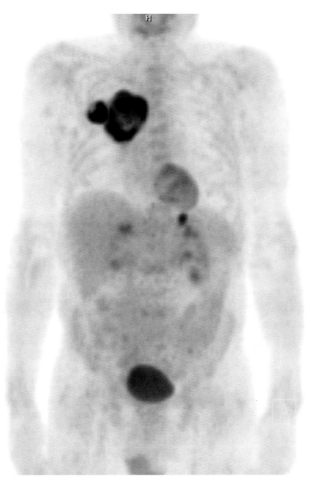

图 5.2   MIP 图像。

5.2　病例 2：肺癌分期

病史　患者，男，55 岁，已知患有右肺非小细胞肺癌。行 ¹⁸F-FDG PET/CT 显像用以评价疾病程度。

表现

释义　右肺原发恶性病灶和 L2 椎体转移灶呈高摄取。

学习要点　¹⁸F-FDG PET/CT 有助于发现 Ⅱ、Ⅲ、Ⅳ 期可能有的远处转移。

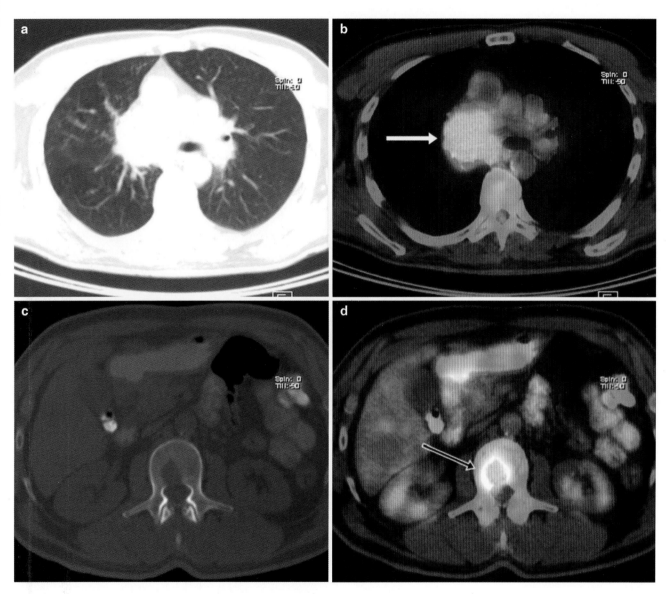

图 5.3　轴位 CT 和融合图像显示右肺门邻近右主支气管的明显高代谢实性病灶（SUVmax 13.6）（箭）。未见可疑转移的高代谢纵隔淋巴结（a,b）。第 2 腰椎溶骨性病变可见 FDG 摄取明显增加（箭）（SUVmax 14）（c,d）。

5.3   病例 3:肺癌分期

病史   患者,男,55 岁,因咳嗽而行 CT 检查,表现为左肺下叶空洞型病灶。支气管镜活检显示鳞状细胞肺癌。行 ¹⁸F-FDG PET/CT 显像进行分期。

表现

释义   左肺确诊为下叶原发恶性病灶和左下气管旁淋巴结转移。

结果   患者确诊为ⅢA 期,术前行新辅助化疗。

学习要点

● 如果 ¹⁸F-FDG PET/CT 发现纵隔阳性病灶,那么淋巴结需要行纵隔镜检查以进行病理证实。

● 空洞型病灶常见于鳞状细胞肺癌患者,这类病灶可能伴发感染,特点是化疗耐受及预后差。

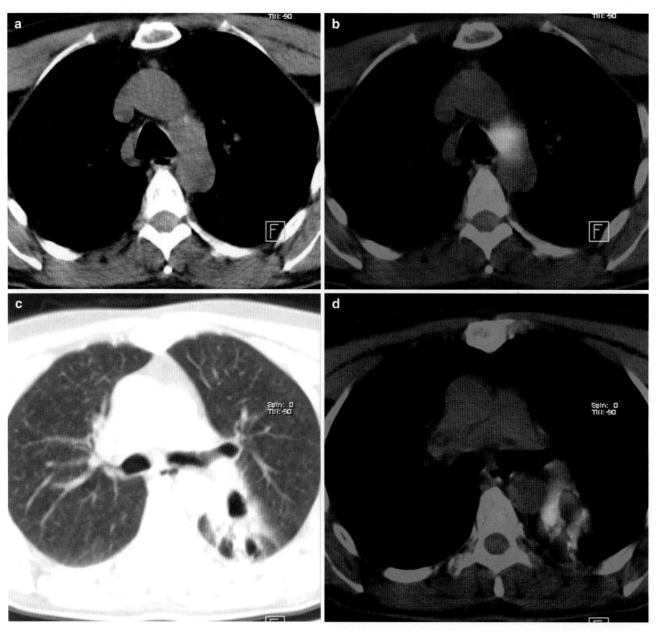

图 5.4   轴位 CT 和融合图像显示左下气管旁区域高代谢病灶(SUVmax 10.8)(a,b),以及左肺下叶 FDG 中度摄取的空洞型病灶(SUV_max 10.6)(c,d)。

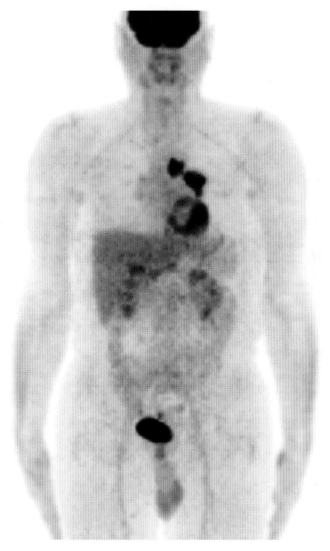

图 5.5　MIP 图像。

5.4　病例 4:肺癌再分期

病史　患者,女,54 岁,肺腺癌左全肺切除术后,行 ^{18}F-FDG PET/CT 显像用来评估疾病程度。

表现

释义　左额叶复发转移灶。

学习要点　[18]F-FDG PET/CT 研究为全身显像;从头顶至脚或躯干;从颅底到大腿中段。由于脑部生理性 FDG 高代谢常掩盖高代谢转移灶,因此躯干显像效果更好。这个病例显示,在脑转移的可能性较大时全身显像的重要性。

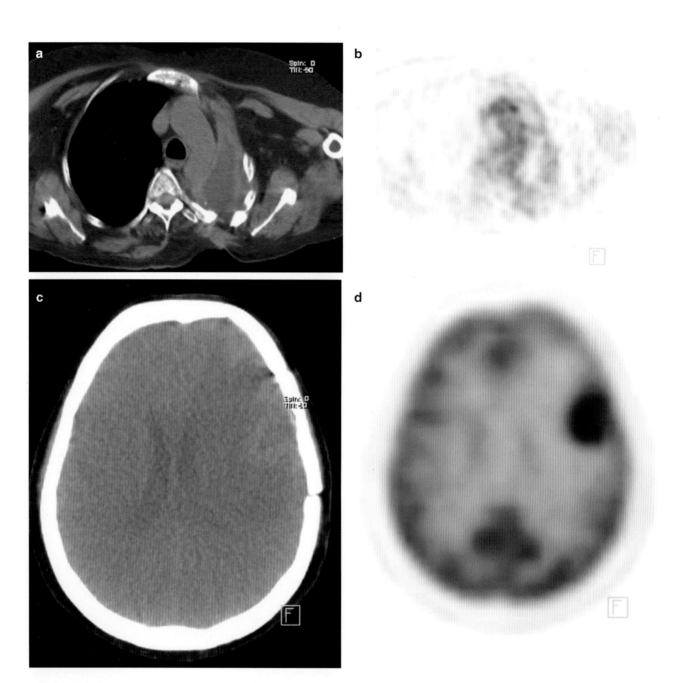

图 5.6　轴位 CT 和 PET 图像显示因肺切除造成左肺塌陷,未发现异常 FDG 摄取和原位复发(**a,b**),左额叶局灶性 FDG 高摄取(SUVmax 10.4)(**c,d**)。

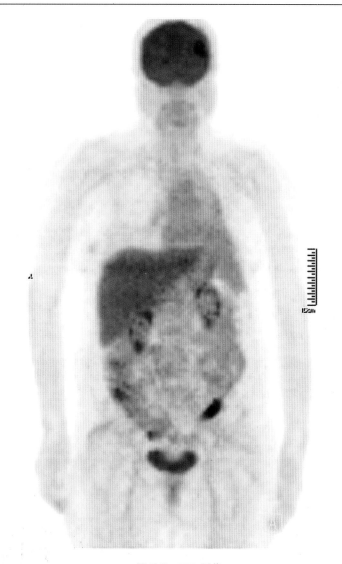

图 5.7　MIP 图像。

5.5 病例 5:肺癌骨转移检查

病史 患者,男,55 岁,患有非小细胞肺癌(NSCLC),化疗和放疗后随访时行 ^{18}F-FDG PET/CT 显像。

表现

释义 胸椎体处硬化性转移灶。

学习要点 ^{18}F-FDG PET/CT 对硬化性转移不敏感,因为它们细胞含量相对少,肿瘤组织少,导致 FDG 摄取程度低。FDG 无亲和力的成骨病灶在 CT 表现为硬化性病灶。

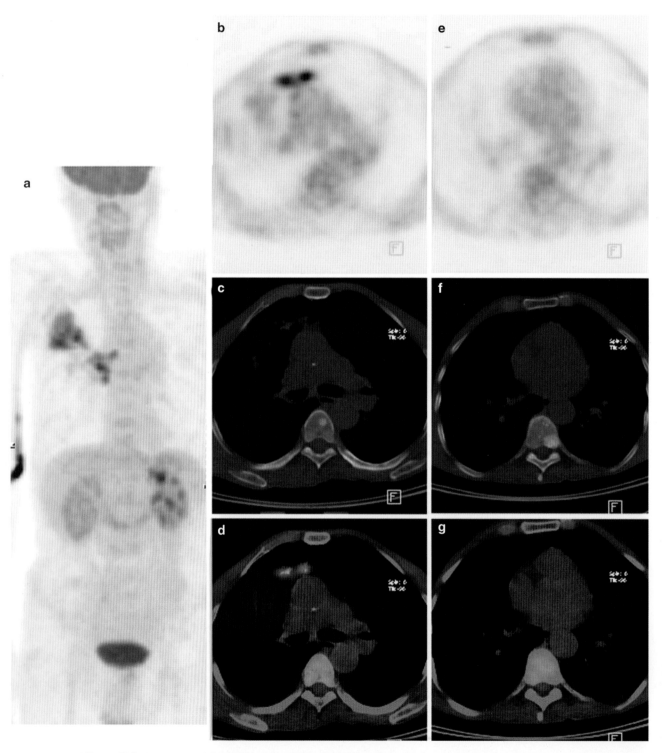

图 5.8 MIP 图像(a),轴位 PET、CT 及融合图像(b~d)显示胸椎局限高密度病灶,相应 FDG 无摄取(e~g)。右肺上叶弥漫性 FDG 摄取,代表放疗后炎症反应。

5.6　病例 6：鉴别肺癌与肺不张

病史　患者，女，75 岁，患有右肺腺癌，行 ^{18}F-FDG PET/CT 显像评估疾病程度。

表现

释义　肿瘤压迫支气管导致肺不张。

学习要点　在 CT 上，支气管受压导致的肺不张有时难以与肿瘤本身区分。在这方面 PET 可能有帮助，因为在肺不张区域只有少量或没有 FDG 摄取。

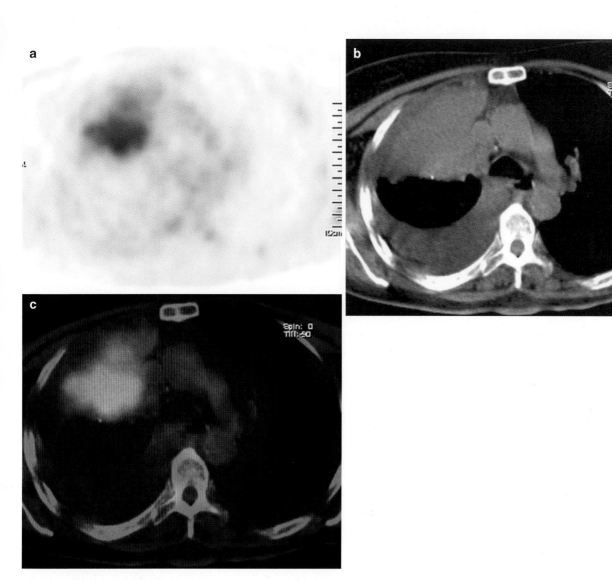

图 5.9　轴位 PET、CT 及融合图像显示右肺上叶前段病灶 FDG 高摄取。PET 图像可见病灶前方，软组织密度的肺不张区域有少量 FDG 摄取（a~c）。还可见右侧胸腔积液无 FDG 摄取。

5.7　病例 7：肺癌引起的上腔静脉瘤栓

病史　患者，男，70 岁，进行性头、颈、手臂和上胸部水肿伴呼吸困难、颈胸静脉扩张而入院。患者行 [18]F- FDG PET/CT 显像。

表现

释义　上腔静脉瘤栓。

学习要点

• NSCLC 是引起上腔静脉综合征最常见的原因,由邻近肿瘤或纵隔淋巴结压迫上腔静脉所致。但是因为上腔静脉血流速度太快,栓子很难形成,因此单纯的上腔静脉栓子并不常见。

• ^{18}F-FDG PET/CT 对鉴别良恶性血栓有帮助,但是解释时应特别注意,因为良性栓子,如炎性、感染性栓子也可导致 ^{18}F-FDG 摄取增高。

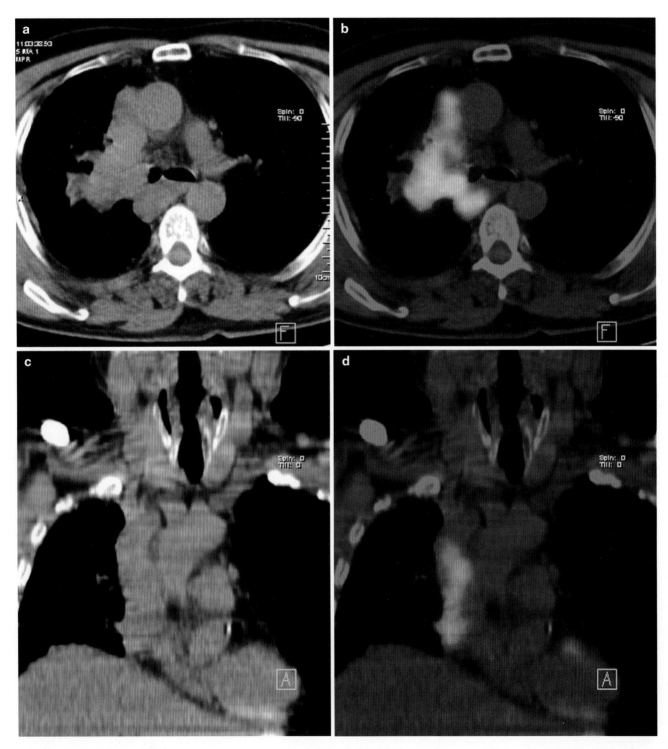

图 5.10　轴位(a,b)、冠状位(c,d)CT 和融合图像显示右肺门明显高代谢病灶(SUVmax 13.6)。另见一处从原发肿瘤延伸到纵隔至右心房上方的 FDG 高代谢病灶。

5.8　病例 8：肺癌引起的左心房和右肺静脉瘤栓

病史　患者，男，64 岁，两个月前诊断为 NSCLC，行 ^{18}F-FDG PET/CT 检查。

表现

释义　左心房和右肺静脉恶性栓子。另见 N3 区淋巴结转移。

学习要点　T4 期肺癌侵犯左心房或肺静脉根部可以行肺切除联合左心房切除手术，尤其是 N0 和 N1 患者。此病例 N3 区淋巴结转移导致这种治疗方法不可行。

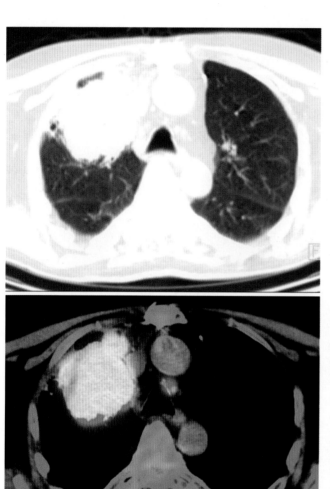

图 5.11　轴位 CT 及融合图像显示右肺上叶前段贴近纵隔和胸膜面的高代谢病灶（SUVmax 23.2）。也可见左下气管旁区域的高代谢结节。

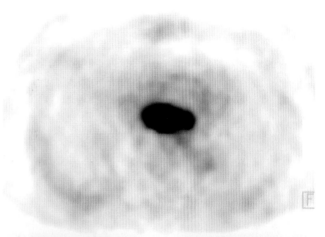

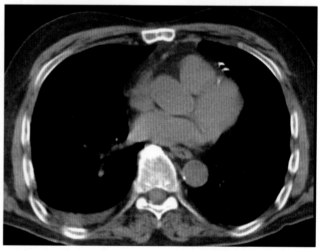

图 5.12　轴位 PET 及 CT 图像显示左心房 FDG 摄取明显增高（SUVmax 19.3）。

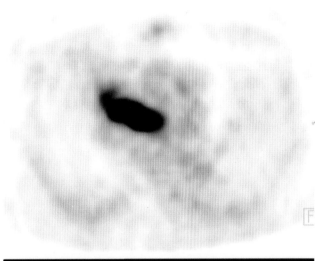

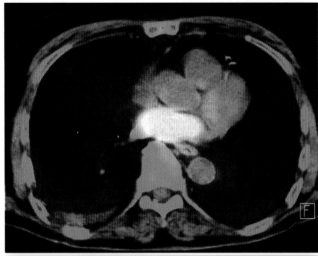

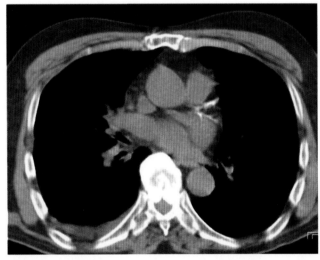

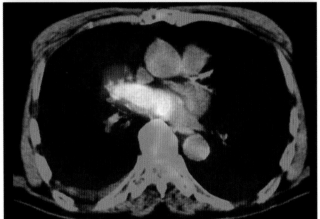

图 5.14   轴位融合图像显示左心房和右肺静脉高代谢。

图 5.13   轴位 PET 及 CT 图像显示右肺静脉 FDG 摄取明显增高。

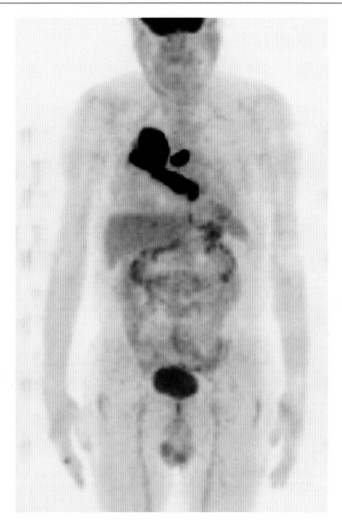

图 5.15　MIP 图像。

5.9　病例 9:锁骨上淋巴结转移改变分期

病史　患者,男,65 岁,确诊为 NSCLC,行 ^{18}F-FDG PET/CT 检查进行分期。

表现

释义　已知右肺门恶性病灶合并右侧气管旁及锁骨上淋巴结转移。

学习要点　锁骨上淋巴结转移致此病例分期上调至ⅢB 而不能手术,但可以在新辅助化疗后手术。

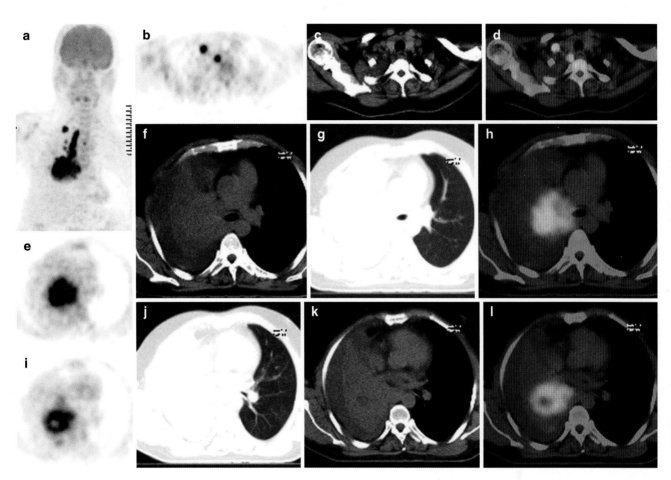

图 5.16　第一行图,MIP、轴位 PET、CT 及融合图像显示右锁骨上及上、下气管旁区域淋巴结高代谢。第二、三行图,示右肺门肿物 FDG 高摄取,同时可见病灶前方由于压迫支气管造成的肺不张(a~l)。

5.10　病例 10:间皮瘤分期

病史　患者,男,63 岁,位于左侧胸骨旁区域的病灶活检诊断为恶性间皮瘤后,行 ¹⁸F-FDG PET/CT 检查。

表现

释义　左侧胸膜增厚区域的 FDG 摄取增高与胸膜原发恶性病灶和膈脚后淋巴结高代谢转移灶一致。髂骨和坐骨的高代谢点为转移。

学习要点　尽管 ¹⁸F-FDG PET/CT 不能精准地鉴别肿瘤局部或纵隔结节转移的范围,但可发现胸腔外的转移,因此避免了不适当的开胸手术。淋巴结转移的诊断非常重要,因为在多模态显像中区域淋巴结阴性的患者预后明显好于阳性的患者。

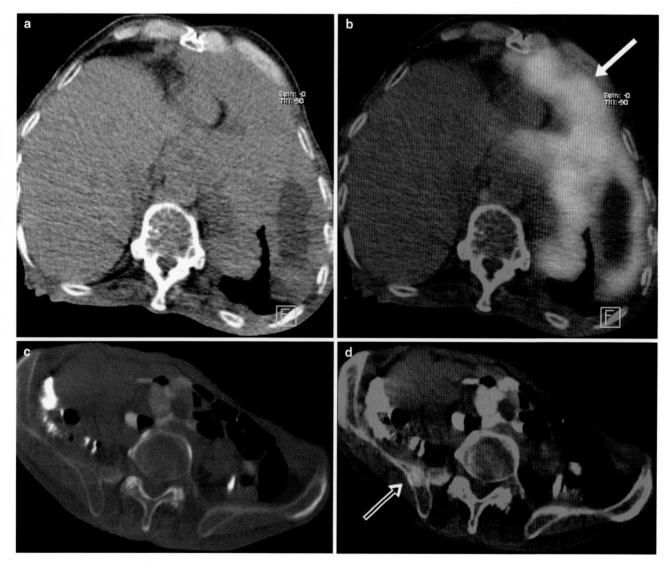

图 5.17　轴位 CT 及融合图像显示左肺胸膜增厚(箭)侵犯左侧胸肋结合部并侵及皮下脂肪组织,相应区域 FDG 摄取弥漫性明显增高(SUVmax 11);右侧膈脚后淋巴结代谢轻度增高(a,b),右侧髂骨 FDG 摄取增加(箭)(c,d)。

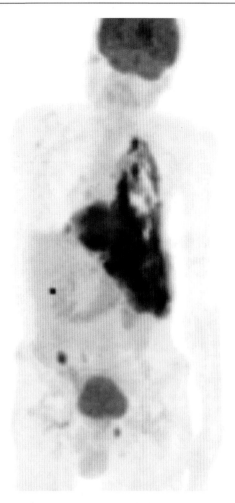

图 5.18　MIP 图像显示左侧胸膜、右侧髂骨及左侧坐骨的 FDG 摄取明显增高。

5.11　病例 11:胸膜间皮瘤并发腹膜间皮瘤

病史　患者,女,49 岁,脐部活检证实间皮瘤后,行 [18]F- FDG PET/CT 检查。

表现

释义　间皮瘤同时累及胸膜和腹膜。

学习要点　胸膜和腹膜恶性间皮瘤同时存在是很罕见的。

a

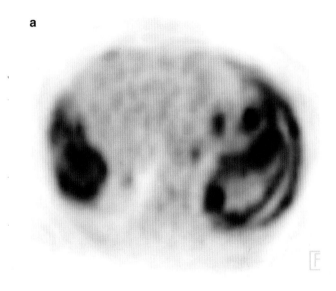

b

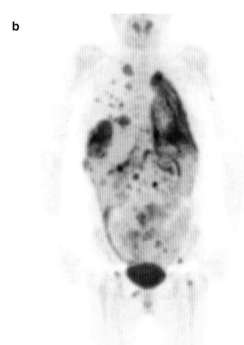

图 5.19　轴位 PET 及 MIP 图像显示左侧增厚胸膜 FDG 摄取弥漫性明显增高(SUVmax 11.8)、右侧胸肋沟胸膜受累、右肺实质高代谢灶及腹膜 FDG 摄取增高(a,b)。

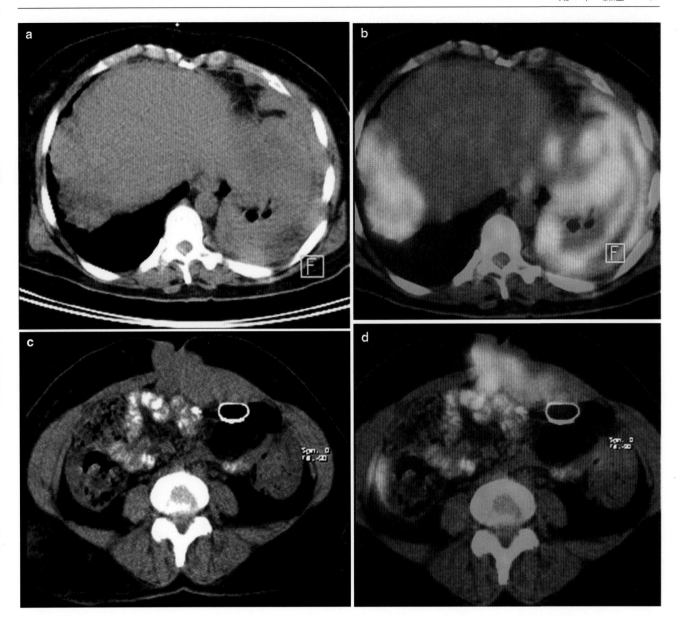

图 5.20　轴位 CT 和融合图像显示左侧胸膜增厚及右侧胸肋沟高代谢灶,伴肝脏可疑受侵 (a,b),腹膜增厚侵犯前腹壁,呈明显 FDG 高摄取(SUVmax 13)(c,d)。

5.12　病例 12:间皮瘤治疗反应和再分期

病史　患者,男,36 岁,活检诊断为恶性间皮瘤后,行 ¹⁸F-FDG PET/CT 检查。化疗后 6 个月患者行第 2 次 ¹⁸F-FDG PET/CT 检查以评估疗效,10 个月后再次行 ¹⁸F-FDG PET/CT 进行再分期。

表现

释义　左侧胸膜增厚区域 FDG 摄取增加,与原发胸膜恶性肿瘤相符,并且右肺实质有多发转移灶。治疗后右肺结节消失,左肺增厚的胸膜 FDG 摄取减低,提示部分缓解但不完全。最后一次 ¹⁸F-FDG PET/CT 显示疾病进展。

学习要点　在胸膜病变诊断中,经病理证实,FDG PET/CT 诊断恶性病变的敏感性为 100%、特异性为 94.8%。FDG 摄取值比治疗前降低提示化疗有效。

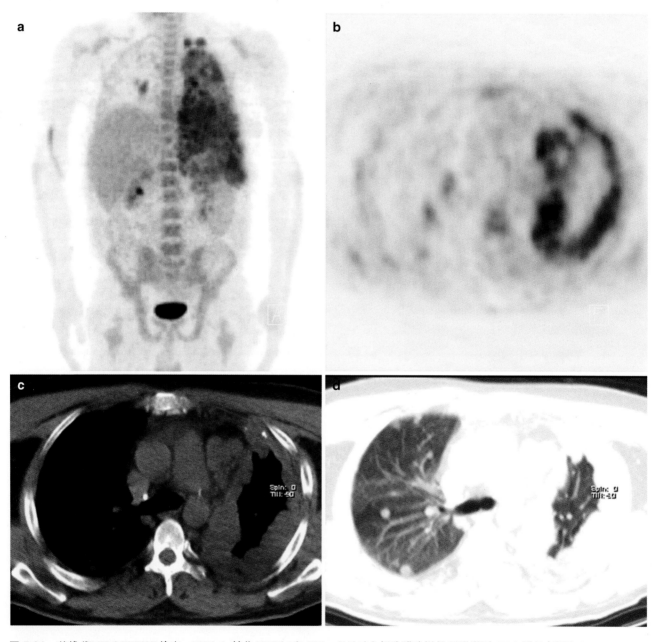

图 5.21　基线 ¹⁸F-FDG PET/CT 检查。MIP(a)、轴位 PET(b) 和 CT(c,d) 显示左侧胸膜弥漫性环形增厚,FDG 明显高摄取(SUVmax 6.6),右肺结节轻度高代谢。

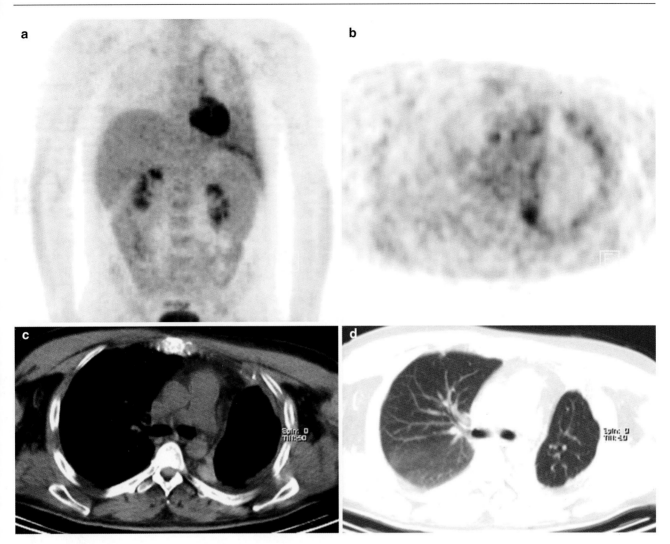

图 5.22 化疗后 6 个月行 ¹⁸F-FDG PET/CT 检查。MIP(a)、轴位 PET(b)和 CT(c,d)显示左侧纵隔和肋胸膜 FDG 摄取轻度增加 (SUVmax 3.6),前次检查所见的右肺高代谢结节消失。

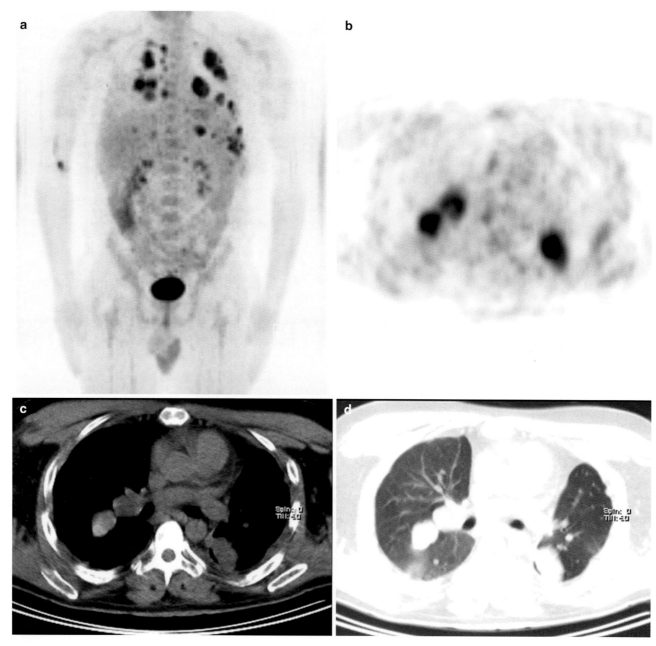

图 5.23 第 2 次检查后 10 个月行 ^{18}F-FDG PET/CT 检查。MIP(a)、轴位 PET(b)和 CT(c,d)显示双肺实质多发新病灶 FDG 明显高摄取(SUVmax 12)。

(马文超 译)

参考文献

1. Allard P, Yankaskas BC, Fletcher RH, Parker LA, Halvorsen RA. Sensitivity and specificity of computed tomography for the detection of adrenal metastatic lesions among 91 autopsied lung cancer patients. Cancer. 1990;66:457–62.
2. Carretta A, Landoni C, Melloni G, Ceresoli GL, Compierchio A, Fazio F, et al. 18-FDG positron emission tomography in the evaluation of malignant pleural diseases: a pilot study. Eur J Cardiothorac Surg. 2000;17:377–83.
3. Del Gobbo A, Fiori S, Gaudioso G, Bonaparte E, Tabano S, Palleschi A, et al. Synchronous pleural and peritoneal malignant mesothelioma: a case report and review of literature. Int J Clin Exp Pathol. 2014;7:2484–9.
4. Detterbeck FC, Falen S, Rivera MP, Halle JS, Socinski MA. Seeking a home for a PET, part 2: defining the appropriate place for positron emission tomography imaging in the staging of patients with suspected lung cancer. Chest. 2004;125:2300–8.
5. Flores RM, Akhurst T, Gonen M, Larson SM, Rusch VW. Positron emission tomography defines metastatic disease but not locoregional disease in patients with malignant pleural mesothelioma. J Thorac Cardiovasc Surg. 2003;126:11–6.
6. Orki A, Akin O, Tasci AE, Ciftci H, Urek S, Falay O, et al. The role of positron emission tomography/computed tomography. Thorac Cardiovasc Surg. 2009;57:217–21.
7. Özülker T, Özülker F, Eker Ö, Aydın T, Özpaçacı T. Tumor thrombus in inferior vena cava from renal cell carcinoma showing F-18 FDG uptake on positron emission tomography. Turk J Nucl Med. 2009;18:19–22.
8. Pieterman RM, van Putten JW, Meuzelaar JJ, Mooyaart EL, Vaalburg W, Koëter GH, et al. Preoperative staging of non-small-cell lung cancer with positron-emission tomography. N Engl J Med. 2000;343:254–61.
9. Silvestri GA, Gonzalez AV, Jantz MA, Margolis ML, Gould MK, Tanoue LT, et al. Methods for staging non-small cell lung cancer: diagnosis and management of lung cancer, 3rd ed: American College of Chest Physicians evidence-based clinical practice guidelines. Chest. 2013;143 Suppl 5:211–50. doi:10.1378/chest.12-2355.
10. Stone WZ, Wymer DC, Canales BK. Fluorodeoxyglucose-positron-emission tomography/computed tomography imaging for adrenal masses in patients with lung cancer: review and diagnostic algorithm. J Endourol. 2014;28:104–11. doi:10.1089/end.2013.0380.
11. Sugarbaker DJ, Strauss GM, Lynch TJ, Richards W, Mentzer SJ, Lee TH, et al. Node status has prognostic significance in the multimodality therapy of diffuse, malignant mesothelioma. J Clin Oncol. 1993;11:1172–8.
12. Wu L, Xu Z, Zhao X, Li J, Zhong L, Pang T, et al. Surgical treatment of lung cancer invading the left atrium or base of the pulmonary vein. World J Surg. 2009;33:492–6. doi:10.1007/s00268-008-9873-5.
13. Zarogoulidis P, Terzi E, Kouliatsis G, Zervas V, Kontakiotis T, Mitrakas A, et al. Subclavian thrombosis in a patient with advanced lung cancer: a case report. J Med Case Rep. 2011;5:173. doi:10.1186/1752-1947-5-173.

第 **6** 章   **乳腺癌**

6.1 病例 1: ¹⁸F-FDG PET/CT 初步评价乳腺肿块

病史 患者,女,48 岁,胸部 CT 和超声怀疑左乳

病灶后,行 ¹⁸F-FDG PET/CT 检查。

表现

释义 左乳病灶 FDG 高摄取提示乳腺恶性病变,左腋下及锁骨后区域高代谢灶提示淋巴结转移。

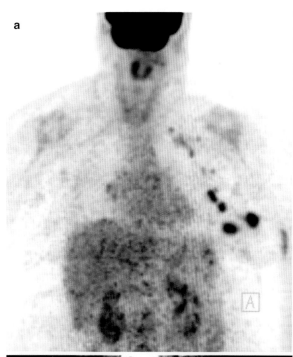

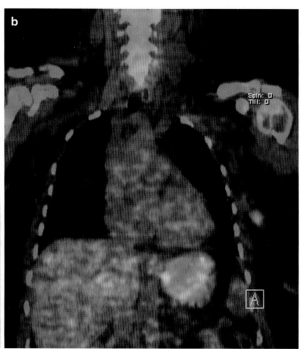

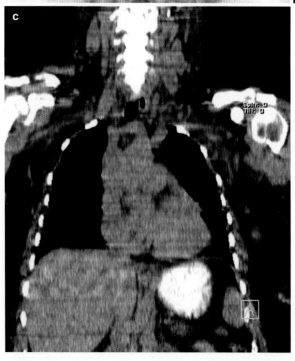

图 6.1 MIP 图像(a)、冠状位融合和 CT 图像(b,c)显示左乳侧方两个明显高代谢灶(SUVmax 9.7),相应 CT 可见多发病灶。左腋窝和锁骨后区淋巴结显示 FDG 明显高摄取(SUVmax 7.9)。

结果 左乳病灶活检证实为浸润性导管癌。

学习要点 ¹⁸F-FDG PET/CT 在检测腋下淋巴结转移时有高度特异性,但是敏感性不理想,尤其是对低肿瘤负荷的淋巴结。因此在 ¹⁸F-FDG PET/CT 显示腋下淋巴结阳性时,可能不必行前哨淋巴结成像。

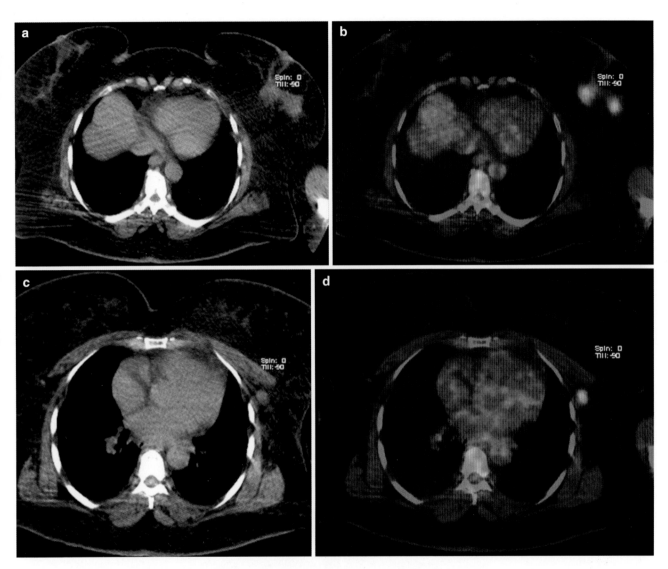

图 6.2 轴位 CT 及融合图像(a~d)显示左乳多发结节和腋窝淋巴结 FDG 摄取增加。

6.2　病例 2:浸润性导管癌和纤维腺瘤

病史　患者,女,26 岁,活检证实右乳浸润性导管癌、左乳纤维腺瘤,行 ^{18}F-FDG PET/CT 进行治疗前分期。

表现

释义　右乳病灶 FDG 明显摄取, 提示为恶性病变,而左乳病灶轻度摄取提示为良性,但不能除外恶性。

结果　病理显示右乳浸润性导管癌、左乳纤维腺瘤。

学习要点　^{18}F-FDG PET/CT 发现浸润性导管癌的敏感性好。一些良性肿瘤,如导管腺瘤、纤维结构不良、纤维腺瘤可以出现假阳性结果,因此评价乳腺病变时应注意。良性病变的 SUVmax 水平低可能有助于与恶性病变鉴别。

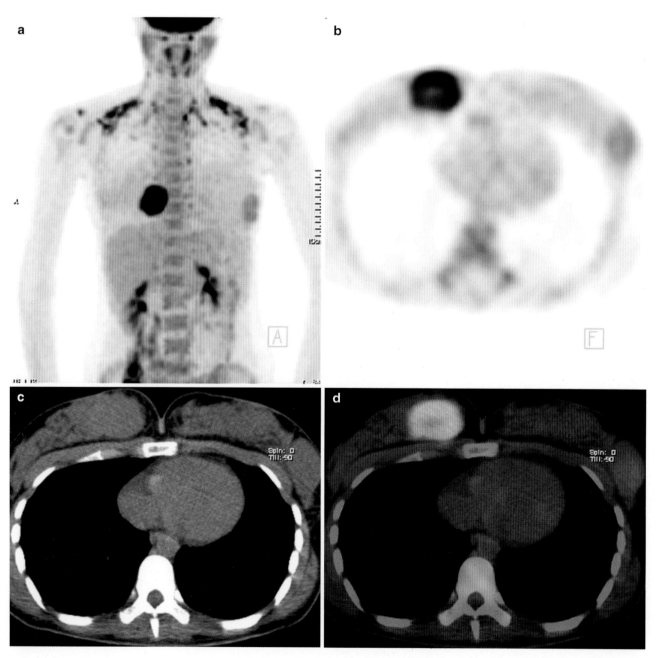

图 6.3　MIP 图像(a),轴位 PET、CT 和融合图像(b~d)显示右乳圆形高代谢病灶(5.7cm×5cm),中心坏死区呈低代谢(SUVmax 10)。左乳也可见一病灶(4cm×4cm)显示为 FDG 轻度摄取(SUVmax 3)。锁骨上及脊柱旁区域 FDG 摄取增高代表棕色脂肪组织。

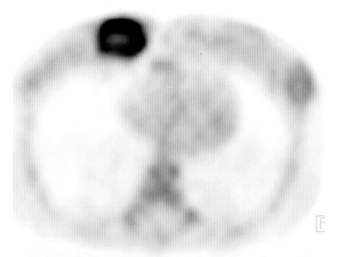

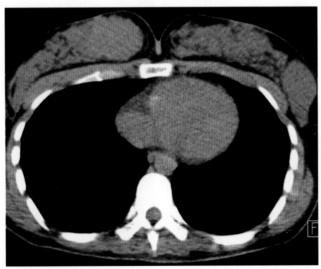

图 6.4　轴位 PET 及 CT 图像。

6.3   病例 3:局部晚期乳腺癌术前分期

病史   患者,女,52 岁,患右侧局部晚期乳腺癌(浸润性导管癌),行 ¹⁸F-FDG PET/CT 进行治疗前分期。

表现

释义   右乳高代谢病灶符合乳腺原发恶性肿瘤,伴右腋下淋巴结转移,肝、骨盆及双股骨转移。

学习要点   依据 NCCN 指南,当分期不明确时,¹⁸F-FDG PET/CT 最有帮助,它也可以帮助鉴别未知区域淋巴结和(或)远处转移。然而有研究称,在局部晚期乳腺癌,¹⁸F-FDG PET/CT 能够改变近 1/2 患者的临床分期,因此应直接用来分期,而非附加显像检查。

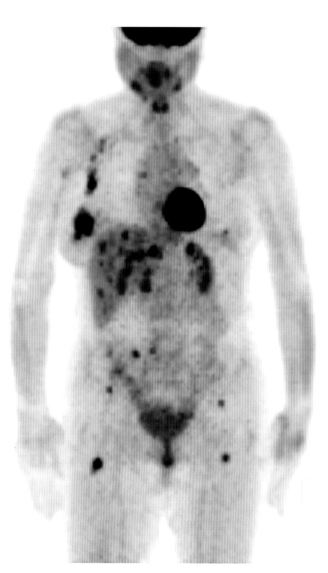

图 6.5   MIP 图像显示右乳明显高代谢病灶、右腋下高代谢淋巴结、肝多发高代谢灶、骨盆及双股骨上段高代谢病灶。

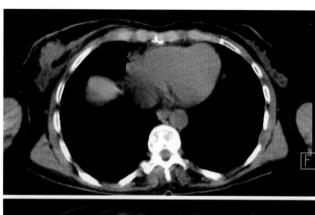
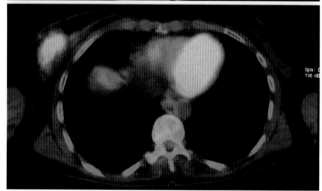

图 6.6   轴位 CT 和融合图像显示右乳病灶 FDG 摄取病理性增高。

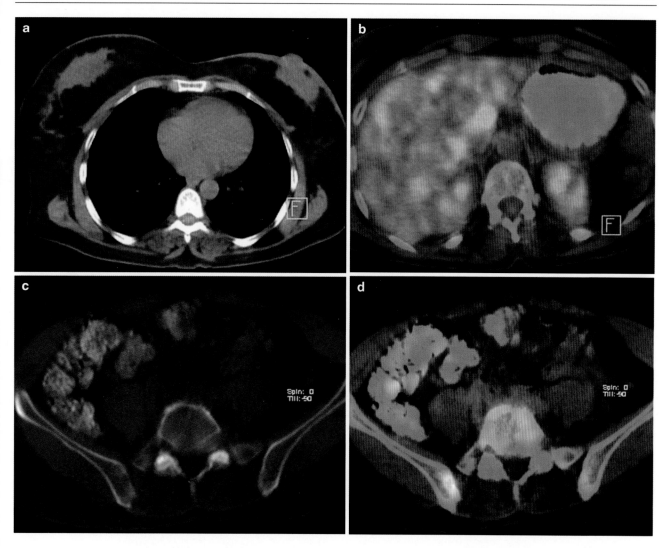

图 6.7　轴位 CT 和融合图像(a~d)显示肝两叶多发高代谢灶及右后髂骨高代谢灶。

6.4　病例 4:乳腺癌治疗效果监测

病史　患者,女,60 岁,活检证实患双乳浸润性导管癌,行 ^{18}F-FDG PET/CT 进行治疗前分期。化疗结束后 6 个月为评价化疗反应复查 PET/CT。

表现

释义　双乳高代谢病灶符合原发恶性病变。腋下淋巴结和骨质结构的 FDG 摄取增高,提示转移性病变。在第 2 次检查中,所有病理性 FDG 聚集均消失,提示完全缓解。

学习要点　^{18}F-FDG PET/CT 在评估晚期疾病诱导治疗和新辅助化疗的治疗效果时有效。^{18}F-FDG PET/CT 也用于在治疗早期鉴别有反应和无反应者。第一疗程后,以 SUV 低于基线 55% 为标准,PET/CT 能够检出所有有反应者,敏感性为 100%,特异性为 85%。

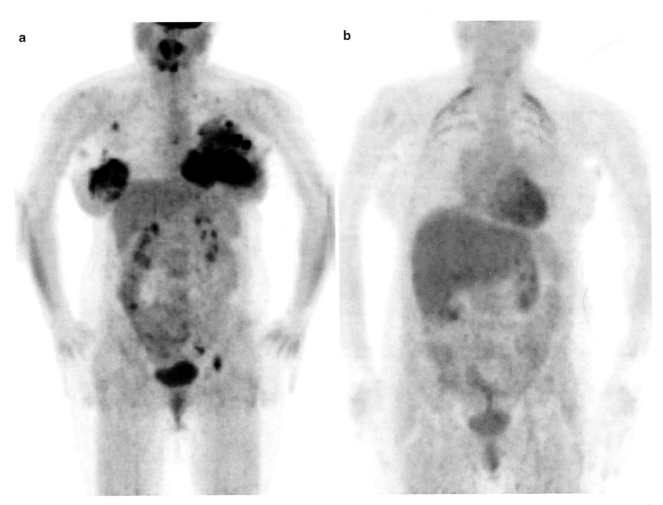

图 6.8　化疗前(a)、后(b)MIP 图像。第一次检查显示右乳(SUVmax 7.4)和左乳(SUVmax 13.8)明显高代谢病灶,左乳尤为显著。胸骨、左侧第 7 肋及左侧髋臼存在病理性 FDG 高摄取。亦可见双腋窝淋巴结高代谢。第 2 次检查未见病理性 FDG 摄取增高。

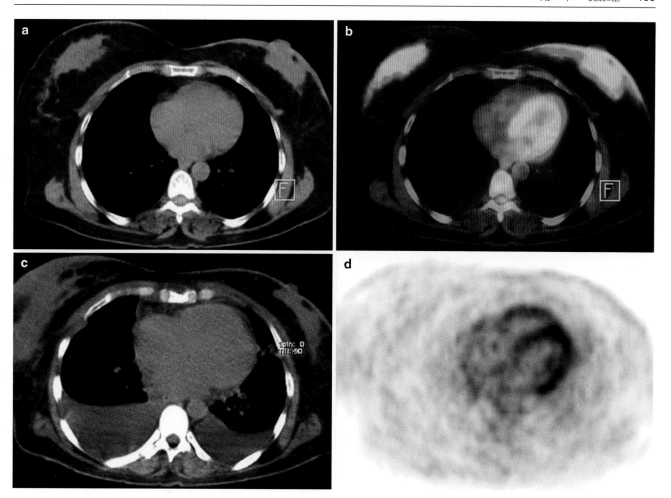

图 6.9　轴位 CT 和融合图像(a,b)、CT 和 PET 图像(c,d)显示双乳病理性 FDG 摄取增加,化疗后活性消失。

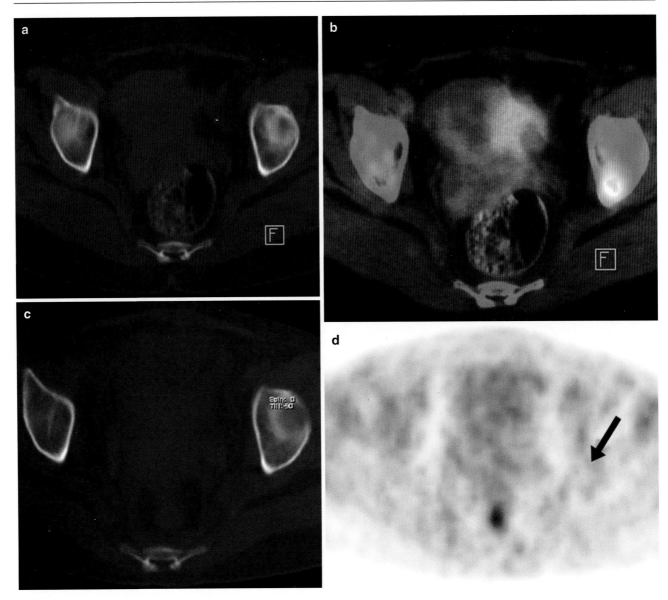

图 6.10   轴位 CT 和融合图像(a,b)、CT 和 PET 图像(c,d)显示左侧髋臼高代谢病灶,治疗后活性消失(箭)。

6.5 病例 5：男性乳腺癌

病史 患者，男，47 岁，诊断为男性乳腺癌（浸润性癌）随访 3 年，行 ^{18}F-FDG PET/CT 进行再分期。

表现

释义 骨多发高代谢病灶提示广泛转移。

学习要点 男性乳腺癌是一种少见疾病，其在所有乳腺癌中不足 1%。大多数肿瘤发现时的分期比女性晚。FDG PET/CT 对男性乳腺癌患者的分期、再分期及治疗效果评估是强有力的显像方法。FDG PET/CT 检测远处转移的敏感性和特异性分别为 100% 和 67%。

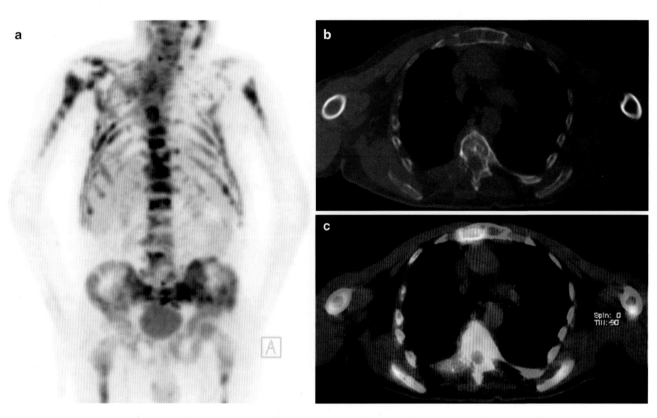

图 6.11 MIP(a)、轴位 CT 和融合图像(b,c)显示中轴骨和四肢骨骼 FDG 摄取明显不均匀增加。

6.6   病例 6:乳腺癌双侧卵巢转移

病史   患者,女,39 岁,诊断为乳腺癌(浸润性导管癌)已 6 年,行 ¹⁸F-FDG PET/CT 进行再分期。

表现

释义   双侧卵巢高代谢灶可能为原发卵巢恶性

病变或转移灶。

结果   患者手术切除双卵巢,病理证实为乳腺癌转移。

学习要点   乳腺癌可能伴发卵巢转移,手术切除可以提高生存率。解释 PET 图像要保持警惕,双侧卵巢生理性摄取 FDG 可能与恶性肿瘤相似。

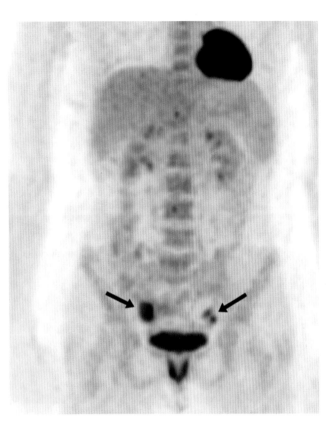

图 6.12   MIP 图像显示双附件区 FDG 摄取增高(箭)。

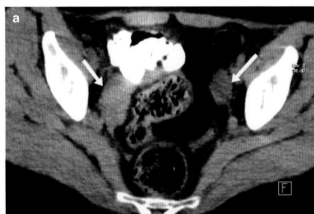

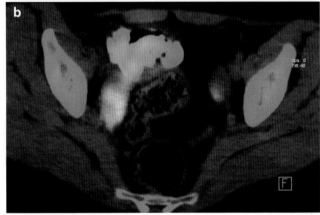

图 6.13   轴位 CT 和融合图像(a,b)显示双侧卵巢 FDG 摄取明显增高,以右侧尤为明显(箭)。

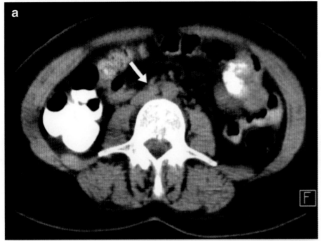

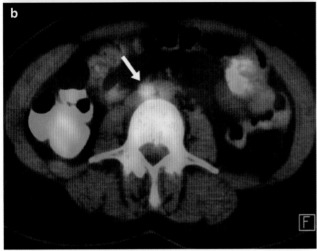

图 6.14　轴位 CT 和融合图像(a,b)显示主动脉及下腔静脉间隙高代谢灶(箭)。

(马文超　译)

参考文献

1. Avril N, Rosé CA, Schelling M, Dose J, Kuhn W, Bense S, et al. Breast imaging with positron emission tomography and fluorine-18 fluorodeoxyglucose: use and limitations. Clin Oncol. 2000;18: 3495–502.
2. Bigorie V, Morice P, Duvillard P, Antoine M, Cortez A, Flejou JF, et al. Ovarian metastases from breast cancer: report of 29 cases. Cancer. 2010;116:799–804. doi:10.1002/cncr.24807.
3. Groheux D, Giacchetti S, Delord M, Hindié E, Vercellino L, Cuvier C, et al. ^{18}F-FDG PET/CT in staging patients with locally advanced or inflammatory breast cancer: comparison to conventional staging. Nucl Med. 2013;54:5–11. doi:10.2967/jnumed.112.106864.
4. Groheux D, Hindié E, Marty M, Espié M, Rubello D, Vercellino L, et al. ^{18}F-FDG-PET/CT in staging, restaging, and treatment response assessment of male breast cancer. Eur J Radiol. 2014;83:1925–33. doi:10.1016/j.ejrad.2014.05.037.
5. NCCN Clinical Practice Guidelines in Oncology (NCCN Guidelines): breastcancer—version 3.2012. National Comprehensive Cancer Network Web site. http://www.nccn.org/professionals/physician_gls/pdf/breast.pdf. Accessed 15 Nov 2012.
6. Schelling M, Avril N, Nährig J, Kuhn W, Römer W, Sattler DJ, et al. Positron emission tomography using [(18)F]Fluorodeoxyglucose for monitoring primary chemotherapy in breast cancer. Clin Oncol. 2000;18:1689–95.

第 7 章 淋巴瘤

7.1　病例 1：间变性大细胞淋巴瘤的分期

病史　患者，男，49岁，左侧腹股沟区淋巴结活检确诊为 ALK(间变性淋巴瘤激酶)阴性的间变性大细胞淋巴瘤(ALCL)，行 ¹⁸F-FDG PET/CT 检查。

表现

释义　淋巴结、肝脏、脾脏、脊柱及骨盆骨呈高代谢，符合多发性转移。

学习要点　ALCL 是一种罕见的非霍奇金淋巴瘤亚型。根据 ALK 表达情况分为两种。ALCL 是一种亲 FDG 恶性肿瘤，且 ALK 表达与 FDG 高摄取相关。ALK 阳性组患者比阴性组患者的无进展生存期长。

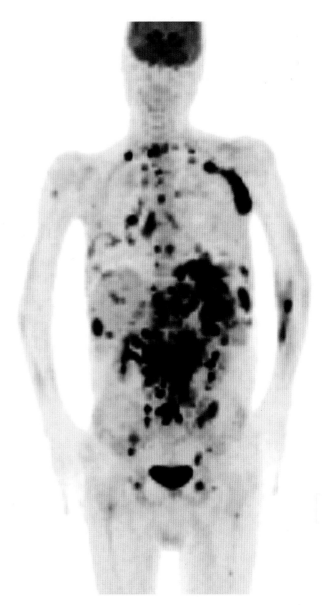

图 7.1　MIP 图像显示颈静脉、纵隔、腹腔内淋巴结 FDG 摄取明显增高(SUVmax 10)；肝脏和脾脏有高代谢灶(SUVmax 9)；脊柱和骨盆骨有多处高代谢灶。

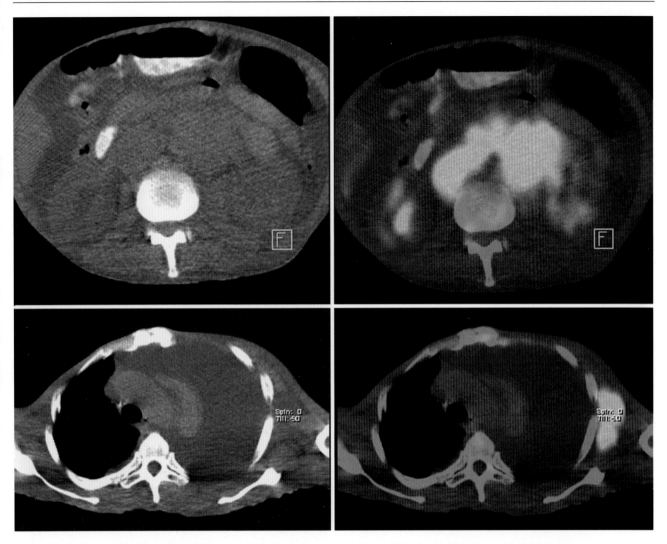

图 7.2　轴位 CT 和融合图像显示主动脉周围、腹主动脉与下腔静脉间及左侧腋窝的多个明显高代谢淋巴结。

7.2 病例 2:非霍奇金淋巴瘤的分期

病史 患者,男,72 岁,确诊为非霍奇金淋巴瘤 (NHL)小淋巴细胞淋巴瘤亚型,行 ¹⁸F-FDG PET/CT 检查进行分期。

表现

释义 脾大且 FDG 摄取升高, 符合恶性淋巴瘤

脾转移的表现。尽管摄取程度不高,但高代谢的淋巴结同样能提示转移。

学习要点 对于 CT 以大小为标准报告的正常淋巴结,¹⁸F-FDG PET/CT 能够有效评估这些淋巴结有无转移性受累。对于评价弥漫浸润部位,如脾脏和骨髓等,¹⁸F-FDG PET/CT 也优于 CT。当考虑到在初始分期淋巴瘤累及脾脏时,PET/CT 检查比单独使用其他影像诊断手段的敏感性和特异性高。

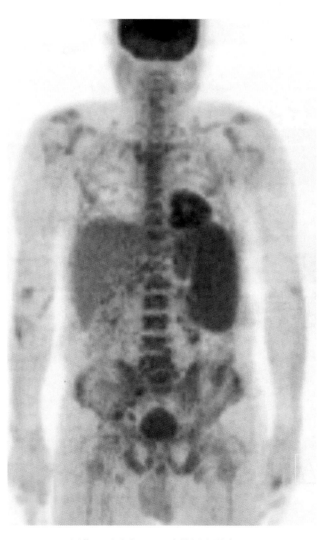

图 7.3 MIP 图像显示脾大、FDG 弥漫摄取增高 (SUVmax 5.2)。胃周、胰腺周围和双侧腹股沟区偶尔也可见轻度摄取增高的淋巴结。脾脏/肝脏的 SUVmax 比值是 5.2/3。

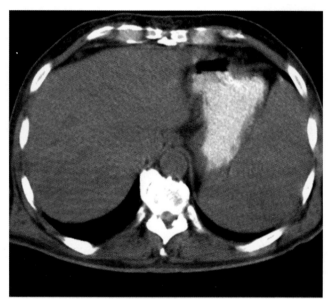

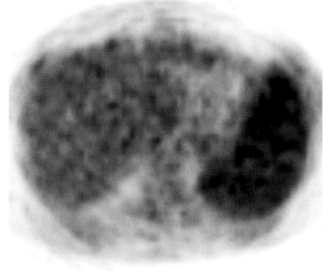

图 7.4 轴位 CT 和 PET 显示脾脏弥漫性高代谢。

7.3 病例 3：弥漫性大 B 细胞淋巴瘤

病史 患者,男,72 岁,左腋下淋巴结切取活检证实为弥漫性大 B 细胞淋巴瘤,行 ^{18}F-FDG PET/CT 检查进行治疗前分期。

表现

释义 腹盆腔淋巴结、肝、脾、骨质的 FDG 摄取增加,符合恶性淋巴瘤侵犯。由于骨髓造血活跃,肱骨近端及双侧股骨出现弥漫性 FDG 摄取。

学习要点 淋巴瘤浸润脾脏时,FDG 摄取方式表现为不均匀和多灶性,而在骨髓表现为弥漫性轻度摄取。

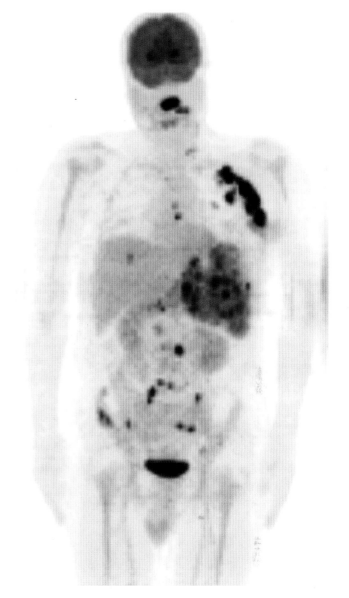

图 7.5 MIP 图像显示左侧腋窝和腹腔内淋巴结、肝脏、脊柱和骨盆诸骨高代谢灶。脾脏增大并可见弥漫不均匀分布的 FDG 摄取灶。肱骨近端和双侧股骨也可见弥漫性轻度 FDG 高摄取。

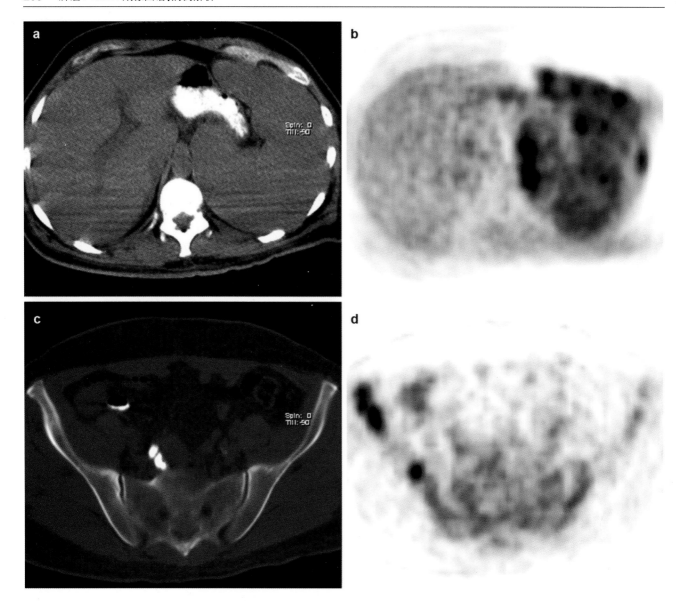

图 7.6   轴位 CT 和 PET 图像显示增大的脾脏(a,b)及右侧髂骨翼(c,d)弥漫性分布的高代谢灶。

7.4　病例 4：睾丸淋巴瘤

病史　患者，男，49 岁，左侧睾丸切除术后确诊为弥漫性大 B 细胞淋巴瘤，行 ¹⁸F-FDG PET/CT 检查进行治疗前分期。

表现

释义　左髂淋巴链区腹膜后淋巴结高代谢符合恶性淋巴瘤侵犯。化疗后病灶完全缓解。

学习要点　原发睾丸淋巴瘤(PTL)占所有 NHL 的 1%~2%。患病人群为男性，中位年龄为 67 岁。最常见的组织学亚型为 DLBCL，占 PTL 的 80%~90%。¹⁸F-FDG PET/CT 是目前评估大多数淋巴瘤亚型治疗后反应的标准检查方法。

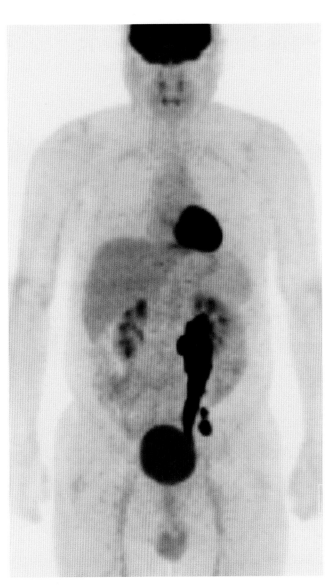

图 7.7　MIP 图像显示左髂淋巴链区的腹膜后淋巴结呈显著高代谢(SUVmax 15)。

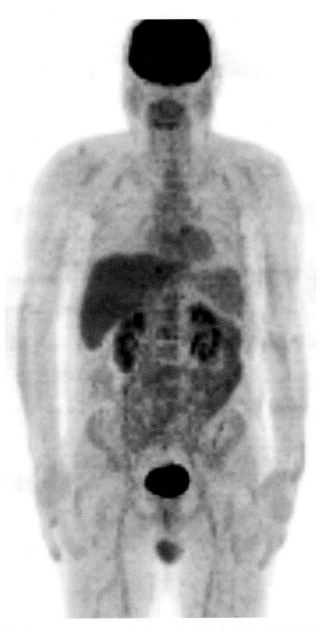

图 7.8　患者进行化疗、放疗后 6 个月的 MIP 图像显示淋巴结病理性摄取消失。

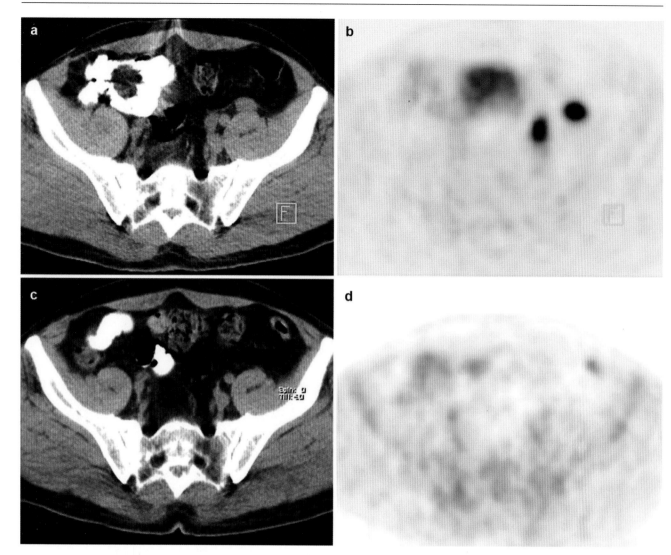

图 7.9　轴位 CT 和 PET 图像显示左侧髂外区高代谢灶(a,b),首次 PET/CT 检查后 6 个月淋巴结代谢活性消失(c,d)。

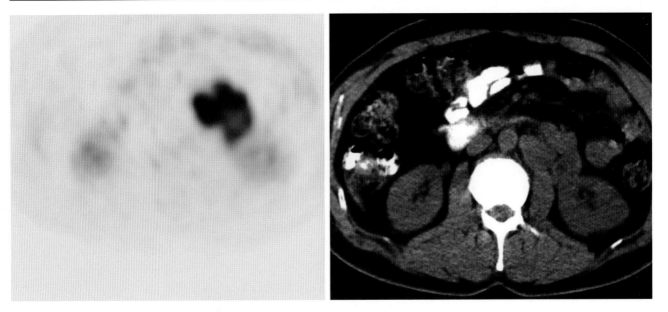

图 7.10　轴位 CT 和 PET 图像显示腹主动脉左旁高代谢灶。

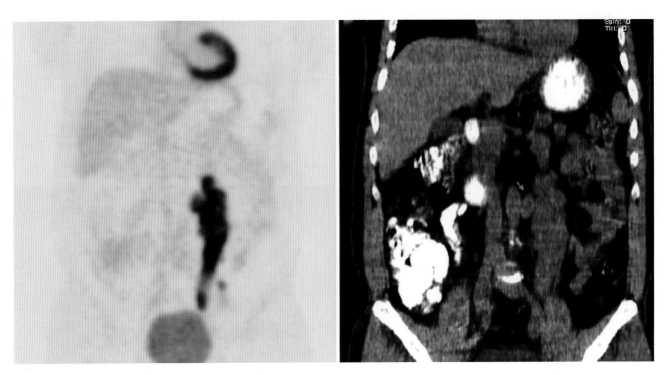

图 7.11　冠状位 CT 和 PET 图像显示左髂淋巴链区腹膜后淋巴结聚集成团并呈高代谢。

7.5　病例 5:弥漫性大 B 细胞淋巴瘤累及十二指肠

病史　患者,男,72 岁,十二指肠活检术后确诊为 DLBCL,行 ¹⁸F-FDG PET/CT 检查进行治疗前分期。

表现

释义　累及十二指肠的高代谢灶,符合结外淋巴瘤。

学习要点　尽管胃肠道是结外淋巴瘤的好发部位,但原发胃肠道淋巴瘤非常罕见。50%~60%的原发胃肠道淋巴瘤是 NHL,其中多数是 B 细胞亚型。十二指肠是结外淋巴瘤最少见部位。¹⁸F-FDG PET/CT 对弥漫性浸润器官受累的诊断有显著优势,优于增强 CT。

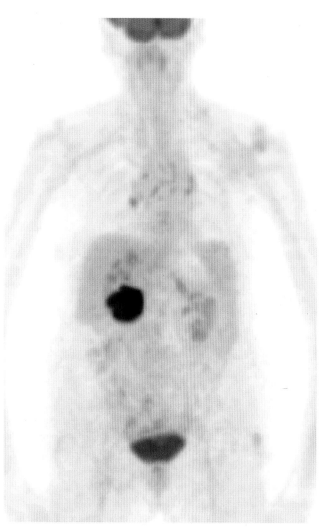

图 7.12　MIP 图像。

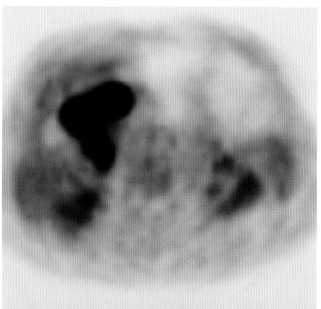

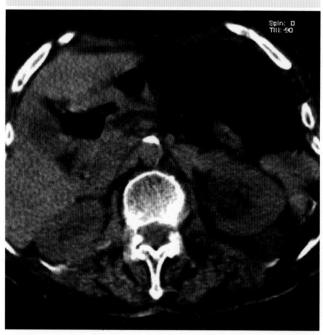

图 7.13　轴位 PET 和 CT 图像显示十二指肠 FDG 显著高摄取 (SUVmax 25)。

7.6　病例 6：胃淋巴瘤和 Virchow 淋巴结

病史　患者，男，39 岁，胃部活检诊断为胃 NHL 后行 ^{18}F-FDG PET/CT 检查，患者行化疗、放疗后 4.5 个月再次行 PET/CT 检查。

表现

释义　胃壁弥漫的 FDG 高摄取提示原发性恶性

疾病，腹腔内和锁骨上（Virchow 淋巴结）高代谢淋巴结提示转移。在第二次检查时所有病灶消失，提示化疗后完全缓解。

学习要点　侵袭性 NHL 在治疗前进行 FDG 摄取程度和 PET/CT 评估对进一步的疗效监测非常重要。左锁骨上淋巴结（Virchow 淋巴结）会被腹盆腔原发肿瘤之类的恶性疾病侵犯，有时是这些疾病的首发临床表现。

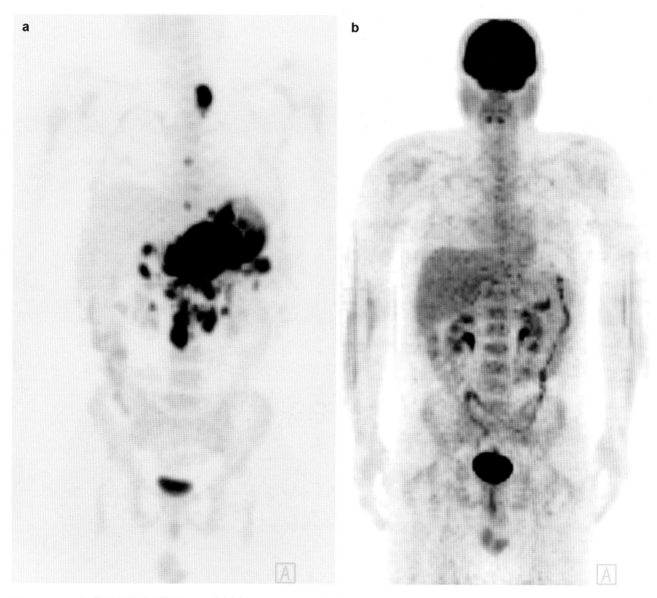

图 7.14　MIP 图像显示胃壁弥漫性 FDG 高摄取（SUVmax 45）、腹腔（SUVmax 56）和左锁骨上多发高代谢淋巴结（a）。患者行化疗、放疗后 4.5 个月再次行 PET/CT 检查时，所有病灶病理性 FDG 摄取均消失（b）。

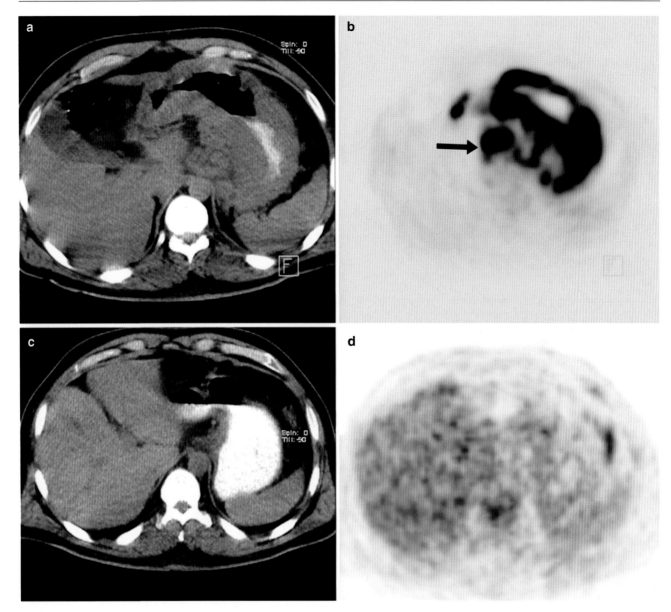

图 7.15　轴位 CT 和 PET 图像显示胃壁异常增厚呈明显高代谢和胃周高代谢淋巴结(箭)(a,b)。第一次 PET/CT 检查后 4.5 个月再次检查时,胃壁和周围淋巴结摄取消失(c,d)。

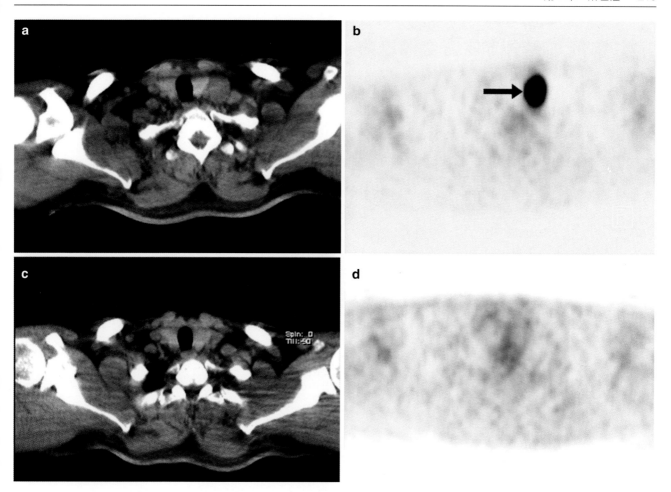

图 7.16　轴位 CT 和 PET 图像显示左锁骨上高代谢淋巴结(箭)(a,b),第二次检查时病灶消失(c,d)。

7.7　病例 7:结外非霍奇金淋巴瘤

病史　患者,女,26 岁,行第 4 至第 6 胸椎椎板切除术, 病理诊断为 DLBCL, 两个月后行 ^{18}F-FDG PET/CT 检查。

表现

释义　这是一例结外 NHL,表现为少见器官的多发受累。

学习要点　恶性淋巴瘤(ML),尤其 NHL,可能发生于淋巴结之外的器官,结外非霍奇金淋巴瘤(ENL)约占恶性淋巴瘤的 40%。确定结外病灶的数量和部位十分重要,因为结外淋巴瘤的存在是评价预后的关键因素。有研究特别强调了 PET/CT 在评估结外器官受累时的优势。

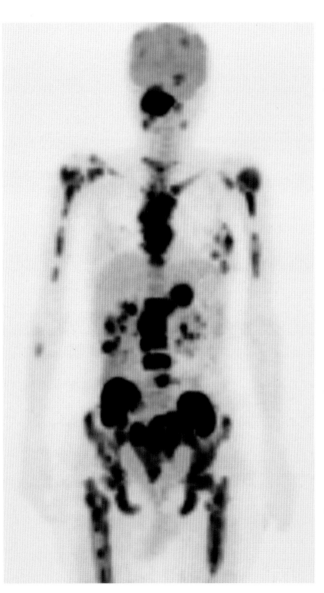

图 7.17　MIP 图像显示骨骼系统、骨髓、鼻咽、胰腺、双肾、卵巢 FDG 高摄取。

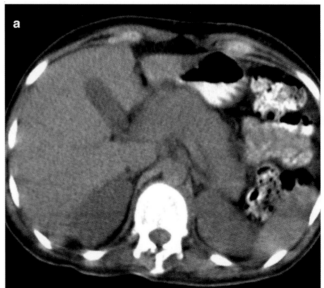

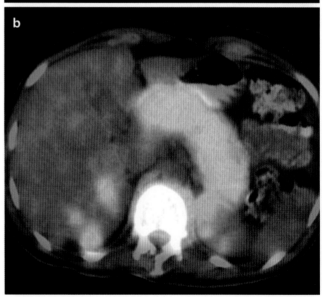

图 7.18　轴位 CT 和融合图像显示 NHL 累及胰腺, 呈弥漫性 FDG 高摄取(a,b)。

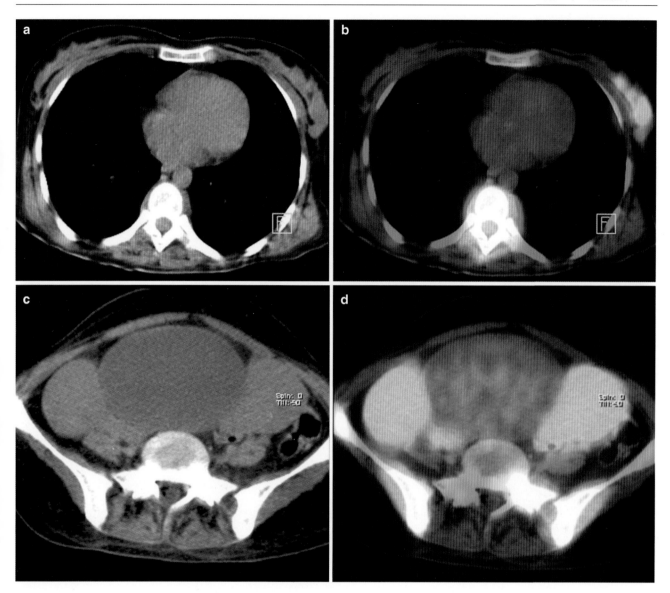

图 7.19　轴位 CT 和 PET 图像显示椎体和左侧胸大肌病理性 FDG 摄取增高(a,b),双侧卵巢受累增大,FDG 摄取明显增高(c,d)。

7.8　病例 8:脾边缘区淋巴瘤

病史　患者,男,63 岁,脾脏活检诊断为脾边缘区淋巴瘤(SMZL),行 ^{18}F-FDG PET/CT 检查。

表现

释义　脾脏弥漫性中度 FDG 摄取增高,高于肝脏的代谢活性(SUVmax 3),符合原发性恶性淋巴瘤。

腹腔淋巴结也呈高代谢。骨髓摄取增高,提示造血系统活跃和恶性淋巴瘤浸润。

学习要点　一般来讲,SMZL 是一种侵犯脾脏、骨髓和其他器官的惰性淋巴瘤，在所有 NHL 中占不到 2%。SMZL 患者在脾切除后预后很好。怀疑或诊断为淋巴瘤的患者常行诊断性脾切除。术前 ^{18}F-FDG PET/CT 表现常与脾脏病理学相关。低活性常常提示良性或套细胞淋巴瘤，中度活性增高提示边缘区淋巴瘤，高活性提示 DLBCL。

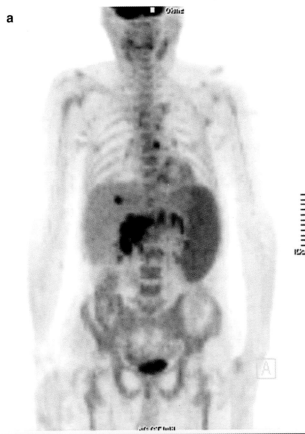
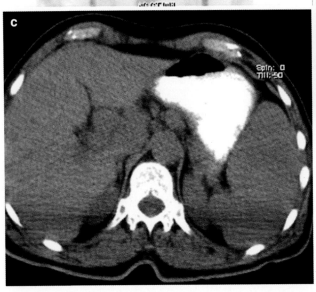
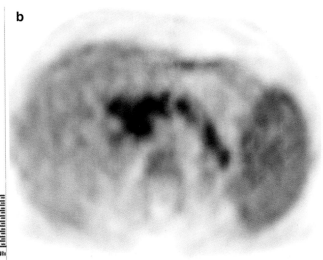
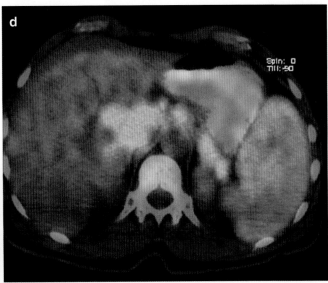

图 7.20　MIP 图像(a)、轴位 PET、CT 和融合图像(b~d)显示脾脏弥漫性中度 FDG 摄取(SUVmax 5.3)。肝门区、胰周、腹腔周围可见高代谢腹腔淋巴结 (SUVmax 10)。中轴骨和四肢骨骨髓 FDG 摄取显著增高。

7.9　病例 9:套细胞淋巴瘤

病史　患者,男,70 岁,左腋下淋巴结活检证实为套细胞淋巴瘤(MCL),行 ^{18}F-FDG PET/CT 检查进行治疗前分期。

表现

释义　腹腔淋巴结无明显代谢活性,提示为低FDG 亲和力淋巴瘤侵犯。胸骨线样代谢活性为继发于搭桥手术的炎性反应。

学习要点　MCL 为一种预后较差的少见侵袭性淋巴瘤亚型。本例 MCL 中,FDG 亲和力不高,但 PET 显像通常要优于解剖成像技术,对检测结内、外侵犯有较高的敏感性。然而疾病评估,尤其是疗效评估时,PET/CT 适用于高亲合 FDG 的 MCL。

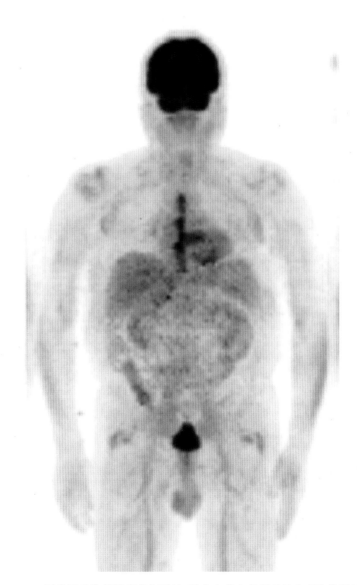

图 7.21　MIP 图像显示胸骨线样代谢活性,除此之外未见明显的病理性代谢活跃区。

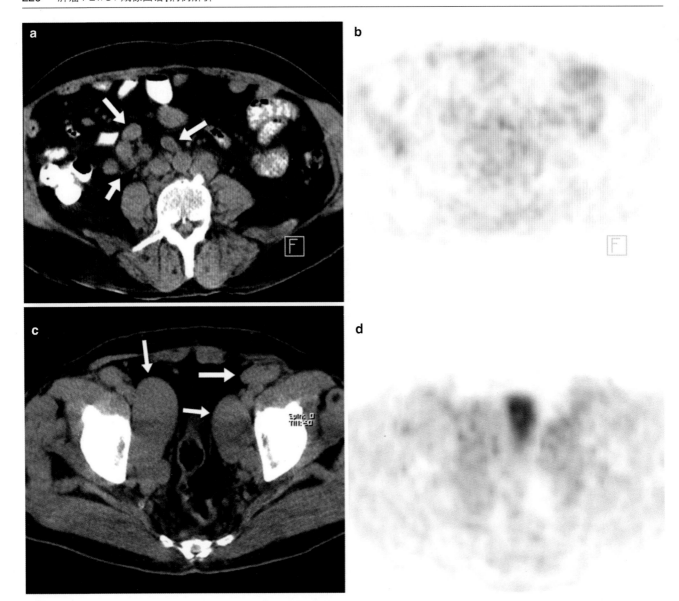

图 7.22　轴位 CT 和 PET 图像显示腹主动脉周围、腹主动脉与下腔静脉间、肠系膜间(a,b)、髂外区(c,d)淋巴结(箭)未见明显的代谢活性。

7.10　病例 10:非霍奇金淋巴瘤骨髓侵犯

病史　患者,男,60 岁,行 ¹⁸F-FDG PET/CT 检查进行 NHL 再分期。

表现

释义　骨髓不均匀的 FDG 高摄取与原发恶性病变骨髓浸润相符。

结果　患者进行了骨髓活检,证实原发恶性病变累及骨髓。

学习要点　骨髓 FDG 摄取不均匀并伴有相对高代谢灶与原发恶性病变骨髓浸润相符合,要注意与造血系统活跃相鉴别。总体来说,¹⁸F-FDG PET 对骨髓浸润的诊断效果很好,但是也可能依赖于淋巴瘤的分型。在原发或复发的淋巴瘤分期中,¹⁸F-FDG PET 能对活检进行补充。¹⁸F-FDG PET/CT 对骨髓浸润的敏感性为 51%,尤其对霍奇金病(HD)和高分级的淋巴瘤有效。

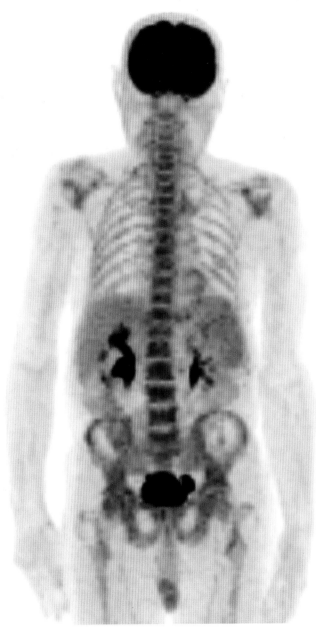

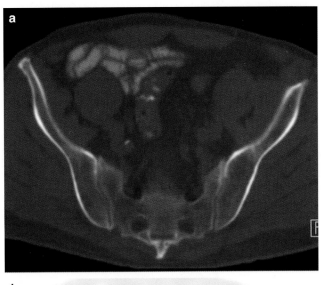

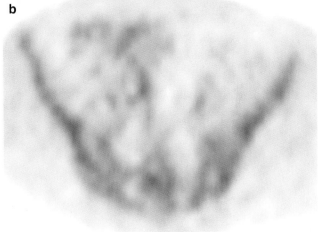

图 7.24　轴位 CT 和 PET 图像(a,b)显示骨盆诸骨骨髓呈不均匀 FDG 摄取,但 CT 未见相应明显异常病灶。

图 7.23　MIP 图像显示脊柱和骨盆诸骨骨髓呈不均匀高代谢表现。

7.11　病例 11:结节硬化型霍奇金淋巴瘤

病史　患者,男,20 岁,腹腔淋巴结活检证实为结节硬化型 HL 后,行 ^{18}F-FDG PET/CT 检查。化疗后再次行 PET/CT 检查。

表现

释义　首次 PET/CT 检查发现,淋巴结和骨盆诸骨受累。再次行 PET/CT 发现所有病灶消失,提示治疗有效。

学习要点　FDG PET/CT 能有效评估霍奇金淋巴瘤的治疗疗效。

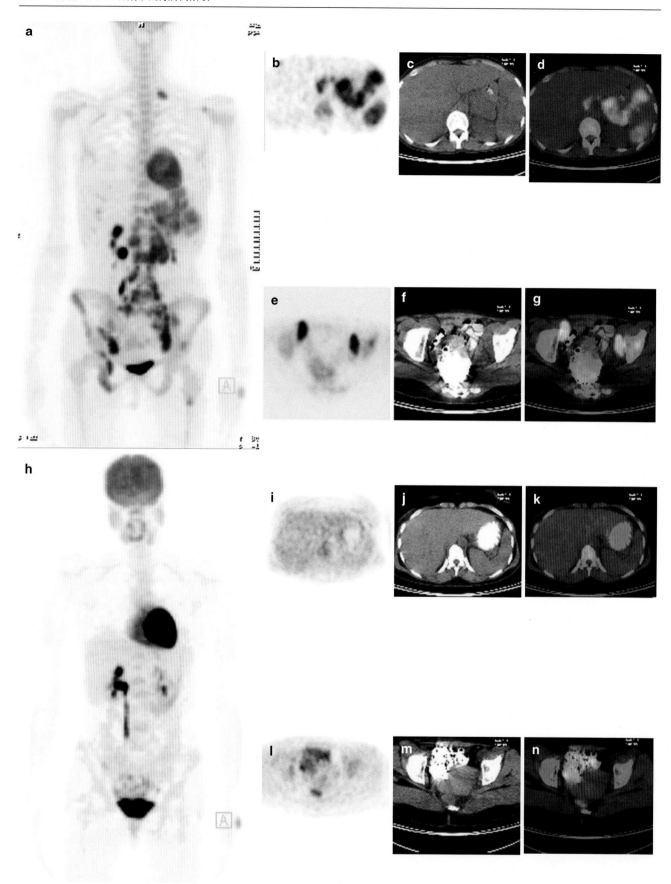

图 7.25　MIP 图像(a)、轴位 PET、CT 和融合图像(b~g)显示锁骨上和腹腔高代谢淋巴结(SUVmax 8.6);骨盆诸骨 FDG 摄取增高(SUVmax 10)。首次检查 7 个月后,MIP 图像(h)、轴位 PET、CT 和融合图像(i~n)显示无任何病理性 FDG 高摄取。

7.12 病例 12：霍奇金淋巴瘤疗效评估

病史 患者，男，45 岁，诊断为混合细胞型霍奇金淋巴瘤，分别于治疗前与化疗后 3 个月行 ^{18}F-FDG PET/CT 检查。

表现

释义 左颈部淋巴结病理性 FDG 摄取消失提示治疗后完全缓解。

学习要点 ^{18}F-FDG PET/CT 对霍奇金淋巴瘤的疗效评估非常有效。为减少误诊，第二次检查需要在化疗疗程完全结束后至少 3 个月进行。

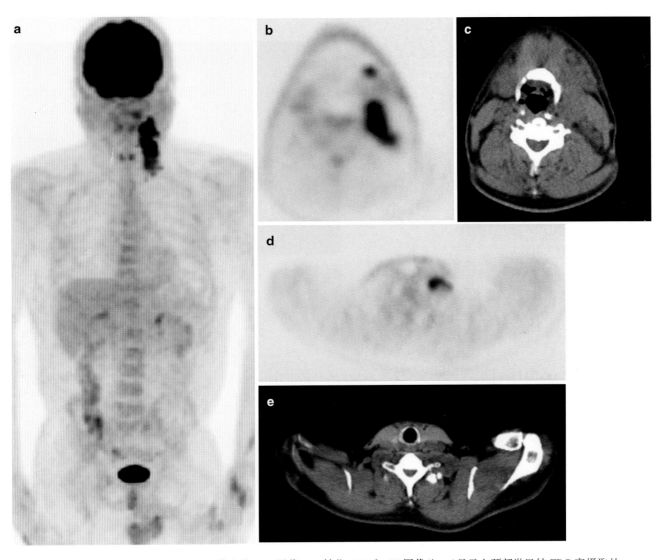

图 7.26 治疗前的 ^{18}F-FDG PET/CT 检查的 MIP 图像（a）、轴位 PET 和 CT 图像（b~e）显示左颈部淋巴结 FDG 高摄取灶。

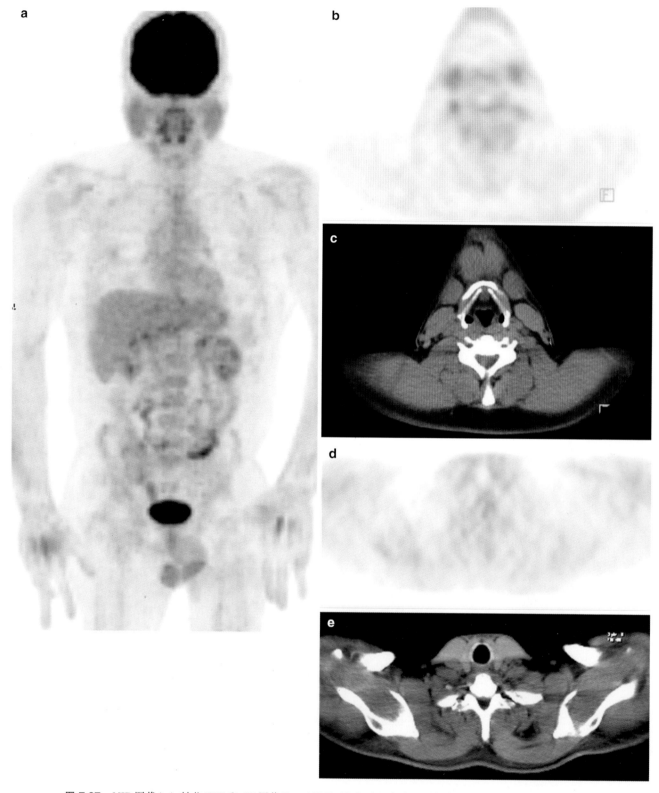

图 7.27　MIP 图像(a)、轴位 PET 和 CT 图像(b~e)显示,治疗后 3 个月左颈部淋巴结病理性 FDG 摄取消失。

7.13 病例 13：霍奇金淋巴瘤 Ne-upogen 治疗后致造血系统活跃

病史 患者，男，25 岁，行 ¹⁸F-FDG PET/CT 检查进行 HL 分期。化疗后 3 周复查 PET/CT，此时患者正处于粒细胞集落刺激因子(Neupogen)治疗中。

表现

释义 首次 PET/CT 检查显示淋巴结受累；再次检查显示所有病灶消失，提示治疗有效。弥漫、均匀的骨髓 FDG 摄取提示使用 Neupogen 导致的造血系统活跃。

学习要点 ¹⁸F-FDG PET/CT 对霍奇金淋巴瘤的疗效评估非常有效，但不能将造血系统活跃导致的骨髓 FDG 摄取与骨髓浸润相混淆。

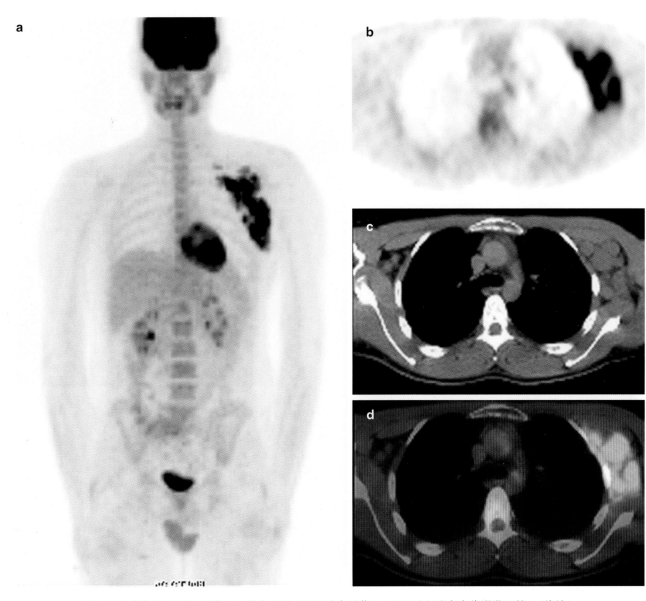

图 7.28 首次检查 MIP 图像(a)、轴位 PET、CT 和融合图像(b~d)显示左腋窝高代谢淋巴结。(待续)

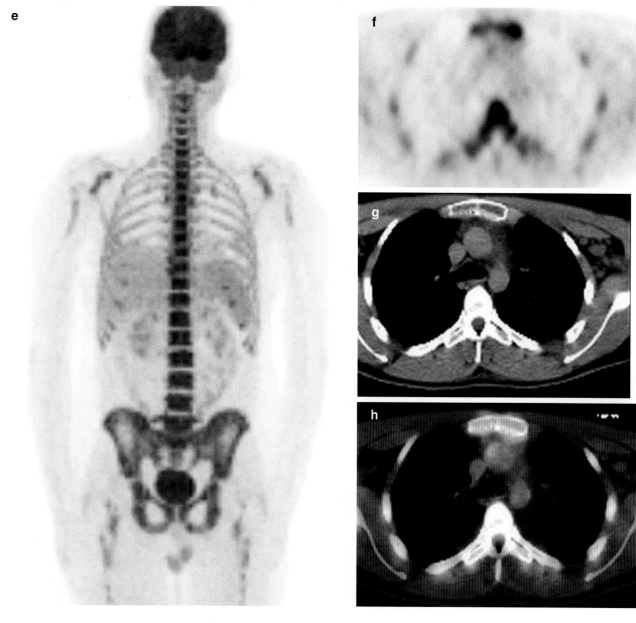

图 7.28(续)　第二次检查 MIP 图像(e)、轴位 PET、CT 和融合图像(f~h)显示淋巴结病理性高代谢消失,而新出现中轴骨骨髓弥漫性高摄取。

7.14　病例 14:霍奇金淋巴瘤累及肺动脉

病史　患者,男,47 岁,10 年前诊断为 HL 后失访。行 ^{18}F-FDG PET/CT 检查对 HL 再分期。6 个月后复查 PET/CT 以评估化疗疗效。

表现

释义　右肺动脉 FDG 摄取明显增高、右纵隔旁区高代谢肿物,符合原发恶性淋巴瘤侵犯。

学习要点　淋巴瘤侵犯血管罕见,FDG PET/CT 能有效检测血管病变,并有助于疗效评估。

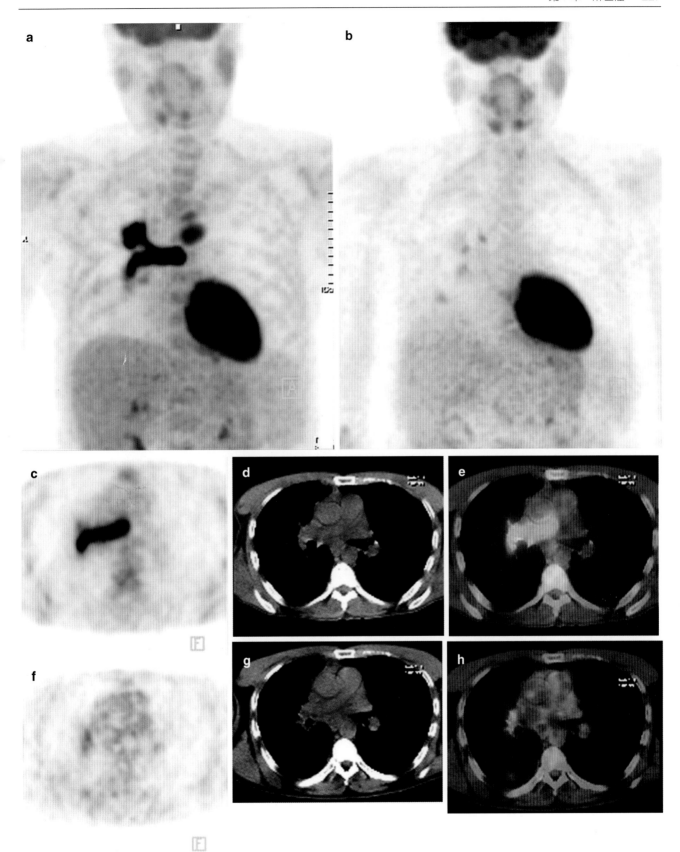

图 7.29　第一次 MIP 图像(a)显示右肺动脉 FDG 高摄取(SUVmax 11.6)、右纵隔旁区高代谢肿物(SUVmax 11.2)和一些高代谢的纵隔淋巴结。第二次 MIP 图像(b)显示右肺动脉和右纵隔旁区病变消失。仅见少量残留的轻度高代谢的纵隔淋巴结。轴位 PET、CT和融合图像(c~e)显示右肺动脉 FDG 摄取增高,治疗后(f~h)肺动脉代谢活性消失。

7.15　病例 15:非霍奇金淋巴瘤治疗后肺感染

病史　患者,男,60 岁,诊断为 NHL,行 ¹⁸F-FDG PET/CT 检查进行治疗前分期。患者进行了化疗,首次检查 4 个月后复查 ¹⁸F-FDG PET/CT。

表现

释义　第二次检查显示化疗后病灶完全缓解。右肺高代谢浸润区提示感染病变。

学习要点　除免疫缺陷患者外,NHL 完全缓解后任何肺内高代谢区都要高度怀疑肺感染。

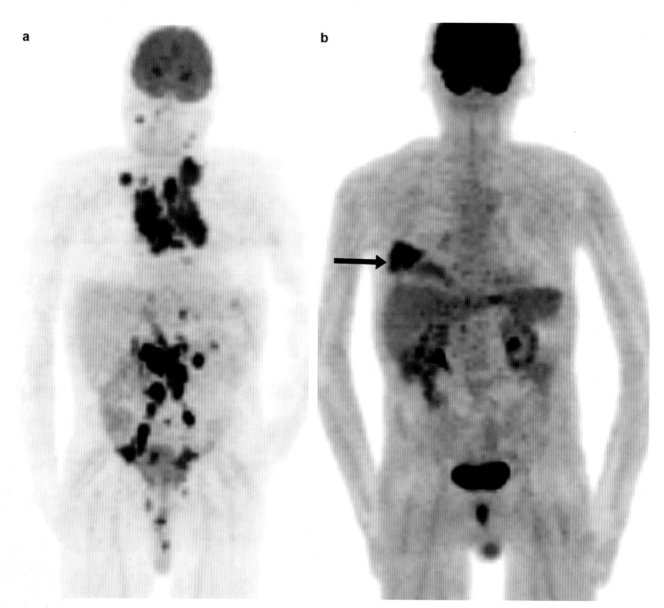

图 7.30　化疗前的 MIP 图像(a)显示纵隔及腹腔高代谢淋巴结,治疗后 MIP 图像(b)显示上述病灶消失,但在右肺新出现了 FDG 摄取增高区(箭)。

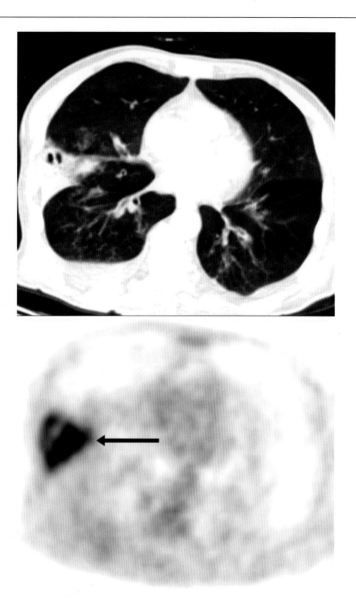

图 7.31　轴位 CT 和 PET 图像显示右肺下叶炎性浸润区呈中度 FDG 高摄取(箭)。

7.16　病例 16:非霍奇金淋巴瘤治疗后肺感染

病史　患者,女,65 岁,诊断为 NHL,行 ¹⁸F-FDG PET/CT 检查进行治疗前分期。患者进行了化疗,首次检查 5 个月后复查 PET/CT。第二次 PET/CT 检查显示高代谢淋巴结完全缓解,但新发右肺高代谢浸润区。

患者使用抗生素治疗,两个月后进行了复查。

表现

释义　NHL 完全缓解后出现的肺内高代谢区符合感染,正确治疗后病变消失证实为炎症。

学习要点　抗生素治疗后,2 个月复查 PET/CT 有助于确定肺内的炎性过程。

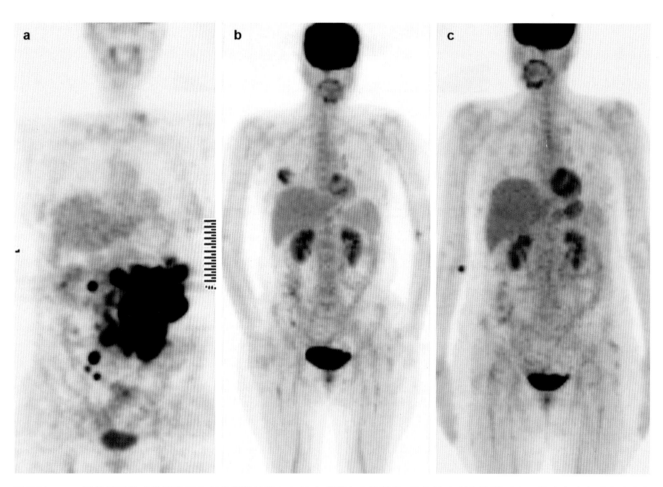

图 7.32　MIP 图像显示化疗前腹腔巨大高代谢淋巴结(a),治疗后所有病灶消失,但右肺出现高代谢区(b),抗生素治疗后右肺病变消失(c)。

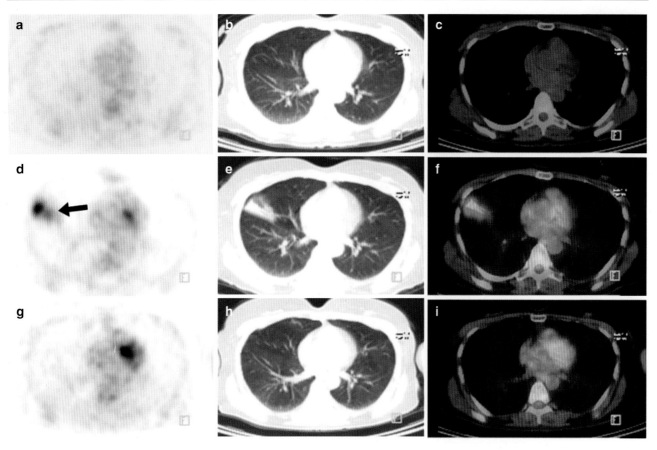

图 7.33　化疗前(a~c)、化疗后(d~f)和抗生素治疗后(g~i)的轴位 PET、CT 和融合图像显示右肺中叶炎性浸润区呈中度 FDG 高摄取,抗生素治疗后病灶消失。

（朱磊　译）

参考文献

1. Ahmad SS, Idris SF, Follows GA, Williams MV. Primary testicular lymphoma. Clin Oncol (R Coll Radiol). 2012;24:358–65. doi:10.1016/j.clon.2012.02.005.
2. Najem AZ, Porcaro JL, Rush Jr BF. Primary non-Hodgkin's lymphoma of the duodenum. Cancer. 1984;54:895–8.
3. Smith C, Kubicka RA, Thomas Jr CR. Non-Hodgkin lymphoma of the gastrointestinal tract. Radiographics. 1992;12:887–99.
4. Balikian JP, Nassar NT, Shammaya MH. Primary lymphomas of the small intestine including the duodenum. Am J Roentgenol Radium Ther Nucl Med. 1969;107:131–41.
5. Lee DY, Lee JJ, Kim JY, Park SH, Chae SY, Kim S, et al. (18)F-FDG PET in patients with primary systemic anaplastic large cell lymphoma: differential features according to expression of anaplastic lymphoma kinase. Nucl Med Mol Imaging. 2013;47:249–56. doi:10.1007/s13139-013-0224-6.
6. Ömür Ö, Baran Y, Oral A, Ceylan Y. Fluorine-18 fluorodeoxyglucose PET-CT for extranodal staging of non-Hodgkin and Hodgkin lymphoma. Diagn Interv Radiol. 2014;20:185–92. doi:10.5152/dir.2013.13174.
7. Özülker T, Özülker F, Eker Ö, Özpaçacı T, Karyağar S. A case of extranodal non-Hodgkin lymphoma with multiple organ involvement detected with 18F-FDG PET CT. Turk J Nucl Med.
2009;18:111–5.
8. Pakos EE, Fotopoulos AD, Ioannidis JP. 18F-FDG PET for evaluation of bone marrow infiltration in staging of lymphoma: a meta-analysis. J Nucl Med. 2005;46:958–63.
9. Radan L, Fischer D, Bar-Shalom R, Dann EJ, Epelbaum R, Haim N, et al. FDG avidity and PET/CT patterns in primary gastric lymphoma. Eur J Nucl Med Mol Imaging. 2008;35:1424–30. doi:10.1007/s00259-008-0771-8.
10. Rutherford C, Andemariam B, Philips SM, Elstrom RL, Chadburn A, Furman RR, et al. FDG-PET in prediction of splenectomy findings in patients with known or suspected lymphoma. Leuk Lymphoma. 2008;49:719–26. doi:10.1080/10428190801927387.
11. Schaefer NG, Hany TF, Taverna C, Seifert B, Stumpe KD, von Schulthess GK, et al. Non-Hodgkin lymphoma and Hodgkin disease: coregistered FDG PET and CT at staging and restaging—do we need contrast-enhanced CT? Radiology. 2004;232:823–9.
12. Spaepen K, Stroobants S, Verhoef G, Mortelmans L. Positron emission tomography with [(18)F]FDG for therapy response monitoring in lymphoma patients. Eur J Nucl Med Mol Imaging. 2003;30 Suppl 1:97–105.

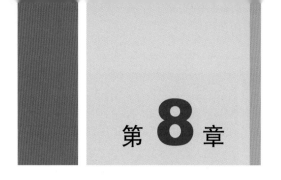

第 **8** 章 结直肠癌

8.1 病例1:偶发绒毛状腺瘤

病史 患者,女,55岁,诊断为肺癌后随访,为再

分期行 ^{18}F-FDG PET/CT 检查。

表现

释义 近端直肠病变,呈软组织密度,并且 FDG

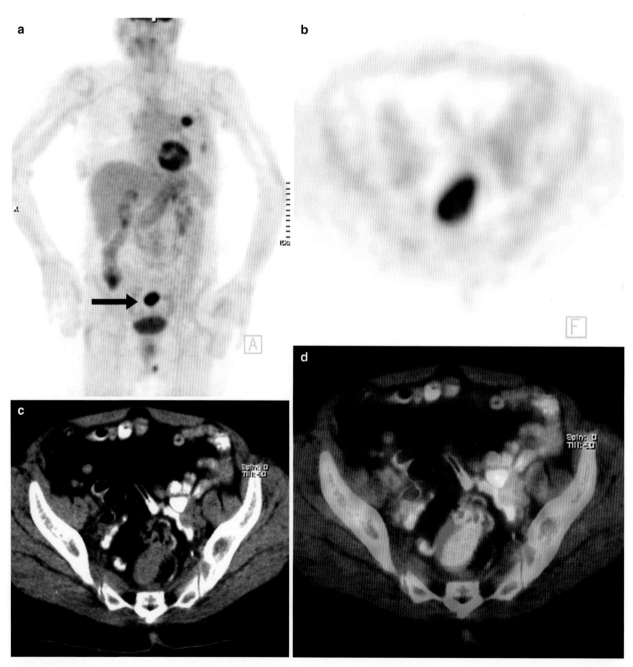

图 8.1 MIP 图像(a)显示左肺 FDG 高摄取病灶符合原发肺癌。轴位 PET、CT 及融合图像(b~d)显示在近端直肠的高代谢软组织病灶(SUVmax 7.4)。

高摄取,疑为绒毛状腺瘤。

结果　直肠病变切除后病理证实为绒毛状腺瘤。

学习要点　结肠腺瘤占结直肠息肉的 70%~80%,通常被认为是结直肠癌的癌前病变。有研究表明,[18]F-FDG PET 在发现结肠腺瘤这一癌前病变方面的真阳性率高达 83.3%。

8.2　病例 2:有肺癌病史患者的转移性肺结节和直肠绒毛状腺瘤

病史　患者,女,54 岁,NSCLC 治疗后,为再分期行 ^{18}F-FDG PET/CT 检查。由于第一次检查时出现可疑肺结节,因此 6 个月之后再次行 ^{18}F-FDG PET/CT 检查。

表现

释义　位于直肠的高代谢软组织肿物可疑为绒毛状腺瘤,肺结节考虑为转移病灶。

结果　直肠肿物切除后经病理证实为管状绒毛状腺瘤。

学习要点　口服对比剂有利于更好显示肠管的结构和肿块性病变(如绒毛状腺瘤)。良性增生性病变和癌前病变的 SUVmax 并没有显著差别,因此,发现高代谢病灶引起的充盈缺损时,应行结肠镜检查。

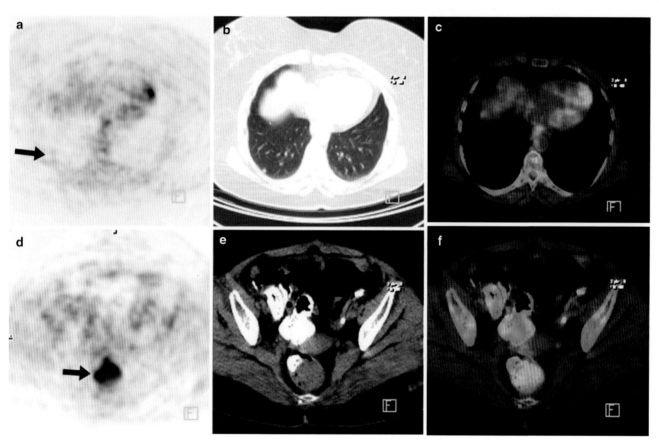

图 8.2　轴位 PET、CT 及融合图像(上一行图)显示位于右肺胸膜下的微小结节,并显示 FDG 轻微摄取(箭)。位于直肠的肿物导致充盈缺损(箭),并可见 FDG 明显摄取(SUVmax 6.2)(下一行图)。

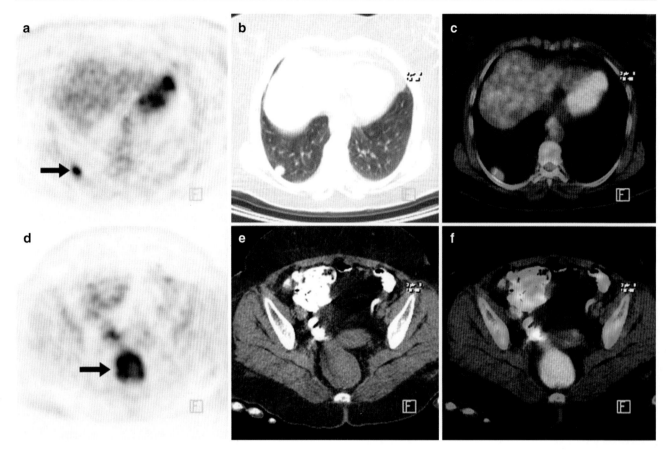

图 8.3　(a~c)第一次检查后 6 个月重复行 ^{18}F-FDG PET/CT 检查(d~f)显示肺结节在大小及代谢程度方面均较前进展。直肠肿物也较前有所进展(箭)。

8.3　病例 3：结直肠癌初始分期

病史　患者，男，72 岁，乙状结肠腺癌，行 ^{18}F-FDG PET/CT 检查进行治疗前分期。

表现

释义　位于乙状结肠的高代谢病灶符合原发恶

性肿瘤，转移病灶位于肝右叶。

　　学习要点　^{18}F-FDG PET/CT 在发现结直肠癌肝转移方面是非常有效的。对于同一患者，CT、MRI 和 ^{18}F-FDG PET/CT 的敏感性分别为 83.6%、88.2% 和 94.1%。

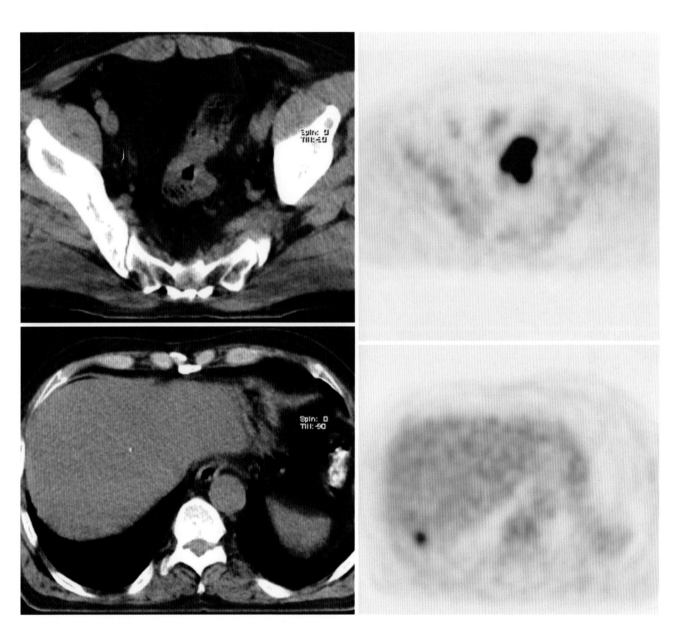

图 8.4　轴位 CT 和 PET 图像显示乙状结肠 FDG 高摄取（上一行图）和肝右叶局灶性高代谢结节（下一行图）。

8.4　病例 4:结直肠癌初始分期

病史　患者,女,74 岁,诊断为结直肠腺癌,为行初始分期行 ¹⁸F-FDG PET/CT 检查。

表现

释义　原发恶性肿瘤位于近端升结肠,并合并多发肺转移结节。

结果　患者行手术切除结肠恶性肿瘤。

学习要点　¹⁸F-FDG PET/CT 在结直肠癌的诊断和初始分期方面的作用有一定局限性。由于 FDG-PET 的空间分辨率较低,因此其在局部和区域分期中的作用有限。目前,分期方法主要包括外科和病理分期。原发肿瘤摄取 FDG 较高,掩盖了周围组织对 FDG 的病理性摄取,从而导致发现区域淋巴结转移的敏感性较低。¹⁸F-FDG PET/CT 可能只对于高风险手术患者行治疗前初始分期是有效的。

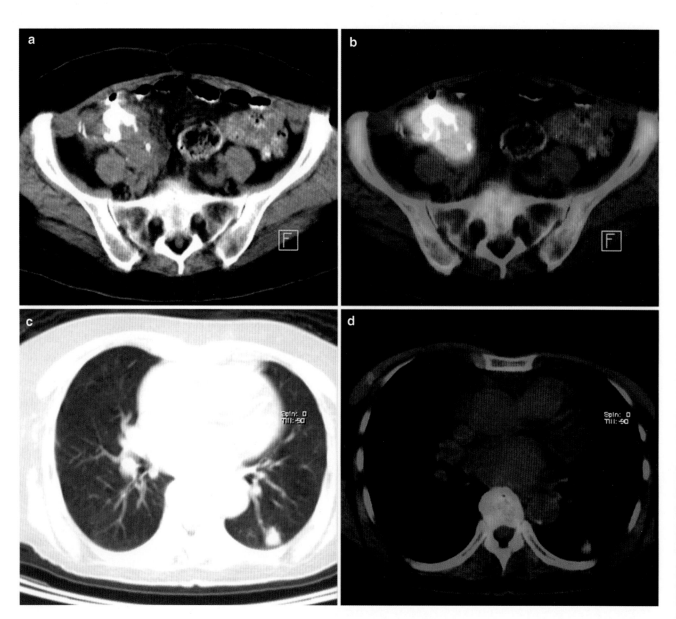

图 8.5　轴位 CT 和融合图像显示位于近端升结肠的显著高代谢肿物(SUVmax 14.3)(上一行图)和位于左肺下野的高代谢结节(下一行图)。

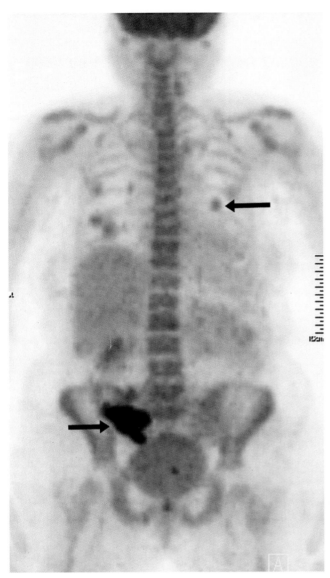

图 8.6 MIP 图像显示位于右下腹的高代谢肿物和多发高代谢肺结节(箭)。

8.5 病例 5:结直肠癌初始分期

病史 患者,女,28 岁,患结直肠腺癌,为进行治疗前分期行 ^{18}F-FDG PET/CT 检查。

表现

释义 原发恶性肿物位于直肠。直肠旁淋巴结转移,但是 PET 图并不能清晰地显示。

结果 患者行直肠腺癌手术,证实为淋巴结转移。

学习要点 由于邻近原发肿瘤的微转移侵袭和模糊效应导致 FDG 摄取较低,因此直肠旁淋巴结在 PET 图像中显示不清。

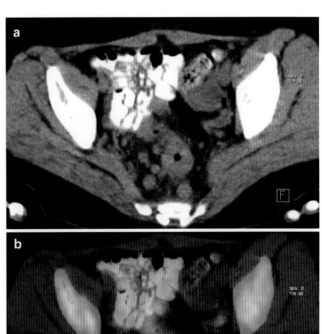

图 8.7 轴位 CT 和融合图像(a,b)显示直肠 FDG 明显高摄取(SUVmax 16),以及直肠旁淋巴结 FDG 轻度摄取(SUVmax 4)。

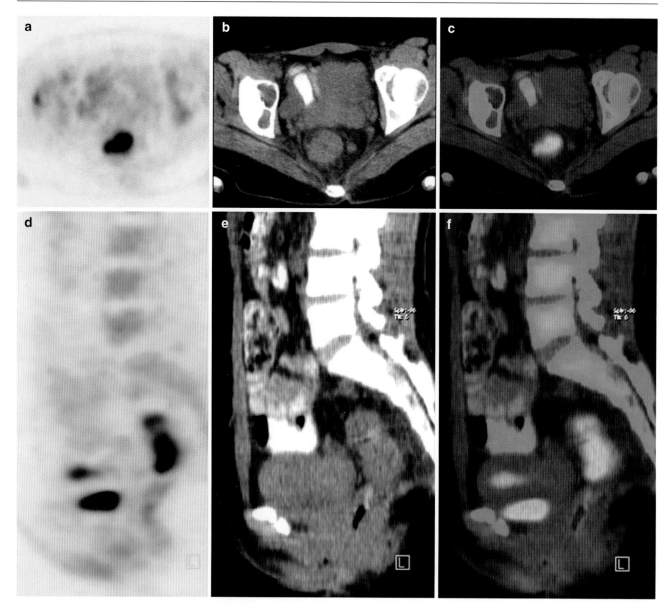

图 8.8　轴位(a~c)和矢状位(d~f)PET、CT 和融合图像显示直肠明显 FDG 高摄取,以及直肠旁淋巴结 FDG 轻度摄取,在 PET 图像上几乎不显示。

8.6 病例 6:肛管癌伴腹股沟淋巴结转移

病史 患者,男,56 岁,诊断为肛管癌,为进行治疗前分期行 ^{18}F-FDG PET/CT 检查。

表现

释义 原发恶性肿瘤位于肛管,伴左侧腹股沟淋巴结转移。

学习要点 在肛管癌的治疗前分期中,^{18}F-FDG PET/CT 是一种有价值的检查方式。原发灶的大小、淋巴结的侵犯程度和远处转移情况是 TNM 分期的 3 个主要决定因素,而这些在一次 ^{18}F-FDG PET/CT 全身检查中均能够有效显示。

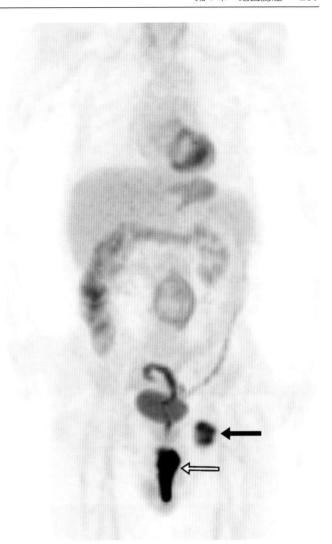

图 8.9 MIP 图像显示肛管高代谢(空箭),以及左侧腹股沟管区域高代谢(箭)。另外,位于中上腹的环形 FDG 高摄取灶为主动脉瘤。

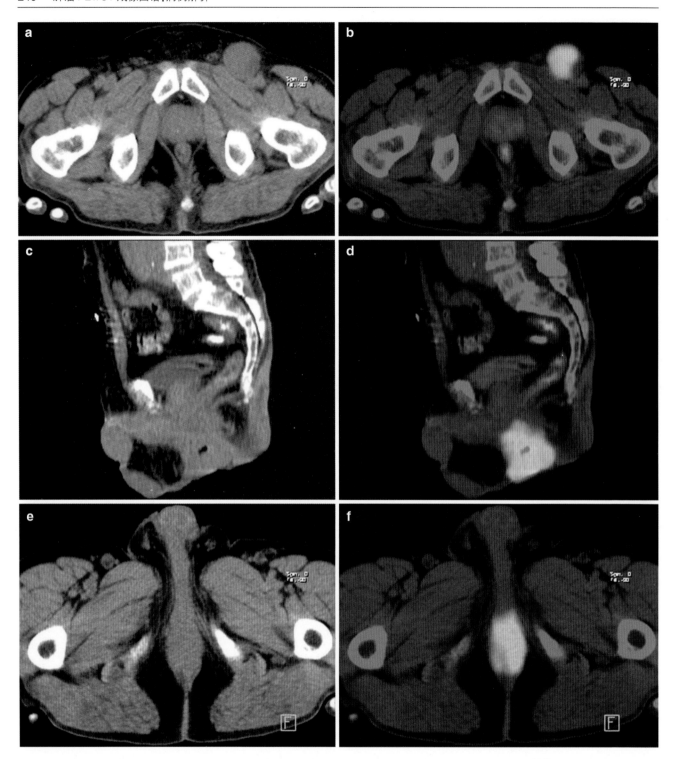

图 8.10 轴位(a,b,e,f)和矢状位(c,d)CT 和融合图像显示肛门明显高代谢肿物(SUVmax 26)。左侧腹股沟可见一高代谢淋巴结，大小约 3.6cm×3.4cm。未发现其他病理性 FDG 摄取的远处转移病灶。

8.7 病例 7:直肠癌伴远处转移

病史 患者,男,62 岁,直肠腺癌术后 4 年,为再分期行 ¹⁸F-FDG PET/CT 检查。

表现

释义 转移灶位于右肺。鉴别诊断应考虑到第二原发肿瘤。

学习要点 ¹⁸F-FDG PET/CT 检查对于结直肠癌的再分期具有非常重要的作用,因为它能排查身体的其他部位是否存在转移,从而判断肺内的孤立转移灶能否行手术和(或)放疗。

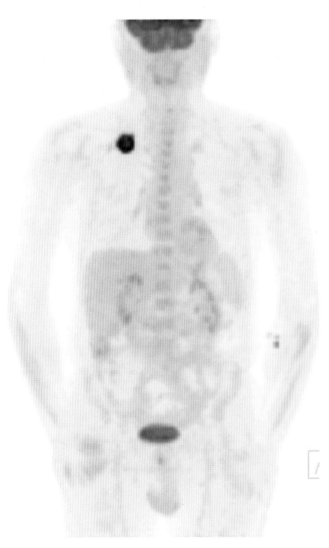

图 8.11 MIP 图像。

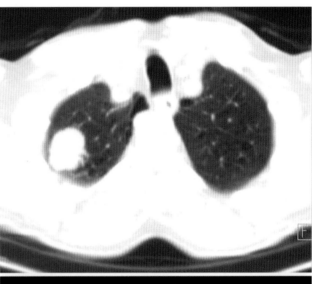

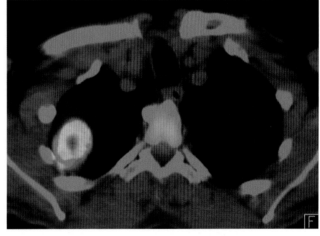

图 8.12 轴位 CT 和融合图像显示位于右肺尖段的显著高代谢 (SUVmax 19.7)肿物,伴有中心低代谢坏死区。

8.8 病例 8:原位复发与术后瘢痕的鉴别

病史 患者,女,31 岁,直肠癌术后,为鉴别原位复发与纤维瘢痕组织行 ^{18}F-FDG PET/CT 检查。

表现

释义 因软组织病变无 FDG 摄取,故诊断为良性纤维瘢痕组织。

学习要点 结肠癌根治术后高达 30% 的患者会出现盆腔复发。经前切除的患者约 39% 会出现骶前纤维肿块,而经腹会阴联合切除术患者出现的比例约为 19%。有荟萃分析显示,^{18}F-FDG PET/CT 诊断局部盆腔复发的敏感性为 94.5%,特异性为 97.7%。

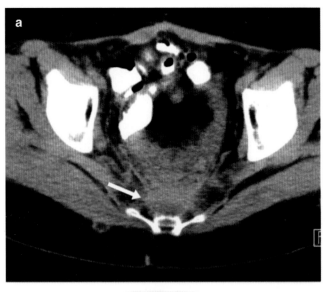

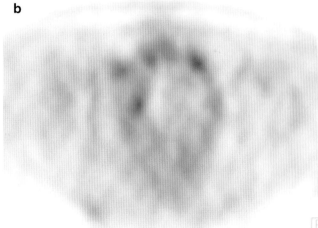

图 8.13 轴位 CT 和融合图像(a,b)显示骶前软组织密度病灶(箭)无明显代谢活性。

8.9 病例 9：结直肠癌造瘘口部位复发

病史 患者，女，32 岁，结肠癌经腹会阴联合切除术后，为再分期行 ¹⁸F-FDG PET/CT 检查。

表现

释义 造瘘口处 FDG 摄取增高的方式和程度符合复发，并伴有纵隔、双侧髂总动脉及左侧腹股沟淋巴结转移。

结果 造瘘口处病灶行手术切除，病理证实为腺癌。

学习要点

- 同时或先后发现两种或两种以上原发腺癌的病例占结直肠癌病例的 3%~5%。
- 造瘘口处容易复发有多种机制，如吻合口处肠管受衣物挤压、肠内细菌和粪便内胆汁酸的存在等，陈旧手术瘢痕处复发的机制类似。与传统的影像学相比，¹⁸F-FDG PET/CT 检查在发现造瘘口处复发方面有更高的准确性。在上述病例中，CT 未发现造瘘口部位的复发病灶。

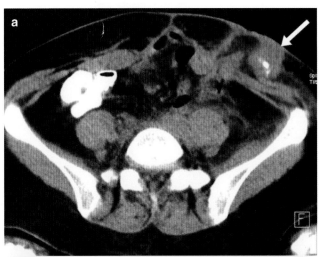

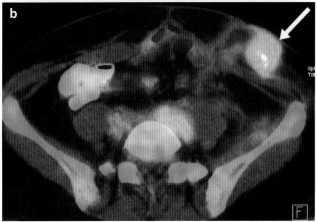

图 8.14 轴位 CT 和融合图像 (a, b) 显示位于左下腹造瘘口部位的明显高代谢 (SUVmax 7.5) 软组织病灶 (箭)，以及位于左侧髂总动脉区的高代谢淋巴结。

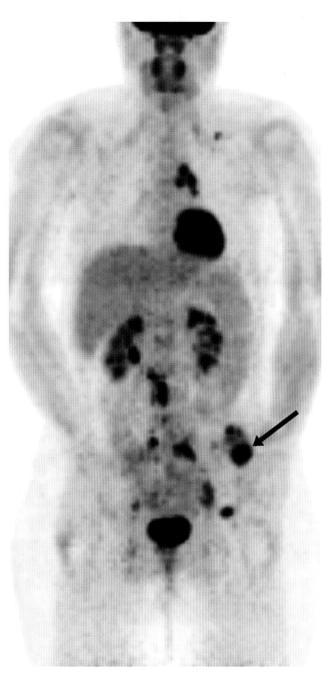

图 8.15 MIP 图像显示造瘘口的高代谢病灶 (箭)。此外，还可见位于纵隔、双侧髂总动脉区及左侧腹股沟的淋巴结呈病理性代谢增高。

8.10 病例 10:结直肠癌的再分期

病史 患者,男,73 岁,直肠癌化疗后,为明确复发情况行 ¹⁸F-FDG PET/CT 检查。

表现

释义 乙状结肠和直肠局部复发,伴左侧髂内动

脉区淋巴结转移。肺部的浓聚灶为转移或炎症。

学习要点 由于 CT 主要依靠病灶的大小和形态学进行诊断,因此不能区分纤维肿块和软组织复发。¹⁸F-FDG PET/CT 则是一种可以用于鉴别良性纤维组织和复发的有效检查手段。

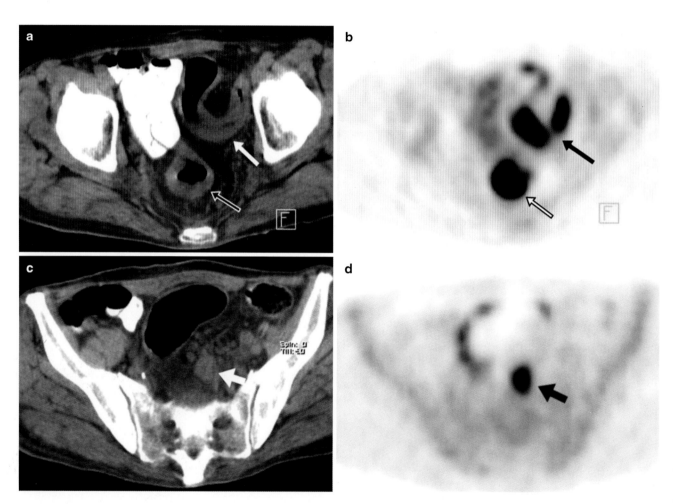

图 8.16 轴位 CT、PET 图像(a~d)显示乙状结肠(箭)和直肠(空箭)FDG 病理性摄取增高。除此之外,还可见位于左侧髂内动脉区的高代谢淋巴结(短箭)。

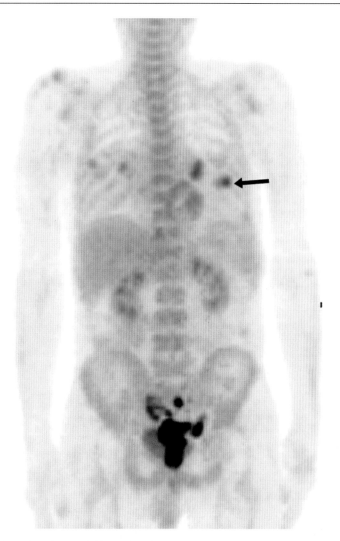

图 8.17　MIP 图像显示 FDG 高摄取病灶位于远端结肠,并且病灶周围也可见高代谢灶。另外,FDG 在双肺也有浓聚,可能是转移或炎症病灶(箭)。

8.11　病例 11:原发灶不明的恶性肿瘤

病史　患者,男,68 岁,CT 发现肝内低密度灶,可疑为转移,为寻找原发恶性肿瘤并评价病变程度,行 ^{18}F-FDG PET/CT 检查。

表现

释义　原发恶性肿瘤位于乙状结肠,肝内多发高代谢病灶符合转移。

学习要点　经验性治疗方案对于部分原发灶不明的恶性肿瘤有一定的疗效,但是对于晚期结直肠癌并不适用。准确判断原发灶不明的恶性肿瘤(CUP)患者结直肠病灶的部位和来源,采用有针对性的化疗代替经验性治疗,往往有更好的疗效。

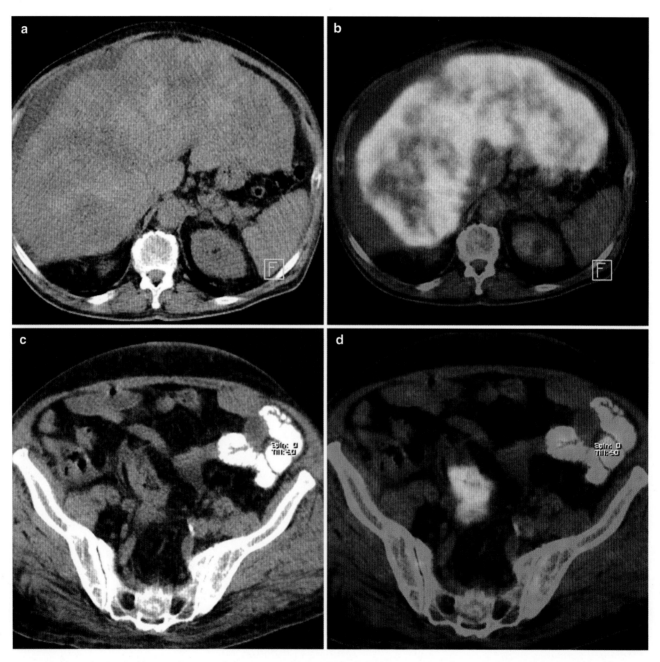

图 8.18　轴位 CT 和融合图像显示肝左右叶 FDG 明显高摄取的实性病灶(a,b),及位于乙状结肠的高代谢病灶(c,d)。

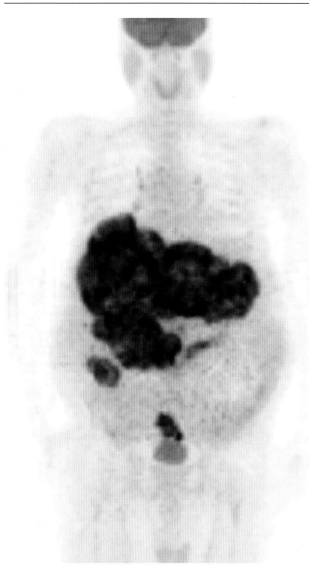

图 8.19 MIP 图像。

（刘建井 译）

参考文献

1. Abdel-Nabi H, Doerr RJ, Lamonica DM, Cronin VR, Galantowicz PJ, Carbone GM, et al. Staging of primary colorectal carcinomas with fluorine-18 fluorodeoxyglucose whole-body PET: correlation with histopathologic and CT findings. Radiology. 1998;206:755–60.
2. Arslan N, Dehdashti F, Siegel BA. FDG uptake in colonic villous adenomas. Ann Nucl Med. 2005;19:331–4.
3. Bond JH. Polyp guideline: diagnosis, treatment, and surveillance for patients with colorectal polyps. Practice Parameters Committee of the American College of Gastroenterology. Am J Gastroenterol. 2000;95:3053–63.
4. Chintamani, Singhal V, Bansal A, Bhatnagar D, Saxena S. Isolated colostomy site recurrence in rectal cancer-two cases with review of literature. World J Surg Oncol. 2007;5:52.
5. Greco F, Lennington W, Spigel D, Varadhachary G, Hainsworth J. Carcinoma of unknown primary site: outcomes in patients with a colorectal molecular profile treated with site specific chemotherapy. J Cancer Ther. 2012;3:37–43. doi:10.4236/jct.2012.31005.
6. Grigsby PW. FDG-PET/CT: new horizons in anal cancer. Gastroenterol Clin Biol. 2009;33:456–8.
7. Gutman F, Alberini JL, Wartski M, Vilain D, Le Stanc E, Sarandi F, et al. Incidental colonic focal lesions detected by FDG PET/CT. AJR Am J Roentgenol. 2005;185(2):495–500.
8. Huebner RH, Park KC, Shepherd JE, Schwimmer J, Czernin J, Phelps ME, et al. A meta-analysis of the literature for whole-body FDG PET detection of recurrent colorectal cancer. J Nucl Med. 2000;41:1177–89.
9. Huguier M, Houry S, Barrier A. Local recurrence of cancer of the rectum. Am J Surg. 2001;182:437–9.
10. Mukai M, Sadahiro S, Yasuda S, Ishida H, Tokunaga N, Tajima T, et al. Preoperative evaluation by whole-body 18F-fluorodeoxyglucose positron emission tomography in patients with primary colorectal cancer. Oncol Rep. 2000;7:85–7.
11. Nguyen BD, Ram PC, Roarke MC. F-18 FDG PET/CT imaging of anal canal squamous cell carcinoma. Clin Nucl Med. 2007;32:234–6.
12. Niekel MC, Bipat S, Stoker J. Diagnostic imaging of colorectal liver metastases with CT, MR imaging, FDG PET, and/or FDG PET/CT: a meta-analysis of prospective studies including patients who have not previously undergone treatment. Radiology. 2010;257:674–84. doi:10.1148/radiol.10100729.
13. O'Connor OJ, McDermott S, Slattery J, Sahani D, Blake MA. The use of PET-CT in the assessment of patients with colorectal carcinoma. Int J Surg Oncol. 2011. doi:10.1155/2011/846512.
14. Ohta J, Araki Y, Morodomi T, Shirouzu K, Isomoto H, Kakegawa T. A case of metachronous multiple carcinomas arising at the colostomy site after Miles operation. J Jpn Soc Coloproctol. 1991;44:481–4.
15. Purandare NC, Dua SG, Arora A, Shah S, Rangarajan V. Colorectal cancer – patterns of locoregional recurrence and distant metastases as demonstrated by FDG PET/CT. Indian J Radiol Imaging. 2010;20:284–8. doi:10.4103/0971-3026.73545.
16. Trautmann TG, Zuger JH. Positron emission tomography for pretreatment staging and posttreatment evaluation in cancer of the anal canal. Mol Imaging Biol. 2005;7:309–13.
17. Tziris N, Dokmetzioglou J, Giannoulis K, Kesisoglou I, Sapalidis K, Kotidis E, et al. Synchronous and metachronous adenocarcinomas of the large intestine. Hippokratia. 2008;12:150–2.

9.1　病例 1：胃低分化腺癌

病史　患者，男，40 岁，内镜活检诊断为胃低分化腺癌，行 ¹⁸F-FDG PET/CT 检查进行分期。

表现

释义　原发胃部恶性肿瘤伴随骨骼系统多灶转移。

学习要点　¹⁸F-FDG PET/CT 在胃癌患者术前分期中的作用有限，多由于其对原发肿瘤及淋巴结转移的敏感性较低，但是该检查的优势在于可以通过一次全身检查，检测远处实质器官和骨转移。

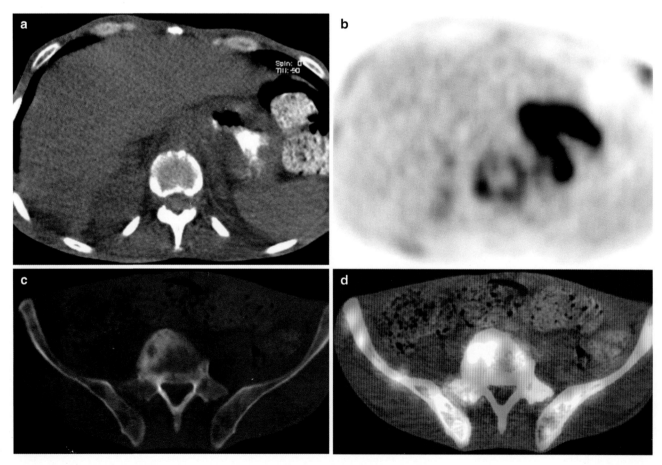

图 9.1　轴位 CT 和 PET 图像显示胃壁增厚部分 FDG 摄取明显增加（SUVmax 17.7）(a,b)，CT 和融合图像可见骨盆硬化性病灶伴随高代谢（SUVmax 5.9）(c,d)。

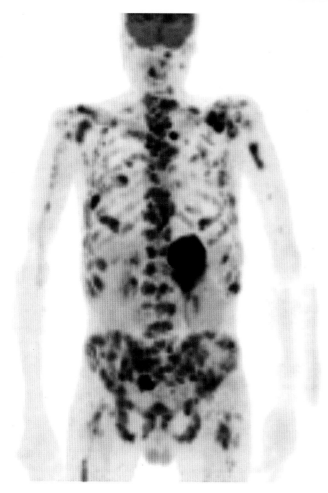

图 9.2　MIP 图像显示骨骼系统广泛高代谢病灶,同时胃壁 FDG 摄取增高。

9.2　病例 2:胃腺癌和 Virchow 淋巴结

病史　患者,男,60 岁,内镜活检诊断为胃腺癌,行 ¹⁸F-FDG PET/CT 检查进行分期。

表现

释义　原发胃部恶性肿瘤伴随多发淋巴结转移。Virchow 淋巴结位于左侧锁骨上区,通常是胃癌的特征性转移部位。

学习要点　尽管 ¹⁸F-FDG PET/CT 在检测胃腺癌淋巴结转移中并无优势,敏感性约为 60%,但是其特异性较高,约为 85%。发现的淋巴结病变可能为病理性。

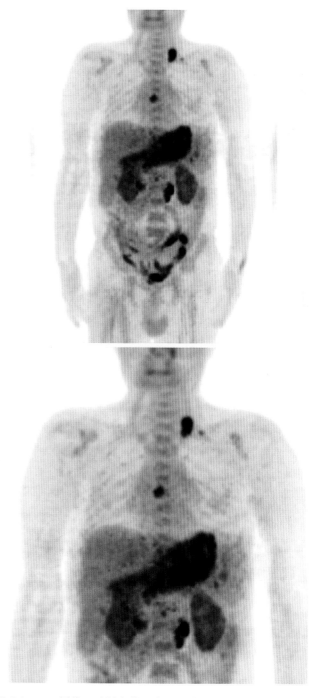

图 9.3　MIP 图像显示胃中等程度 FDG 摄取增高。隆突下(SUVmax 6.4)、左侧锁骨上(SUVmax 8.8)、胃周、肝胃区、主动脉旁(SUVmax 7.4)淋巴结均呈高代谢。

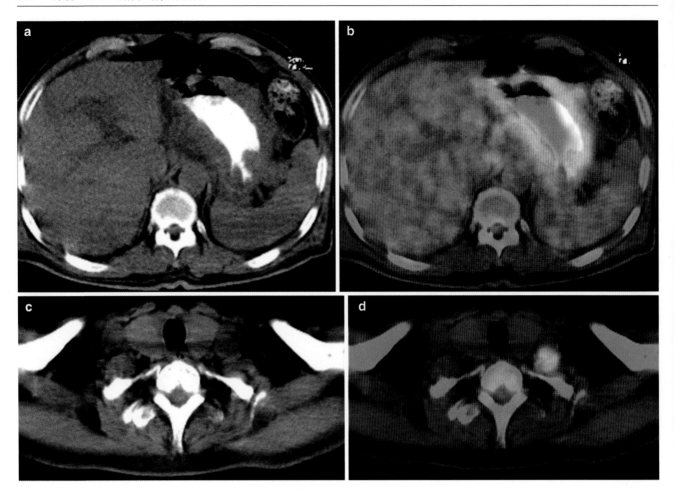

图 9.4 轴位 CT 和融合图像显示胃壁中等程度 FDG 摄取(a,b),左侧锁骨上区淋巴结高代谢(c,d)。

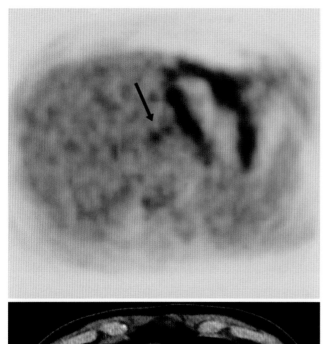
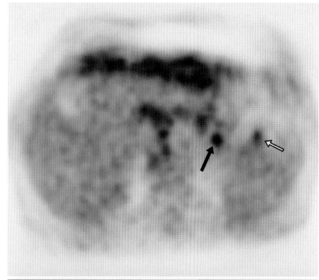
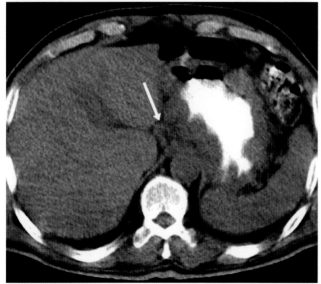
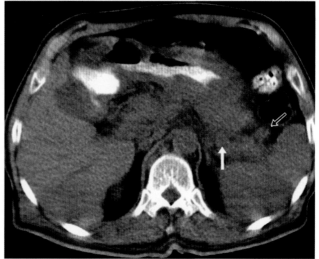

图 9.6　轴位 PET 和 CT 图像显示胃周淋巴结呈轻度 FDG 摄取增高(箭)。

图 9.5　轴位 PET 和 CT 图像显示肝胃区淋巴结呈轻度 FDG 摄取增高(箭)。

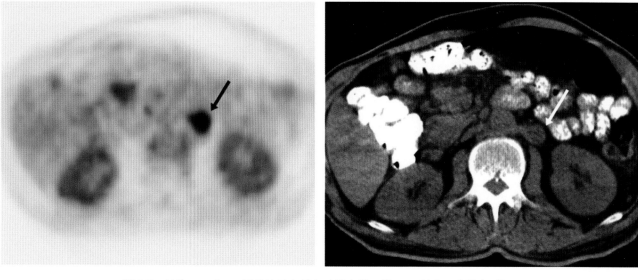

图 9.7　轴位 PET 和 CT 图像显示左侧主动脉旁淋巴结 FDG 摄取显著增高(箭)。

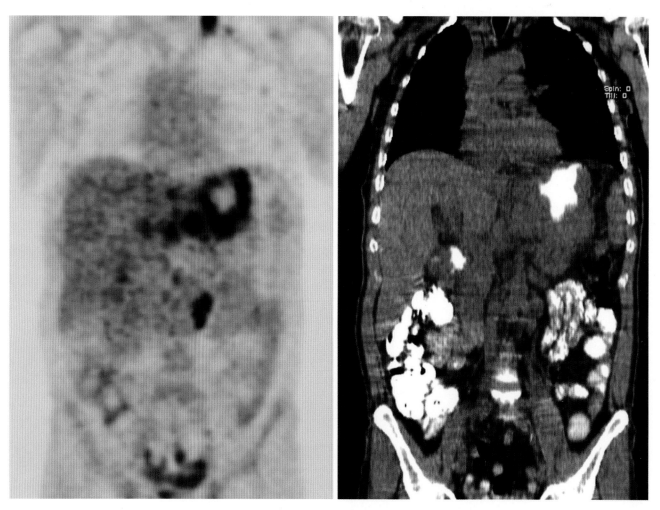

图 9.8　冠状位 PET 和 CT 图像显示胃和腹腔淋巴结 FDG 摄取增高。

9.3　病例 3：偶发胃腺癌

病史　患者，女，65 岁，确诊为结直肠癌后随访 3 年，行 ^{18}F-FDG PET/CT 检查进行分期。

表现

释义　第二原发胃部恶性肿瘤和肺部转移（来源于结直肠或胃恶性肿瘤）

结果　胃部活检证实腺癌含有 50% 黏液成分，没有明显印戒细胞成分。

学习要点　^{18}F-FDG PET/CT 检测含有较多黏液成分的病灶敏感性较低，但是在此病例中，尽管黏液成分大约为 50%，但 FDG 摄取仍然明显增高。

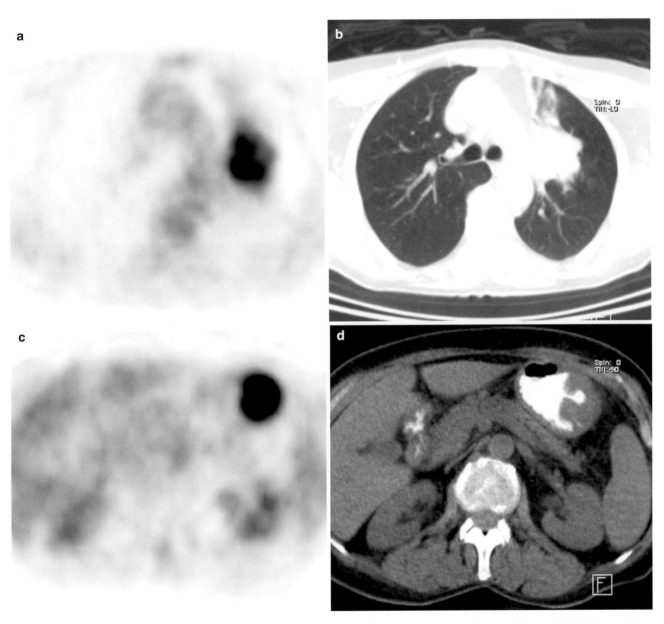

图 9.9　轴位 PET 和 CT 图像显示左肺上叶前段巨大病灶，FDG 摄取明显增高（SUVmax 11.9）（a,b）。胃体大弯侧胃壁增厚，相应的 FDG 摄取显著增高（SUVmax 22.7）（c,d）。

9.4　病例 4:含有印戒细胞成分的胃腺癌

病史　患者,女,69 岁,诊断为胃腺癌,伴有印戒细胞成分,行 ¹⁸F-FDG PET/CT 检查进行分期。

表现

释义　尽管胃部没有发现异常 FDG 摄取增高,但应考虑到这种病理亚型的可能性,这种情况下将 ¹⁸F-FDG PET/CT 作为首选评价手段是不够的。

学习要点　胃恶性肿瘤中的印戒细胞癌对于 FDG 的摄取极低。¹⁸F-FDG PET/CT 在这种病理类型的患者中效果不佳。

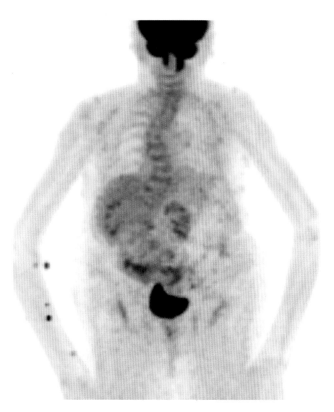

图 9.10　MIP 图像未发现病理性 FDG 摄取增加。

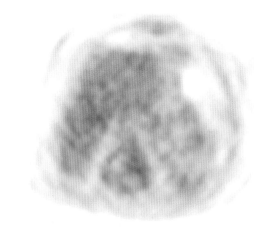
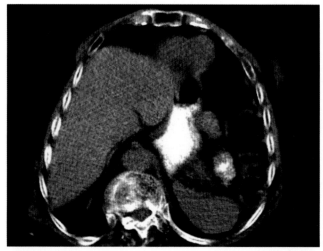

图 9.11　除了胃壁轻微 FDG 摄取,轴位 PET 和 CT 图像没有发现任何病理性 FDG 摄取。

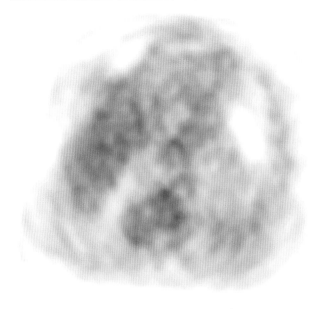
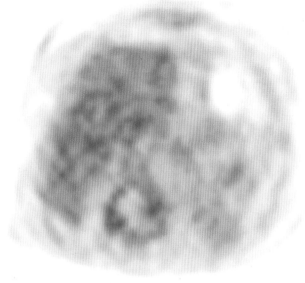

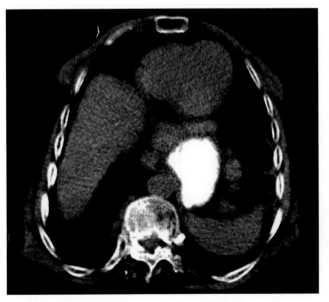

图 9.12 轴位 PET 和 CT 图像。

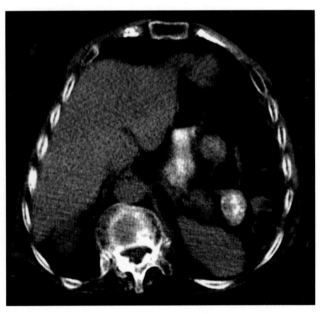

图 9.13 轴位 PET 和 CT 图像。

9.5 病例 5:食管鳞癌的再分期

病史 患者,女,65岁,3年前行根治性食管切除术,病理证实为食管鳞癌,行 ¹⁸F-FDG PET/CT 检查进行再分期。

表现

释义 咽胃吻合术后局部复发,肠系膜种植转移,右肺实质转移结节。

学习要点 有研究报道,PET 诊断食管癌局部或远处复发的敏感性和特异性分别为 94% 和 82%,诊断吻合口周复发时分别为 100% 和 57%。FDG PET 在诊断局部复发的特异性不如其敏感性高,但本例中局部高代谢病灶是否为恶性无疑议。

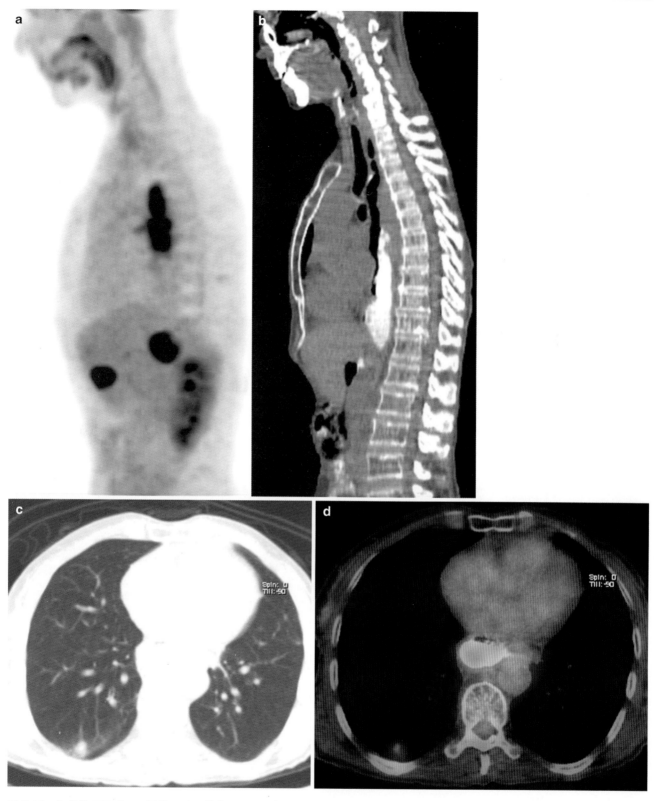

图 9.14　矢状位 PET 和 CT 图像(a,b)、轴位 CT 和融合图像(c,d)显示咽胃吻合术后可见显著高代谢病灶(SUVmax 8.3),同时上腹出现另外 2 个 FDG 高摄取病灶。右肺下叶后基底段可见一小结节,伴 FDG 轻微摄取(SUVmax 1.5)。

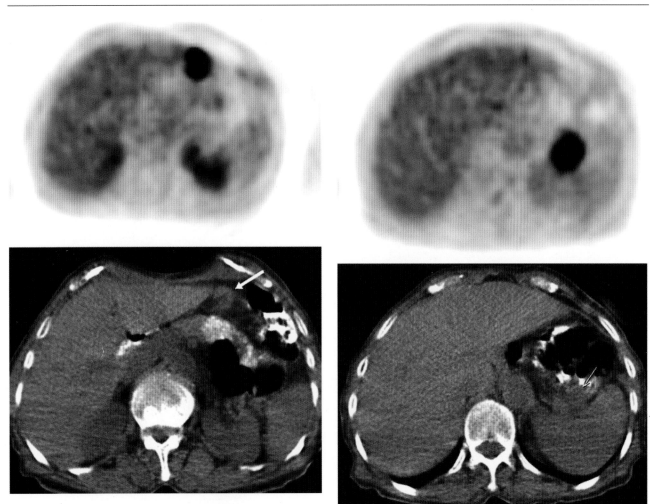

图 9.15　轴位 PET 和 CT 图像显示肝左叶旁软组织病灶呈高代谢(箭)。

图 9.16　轴位 PET 和 CT 图像显示脾旁软组织病灶呈高代谢(箭)。

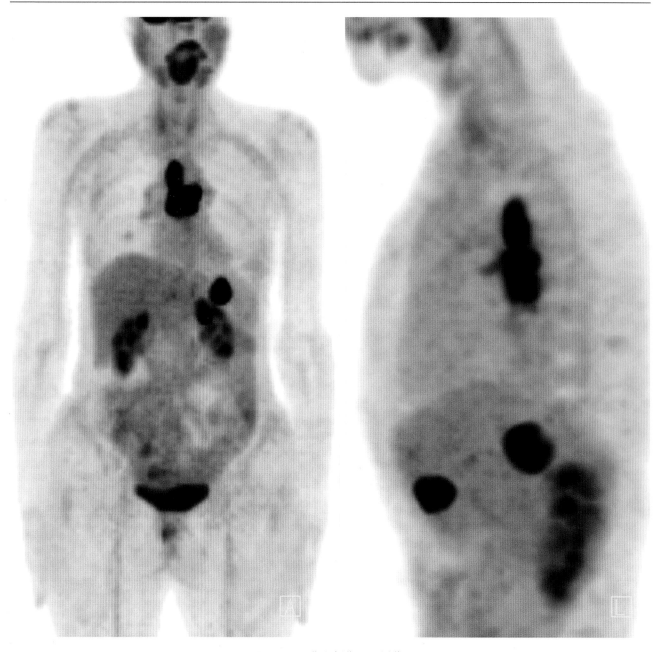

图 9.17　正位和侧位 MIP 图像。

（于筱舟　译）

参考文献

1. Flamen P, Lerut A, Van Cutsem E, Cambier JP, Maes A, De Wever W, et al. The utility of positron emission tomography for the diagnosis and staging of recurrent esophageal cancer. Thorac Cardiovasc Surg. 2000;120:1085–92.

2. McAteer D, Wallis F, Couper G, Norton M, Welch A, Bruce D, et al. Evaluation of ^{18}F-FDG positron emission tomography in gastric and oesophageal carcinoma. Br J Radiol. 1999;72:525–9.

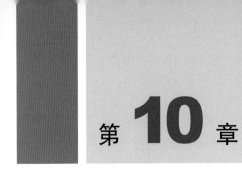

第 **10** 章　肝癌

10.1　病例 1:肝细胞肝癌分期

病史　患者,男,63 岁,确诊为肝细胞肝癌(HCC),行 ^{18}F-FDG PET/CT 检查。

表现

释义　肝高代谢区符合肝脏原发恶性肿瘤。

学习要点　HCC 中 FDG 的浓聚状态表现多样,原因不明。在低级别肝癌中,由于高活性的葡萄糖-6-磷酸酶的存在,使 FDG 摄取呈低或无代谢状态。作为肝脏动态 CT 和胸部 X 线片之外的补充影像方法,^{18}F-FDG PET/CT 可在常规分期时提供额外信息。

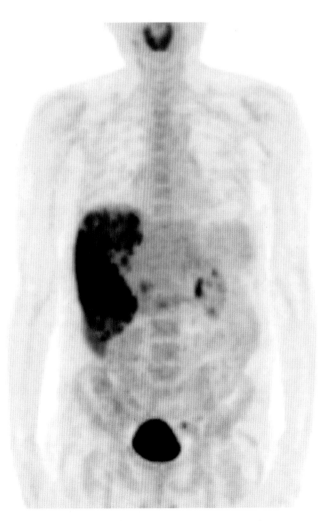

图 10.1　MIP 图像显示肝脏 FDG 摄取呈不均匀性增高,而体内其他部位未见病理性 FDG 摄取。

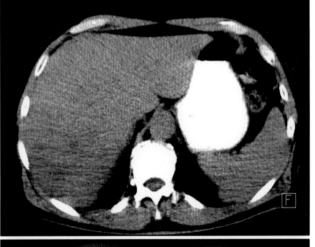

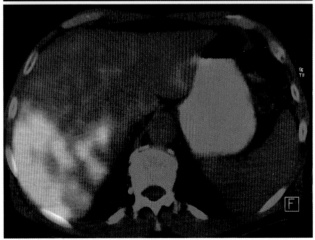

图 10.2　轴位 CT 和融合图像显示肝右叶不均匀高代谢。

10.2 病例 2:肝细胞肝癌再分期

病史 患者,男,63 岁,肝细胞肝癌术后 1 年,行 ¹⁸F-FDG PET/CT 检查进行再分期。

表现

释义 残肝局灶性 FDG 高摄取代表复发病灶。

学习要点 ¹⁸F-FDG PET/CT 在早期评估病灶残留、肝内复发、肝外转移方面很有裨益,也能为肝细胞肝癌复发监测提供有价值的信息。

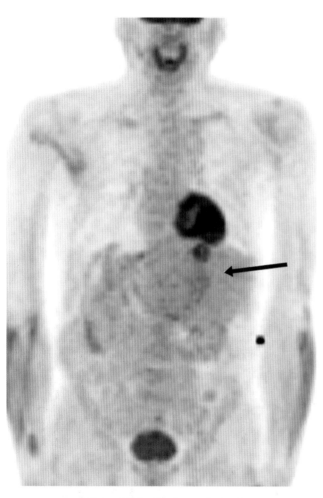

图 10.3 MIP 图像显示肝内局灶性 FDG 摄取,同时可见肝脏移至腹腔左侧(箭)。

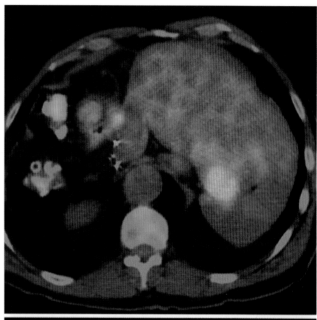

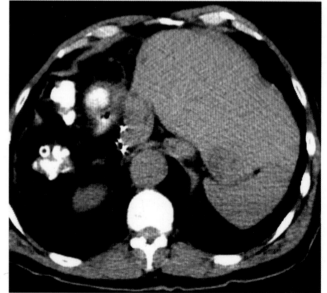

图 10.4 轴位和融合图像 CT 显示肝左叶高代谢病灶(SUVmax 5)。术后肝被放置于腹腔左侧。

10.3 病例 3:肝细胞肝癌射频消融

病史 患者,男,60 岁,结直肠癌随访行 ¹⁸F-FDG PET/CT 检查,发现肝转移,该患者于射频消融(RFA)术后第 7 个月和第 16 个月分别行 ¹⁸F-FDG PET/CT 检查。

表现

释义 肝Ⅵ段转移灶的 RFA 治疗效果很好,但于治疗结束后 17 个月行 FDG PET/CT 检查时出现复发。

学习要点　传统影像学检查可以用来评估原发和继发性肝脏恶性病灶 RFA 治疗疗效,但在鉴别多种肿瘤和 RAF 治疗后改变的作用有限。[18]F-FDG PET/CT 能够用于肝脏肿瘤 RFA 术后的疗效评估和再分期。

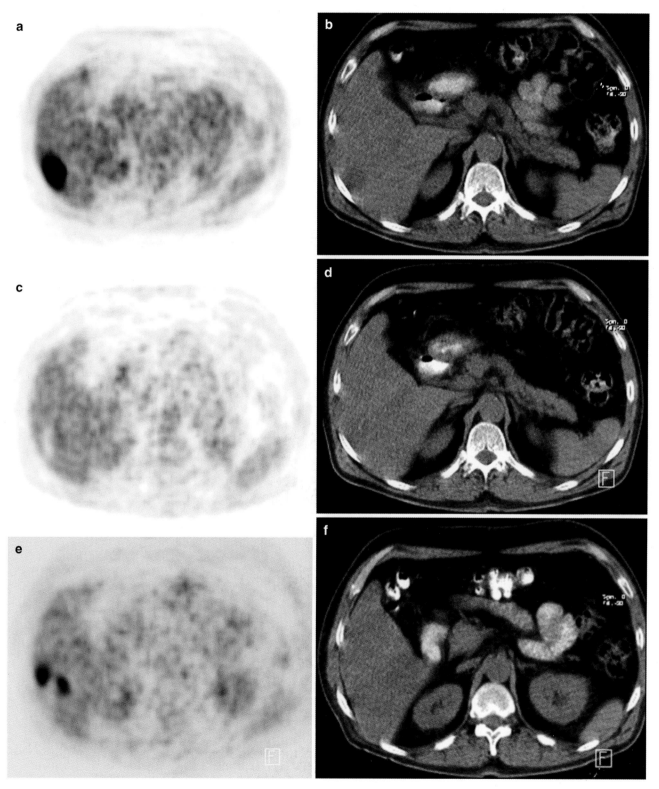

图 10.5　轴位 CT 和融合图像显示肝Ⅵ段局灶性高代谢病变(a,b),治疗后 6 个月图像显示病灶消失(c,d),治疗后 17 个月肝Ⅵ段显示高代谢病灶(e,f)。

(朱湘　译)

参考文献

1. Cho Y, Lee DH, Lee YB, Lee M, Yoo JJ, Choi WM, et al. Does ^{18}F-FDG positron emission tomography-computed tomography have a role in initial staging of hepatocellular carcinoma? PLoS One. 2014. doi:10.1371/journal.pone.0105679.
2. Lee Z, Luo G. Issues pertaining to PET imaging of liver cancer. J Fasting Health. 2014;2:62–4.
3. Sun L, Guan YS, Pan WM, Luo ZM, Wei JH, Zhao L, et al. Metabolic restaging of hepatocellular carcinoma using whole-body F-FDG PET/CT. World J Hepatol. 2009;1:90–7. doi:10.4254/wjh.v1.i1.90.
4. Thulkar S, Chawla M, Sharma P, Malhotra A, Kumar R. ^{18}F-FDG PET/CT in evaluation of radiofrequency ablation of liver metastasis. Clin Nucl Med. 2012;37:498–501. doi:10.1097/RLU.0b013e31824 d24e2.

第 11 章

胰腺肿瘤

11.1 病例 1:胰腺腺癌

病史 患者,女,73 岁,行肝脏肿物穿刺活检,病理证实为转移性腺癌,为明确原发恶性肿瘤行 ^{18}F-FDG PET/CT 检查。

表现

释义 肝内多发高代谢转移灶来源于胰头原发恶性肿瘤。

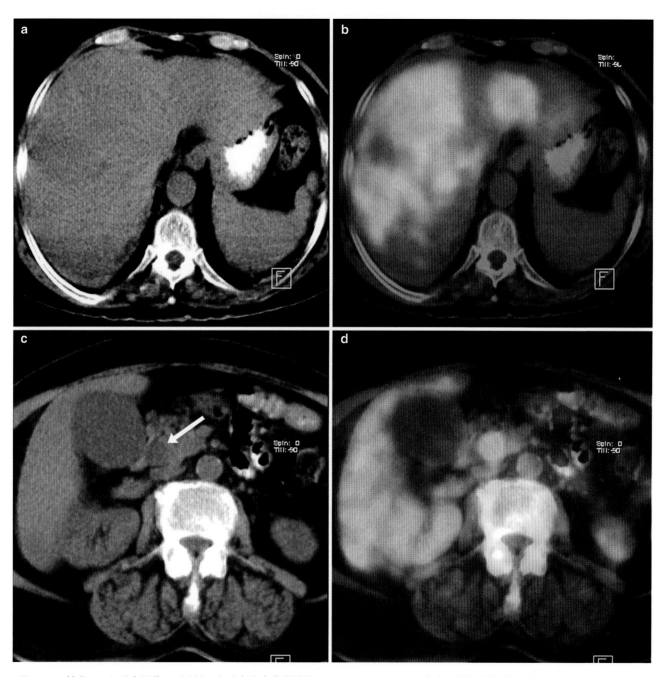

图 11.1 轴位 CT 和融合图像显示肝左、右叶多发高代谢肿物(SUVmax 10)(a,b)和胰头局灶性高代谢灶(箭)(SUVmax 8.7)(c,d)。

学习要点 一项 meta 分析表明,^{18}F-FDG PET/CT 寻找原发病灶的发现率为 37%。最常报道的原发灶不明的肿瘤包括肺、胰腺和口咽。^{18}F-FDG PET/CT 对于鉴别胰腺良恶性肿瘤具有很高的敏感性(85%~100%)和特异性(67%~99%)。

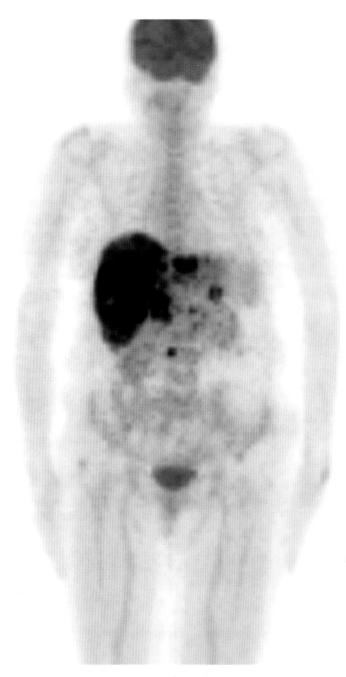

图 11.2 MIP 图像。

11.2 病例 2:胰腺神经内分泌肿瘤

病史 患者,女,47 岁,因偶然发现肿瘤标志物升高而行 ^{18}F-FDG PET/CT 检查。

表现

释义 虽然肿物的 FDG 摄取水平未达到恶性水平,但仍可疑为恶性肿瘤。

结果 活检证实为胰腺神经内分泌肿瘤。

学习要点 虽然对于胃胰的神经内分泌肿瘤 ^{18}F-FDG PET/CT 的显像效果欠佳,但是一些高增殖活性和低分化的肿瘤对 FDG 仍然是高摄取的。

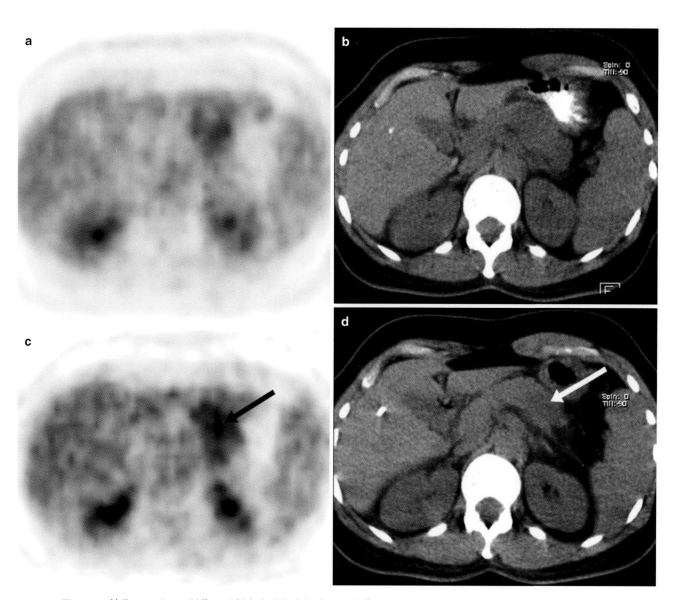

图 11.3 轴位 PET 和 CT 图像显示低密度肿物占据胰尾和胰体,FDG 呈轻度摄取增高(箭)(SUVmax 3.2)(a~d)。

(刘建井 译)

参考文献

1. Delbeke D, Martin WH. PET and PET/CT for pancreatic malignancies. Surg Oncol Clin N Am. 2010;19:235–54.

2. Kwee TC, Basu S, Alavi A. PET and PET/CT for unknown primary tumors. Methods Mol Biol. 2011;727:317–33. doi:10.1007/978-1-61779-062-1_17.

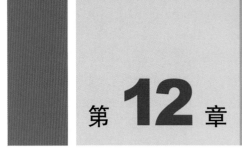

第 **12** 章　胃肠道间质瘤

12.1　病例 1：胃肠道间质瘤进展

病史　患者,男,33 岁,5 个月以前腹部肿块活检诊断为胃肠道间质瘤(GIST)。患者接受过甲磺酸伊马替尼(格列卫)治疗,行 ^{18}F-FDG PET/CT 扫描评价治疗反应。

表现

释义　病灶体积增大,代谢活性增高,符合进展。

学习要点　^{18}F-FDG PET/CT 扫描可用来评价胃肠道间质瘤格列卫治疗后疗效。尽管 PET 显示好转,但由于出血、水肿、黏膜变性等,肿瘤可能在治疗后几个月内增大。本病例中,病灶增大,但由于代谢活性也有所增加,所以认为病灶较之前有所进展。

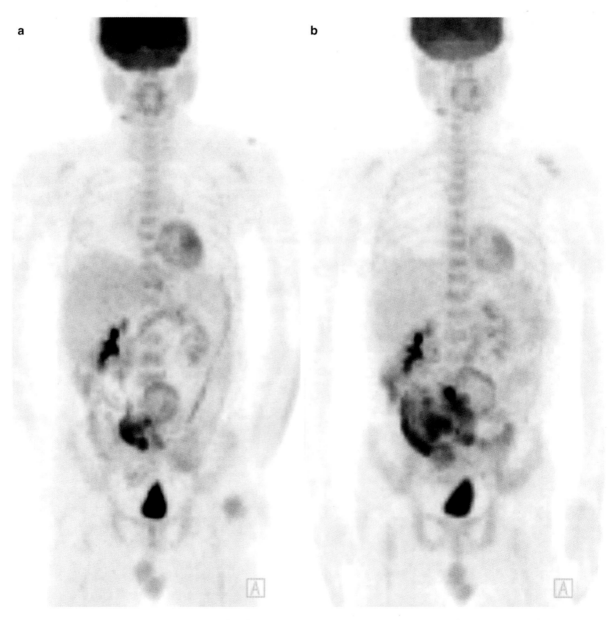

图 12.1　MIP 图像显示下腹部不均匀高代谢肿块(a),治疗后 5 个月病灶大小及代谢活性均增加(b)。

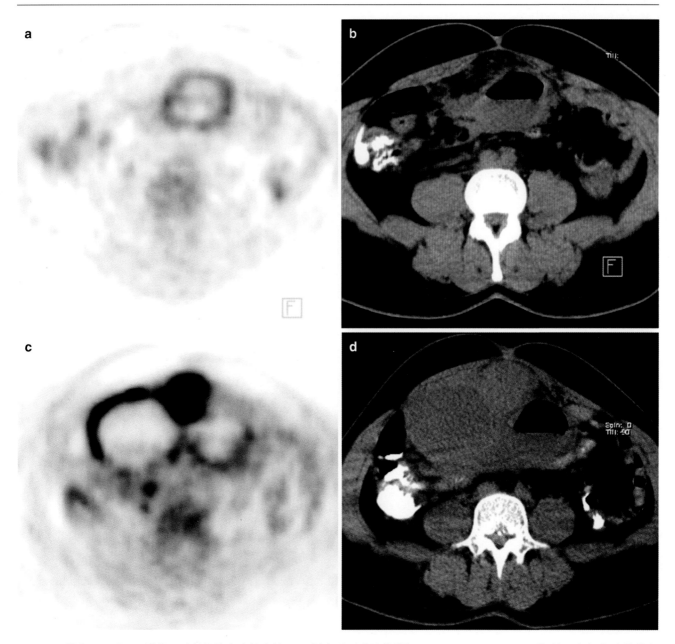

图 12.2　轴位 PET 和 CT 图像显示紧邻前腹壁的病灶 FDG 摄取呈环形显著增加,(SUVmax 13.5)(a,b)。格列卫治疗后,病灶体积增大,内部密度更低,肿物边缘 FDG 摄取增加,实性成分增多(SUVmax 14.7)(c,d)。

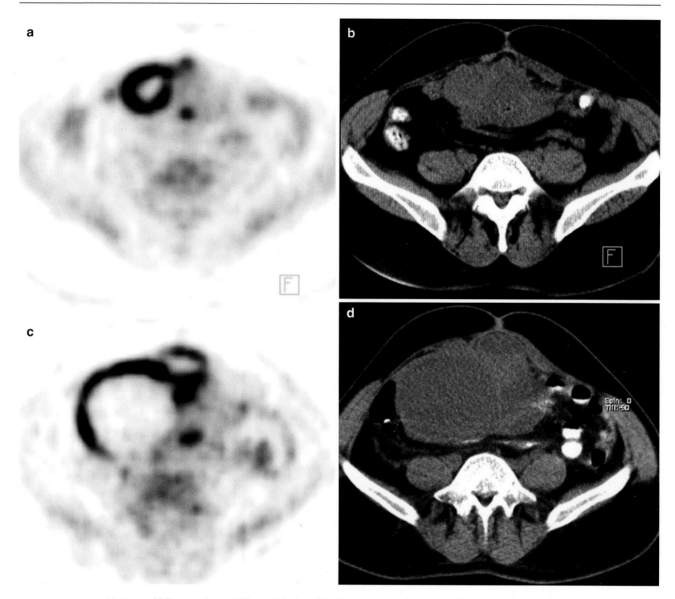

图 12.3 轴位 PET 和 CT 图像显示格列卫治疗前(a,b)及治疗后(c,b)盆腔入口处高代谢肿物。

12.2   病例 2:胃肠道间质瘤进展

病史   患者,男,57 岁,小肠肿瘤切除术后确诊为胃肠道间质瘤,格列卫化疗后,定期行 ^{18}F-FDG PET/CT 检查评价疗效。

表现

释义   第 2 次检查显示病变轻微好转,但第 3 次检查显示病变明显进展。

学习要点   肝脏和腹膜是胃肠道间质瘤常见的远处转移部位,但肺转移不常见,约占 7%。

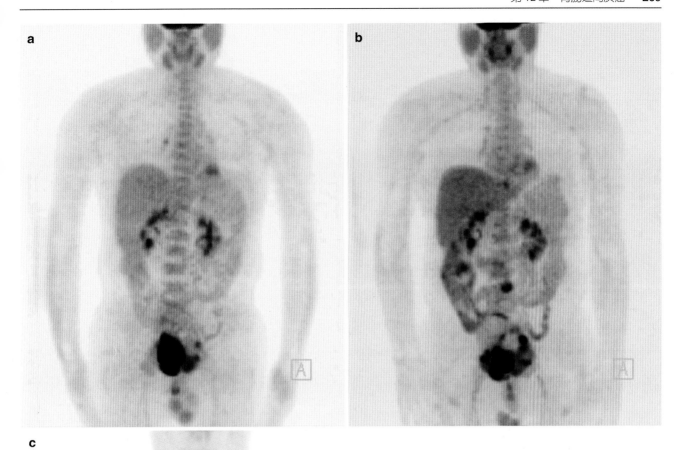

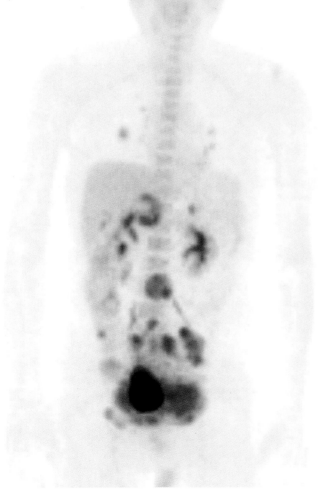

图 12.4　MIP 图像显示膀胱前肿物 FDG 摄取明显增高(SU-Vmax 7.2)(a)，10 个月后病灶略好转(SUVmax 6.6)，但在第 3 腰椎水平出现新发轻度高代谢病灶(b)，第 2 次检查后 7 个月病灶进展(SUVmax 9.5)，并且在腹部和双肺可见多处新发高代谢病灶(c)。

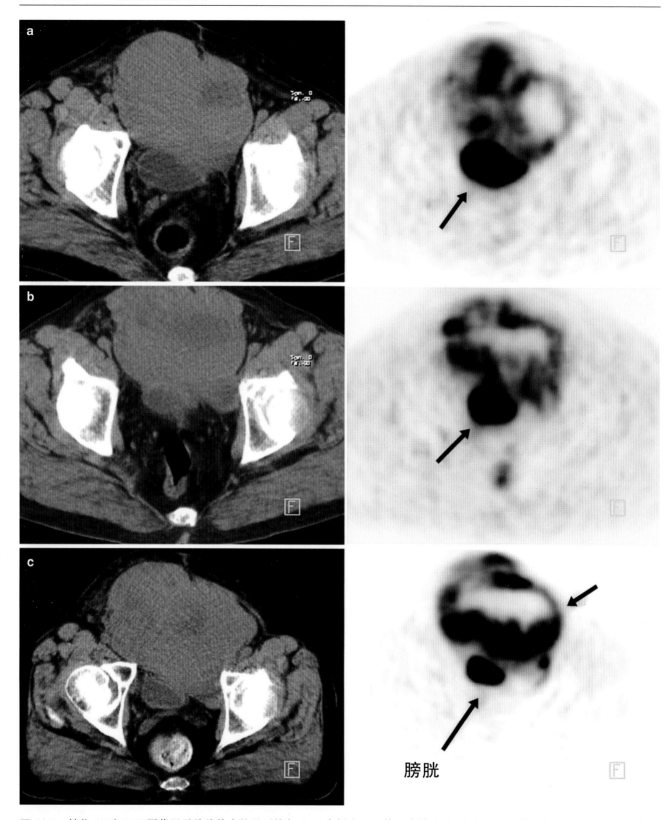

图 12.5 轴位 CT 和 PET 图像显示膀胱前病灶呈不均匀 FDG 高摄取(a),第 1 次检查后 10 个月的图像(b),第 2 次检查后 7 个月的图像(c)(箭)。

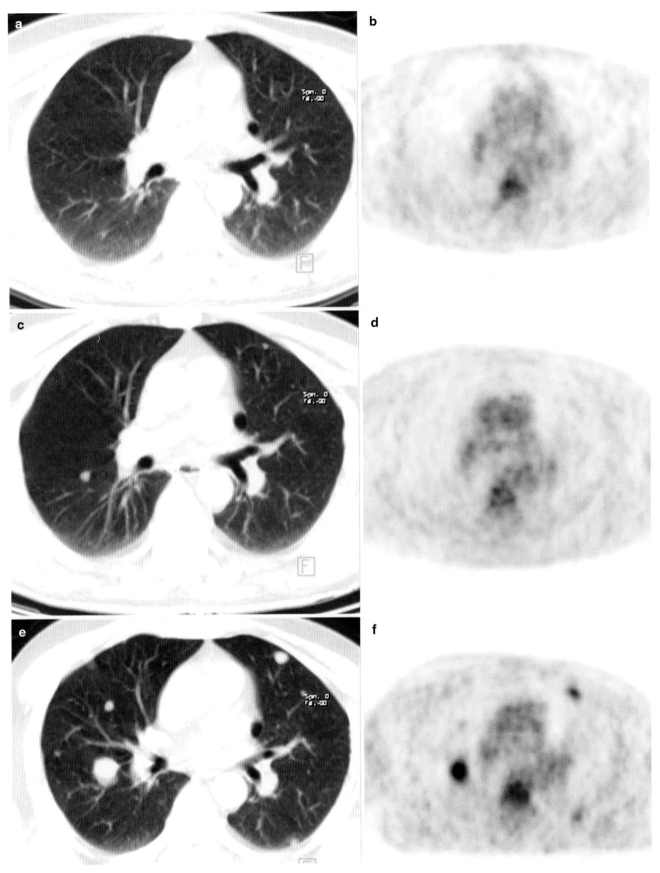

图 12.6 轴位胸部 CT 和 PET 图像显示第 1 次检查无病理性 FDG 摄取(a,b),第 1 次检查 10 个月后发现右肺高密度结节,无 FDG 摄取(c,d),第 2 次检查 7 个月后双肺实质出现中等程度高代谢结节(SUVmax 6.2)(e,f)。

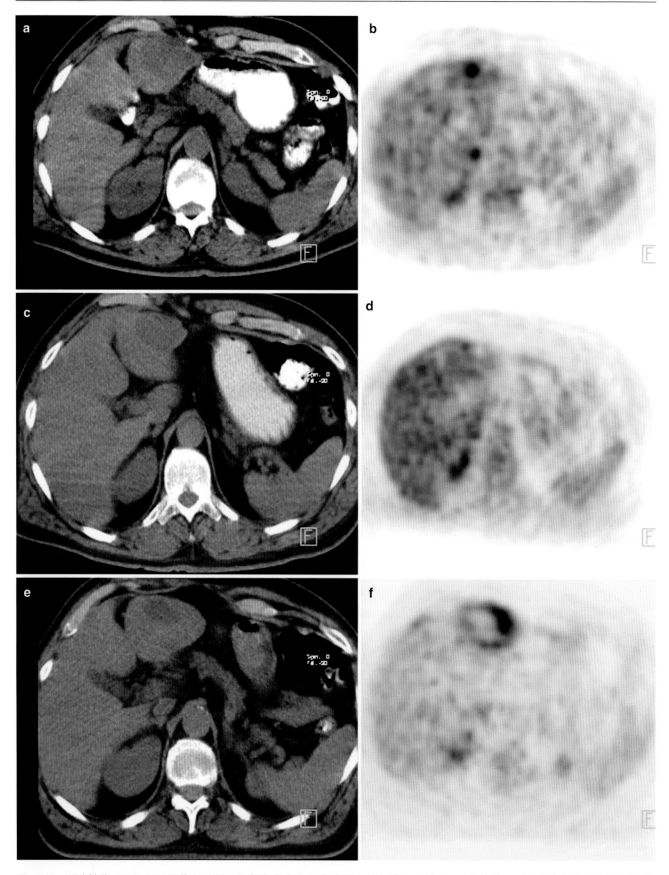

图 12.7 肝脏轴位 CT 和 PET 图像显示肝 3 段低密度病变呈高代谢(a,b),第 1 次检查 10 个月后 CT 显示低密度病变仍存在,但高代谢灶消失(c,d),第 2 次检查 7 个月后 CT 显示肝 3 段低密度病变减小,但高代谢灶再次出现(e,f)。

12.3　病例 3：胃肠道间质瘤进展

病史　患者，女，44 岁，确诊为胃肠道间质瘤，在格列卫治疗前和治疗后 6 个月行 ^{18}F-FDG PET/CT 检查。

表现

释义　病灶大小和代谢活性的增加提示疾病进展。

学习要点　病灶增大和代谢活性的增加反映了疾病进展。病灶 CT 值一般在治疗前后无变化。约 20%CT 发现的病变没有任何 FDG 摄取，在这些病例中，CT 值的降低可能提示好转。

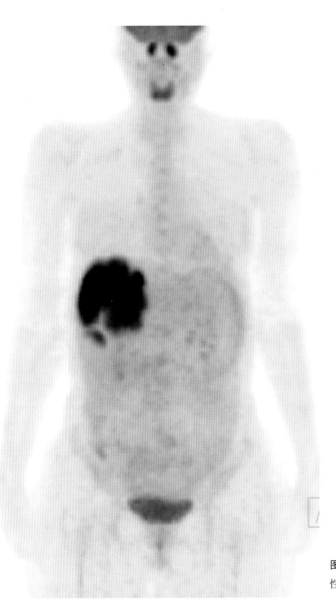

图 12.8　MIP 图像显示肝脏肿物 FDG 摄取明显增高（SUVmax 7.7）。

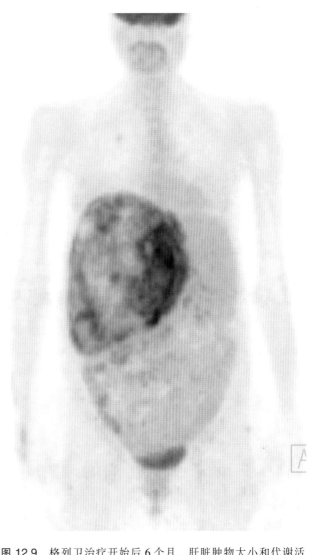

图 12.9　格列卫治疗开始后 6 个月，肝脏肿物大小和代谢活性增加（SUVmax 11.4）。

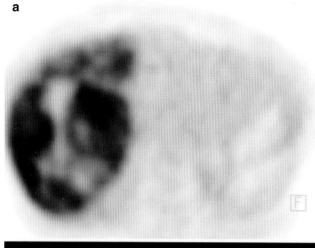

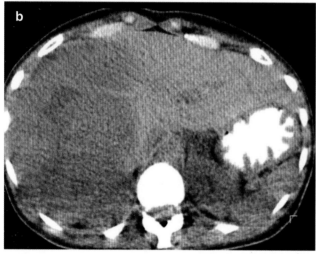

图 12.10　轴位 PET 和 CT 图像显示病变 FDG 摄取呈明显不均匀性增高,病变占据了肝右叶和肝 4 段(17.2HU)(a,b)。

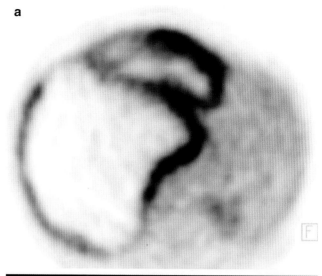

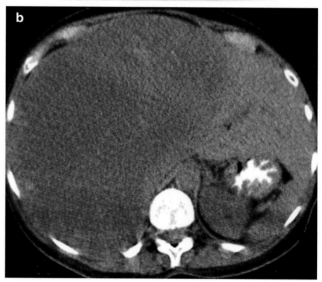

图 12.11　治疗后 6 个月,病变体积增大伴中心低密度区,代谢活性较前增高(18HU)(a,b)。

12.4　病例 4:胃肠道间质瘤治疗后完全缓解

病史　患者,男,23 岁,手术切除网膜病变(之前认为起源于胃壁),结果确诊为胃肠道间质瘤,行 ^{18}F-FDG PET/CT 检查确定分期。化疗结束后再次行 ^{18}F-FDG PET/CT 检查评价疗效。

表现

　　释义　治疗后完全缓解。

　　学习要点　原发性胃肠道间质瘤可以起源于胃肠道任何部位,但最常见于胃(60%~70%)、小肠(20%~25%),而直肠、食管、结肠和阑尾少见。

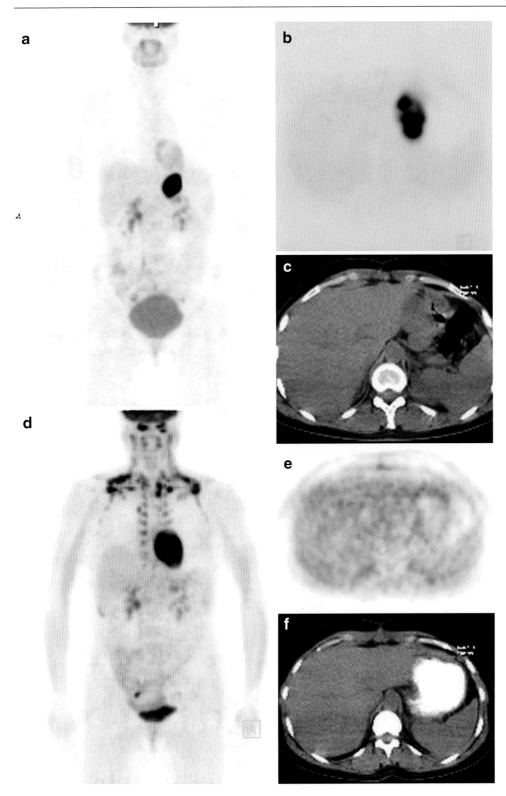

图 12.12　MIP（a）、轴位 PET 和 CT（b,c）显示胃部病灶 FDG 摄取显著增高（SUVmax 44.3），化疗结束后病变消失（d~f）。颈部、锁骨上、纵隔的 FDG 高摄取是由于交感神经兴奋导致的棕色脂肪 FDG 生理性积累。

（张利卜　译）

参考文献

1. Eugene CL, Alavi A. Gastric, esophageal, and gastrointestinal tumors. In: Eugene CL, Alavi A, editors. PET and PET/CT: a clinical guide. 2nd ed. New York: Thieme; 2009. p. 170.
2. Nannini M, Biasco G, Di Scioscio V, Di Battista M, Zompatori M, Catena F, et al. Clinical, radiological and biological features of lung metastases in gastrointestinal stromal tumors (case reports). Oncol Rep. 2011;25:113–20.

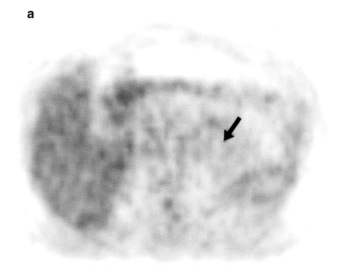

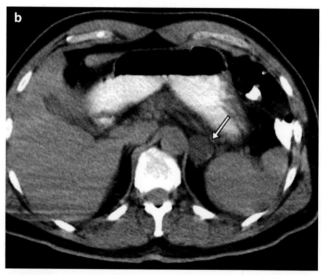

第 **13** 章 肾上腺肿瘤

13.1 病例 1：肾上腺腺瘤

病史 患者,男,52岁,无恶性肿瘤病史,行腹部 MRI 检查时发现左侧肾上腺偶发瘤, 故行 ^{18}F-FDG PET/CT 检查。

表现

释义 符合良性肾上腺偶发瘤。

学习要点 肾上腺腺瘤可以有功能也可以无功能,通常在传统的解剖成像时偶然发现。一般直径小于3cm,边缘光滑、规则,平扫 CT 值小于10HU。约30%的腺瘤呈乏脂性,因而 CT 值大于10HU。增强 CT 延迟显像呈明显的对比剂流空,在 MR 反相位化学位移成像中信号强度减低。

图 13.1 轴位 CT 和 PET 图像(a,b)显示左侧肾上腺圆形肿块,密度均匀,边缘清楚,5.4HU,尺寸为 4.5cm×4cm×3.5cm,无明显 FDG 摄取(箭)。MRI(未示出)反相位成像显示信号强度减低。

13.2　病例 2：肾上腺腺瘤

病史　患者,男,55 岁,无恶性肿瘤病史,行 ^{18}F-FDG PET/CT 检查评价左侧肾上腺偶发瘤。

表现

释义　结果表明可能为良性肾上腺偶发瘤。

学习要点　有人提议将 SUVmax 大于 3.1 和 SUV 比大于 1.0 作为诊断肾上腺恶性病变的标准。PET/CT 图像上平均 CT 值大于 10HU 且 SUVmax 大于 3.1 诊断恶性的敏感性为 97.3%,特异性为 86.2%。而平均 CT 值大于 10HU 且 SUV 比值大于 1.0 诊断恶性的敏感性为 97.3%,特异性为 74.1%。

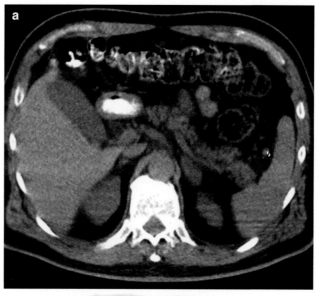

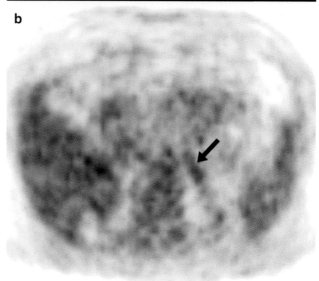

图 13.2　轴位 CT 和 PET 图像(a,b)显示左侧肾上腺椭圆形肿块 FDG 摄取轻度增高,大小为 2cm×2cm(SUVmax 3)(箭),SUV 比值(结节 SUVmax/肝脏 SUV 平均)为 3/2.7=1.1。MRI(未示出)反相位成像显示信号强度减低。在 CT 上病灶平均 CT 值为 –13HU。

13.3　病例 3：肾上腺神经鞘瘤

病史　患者,女,32 岁,行腹部超声时发现左侧肾上腺 4cm×8cm×10cm 大小的肿块,行 ^{18}F-FDG PET/CT 检查后行左侧肾上腺切除术。

表现

释义　病灶代谢活性达到了恶性病变的水平,综合病灶大小和成像特征高度怀疑恶性肾上腺瘤。

结果　组织学检查证实为神经鞘瘤,免疫组化 S-100 和 Vim 阳性也证实了这一诊断。

学习要点　尽管肾上腺肿瘤 SUVmax 大于 3 时考虑为恶性,但良性病变,如神经鞘瘤,可能导致假阳性结果。

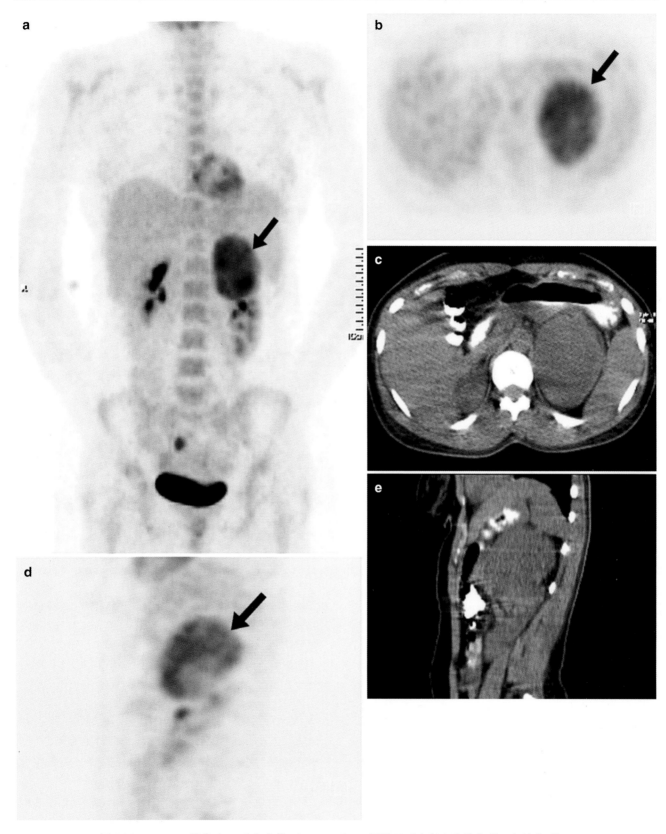

图 13.3 MIP(a)、轴位(b,c)和矢状位(d,e)PET 和 CT 图像显示左肾上腺肿块明显高摄取(箭)。

13.4 病例4:肾上腺节细胞神经瘤

病史 患者，男，18岁,CT检查发现左侧肾上腺相对均匀的肿块,大小约5.2cm×4.3cm×7.1cm。行 ^{18}F-FDG PET/CT检查以排除原发恶性病灶及可能的转移病灶。

表现

释义 当SUVmax阈值为3时,该病灶代谢活性已达恶性水平。

结果 患者行左侧肾上腺切除术,组织学检查证实为节细胞神经瘤(GN)。

学习要点 节细胞神经瘤是一种良性肿瘤,起源于交感神经节或肾上腺髓质的神经嵴细胞。尽管FDG-PET判断肾上腺良性病变和恶性病变有较高的准确性,但也会得出错误结果。

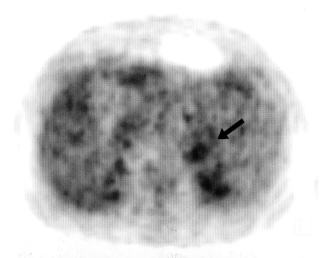

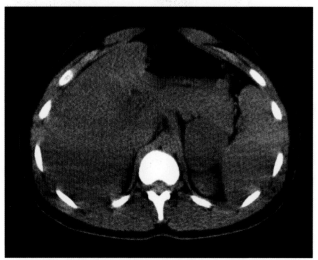

图13.4 轴位PET和CT图像显示左肾上腺肿块轻度摄取(箭)(SUVmax 4.1)。

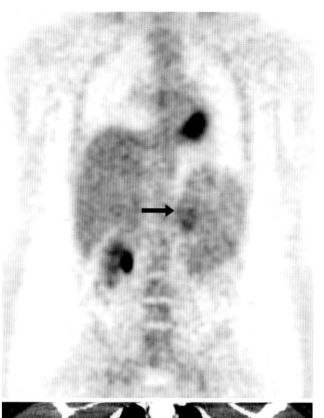

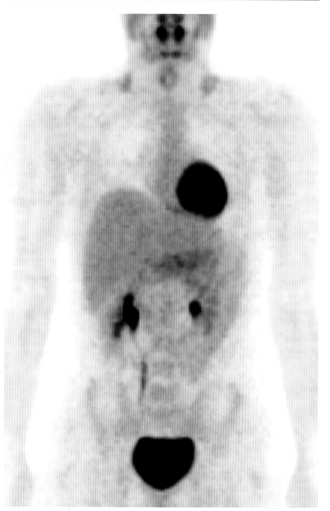

图 13.6   MIP 图像。

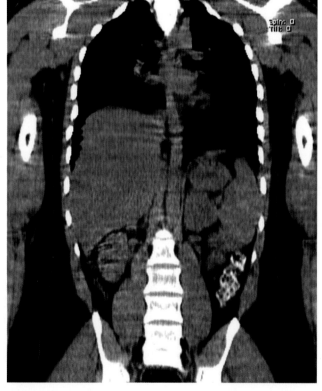

图 13.5   冠状位 PET 和 CT 图像显示左肾上腺肿块轻微 FDG
摄取(箭)。

13.5　病例 5:肾上腺囊肿

病史　患者,女,45 岁,超声检查发现右侧肾上腺偶发肿物,行 ^{18}F-FDG PET/CT 检查进一步评价。

表现

释义　符合肾上腺原发囊性病变。

学习要点　肾上腺囊性病变较少见,尽管多数是良性病变,但也可能合并肿瘤。病理学可具体分为内皮囊肿、上皮囊肿和假性囊肿。假性囊肿可合并肾上腺皮质癌、肾上腺皮质腺瘤和嗜铬细胞瘤等肾上腺肿瘤。

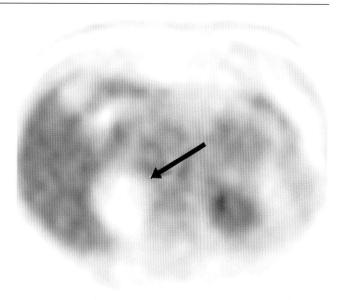

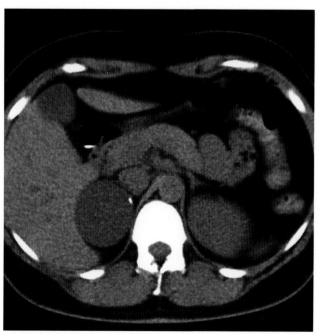

图 13.7　轴位 PET 和 CT 图像显示右肾上腺低密度病变,PET 图像显示无摄取(箭)。

13.6　病例 6:双侧嗜铬细胞瘤导致的棕色脂肪显影

病史　患者,男,52 岁,难治性高血压,表现为高血压危象。腹部成像发现双侧肾上腺肿物,左侧大小为 3.6cm×4cm×7cm,右侧大小为 1.2cm×1.2cm。行 ^{18}F-FDG PET/CT 检查评价肾上腺肿物并行实验室检查。24 小时尿液显示儿茶酚胺 (尤其是去甲肾上腺素)明显增高,确诊为嗜铬细胞瘤。

表现

释义　颈深、锁骨上区、肩胛区、脊柱旁等部位显示高代谢代表棕色脂肪摄取,双侧肾上腺区高代谢符合嗜铬细胞瘤。

学习要点　棕色脂肪 FDG 摄取增加是由于寒冷刺激导致交感神经兴奋和活跃。本例中,分泌儿茶酚胺的嗜铬细胞瘤是导致棕色脂肪活化的原因。嗜铬细胞瘤虽然显示 FDG 高摄取 ,但成像特征与其他恶性肾上腺肿瘤相似。

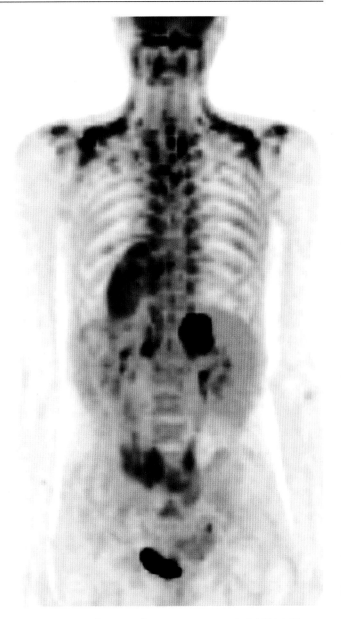

图 13.8　MIP 图像显示左侧 (SUVmax 15) 和右侧肾上腺(SUVmax 10)明显 FDG 高摄取,颈深、锁骨上区、肩胛区、脊柱旁区可见 FDG 高摄取,相应 CT 图像上未见异常,提示为棕色脂肪摄取。患者同时患有 Kartagener 综合征,特征为内脏转位,心脏转至右半胸,肝脏转至左侧腹腔。

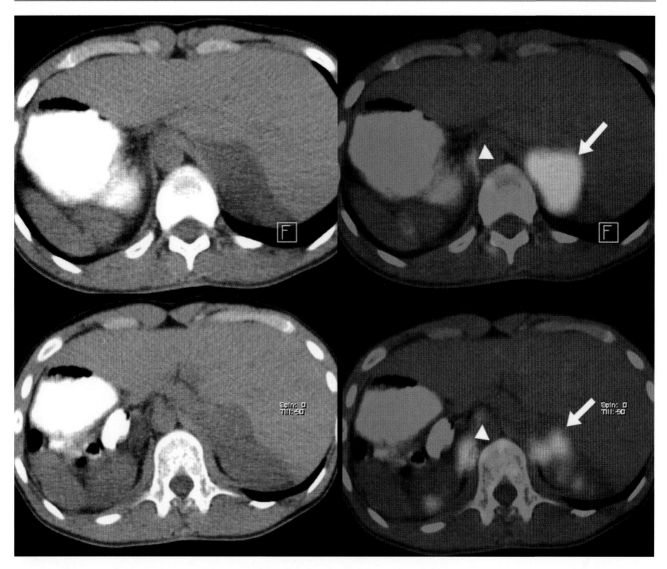

图 13.9　轴位 CT 和融合图像显示左侧(箭)和右侧(箭头)肾上腺肿块明显 FDG 高摄取。同时可见腹膜后由棕色脂肪活化导致的
FDG 高摄取。

13.7　病例 7:肾上腺皮质癌

病史　患者,男,56 岁,诊断为肺癌,行 ^{18}F-FDG PET/CT 检查进行再分期。

表现

释义　发现肾上腺恶性病变。

结果　患者行右侧肾上腺切除术,病理证实为肾上腺皮质癌。

学习要点　肾上腺皮质癌(ACC)是起源于肾上腺皮质(产生类固醇激素)的侵袭性肿瘤。CT 怀疑原发肾上腺肿瘤时 PET 有助于确诊。PET 还可以提供预后信息,FDG 摄取程度与 ACC 生存期相关。临床高度怀疑复发和转移时,建议行 PET 检查再分期。

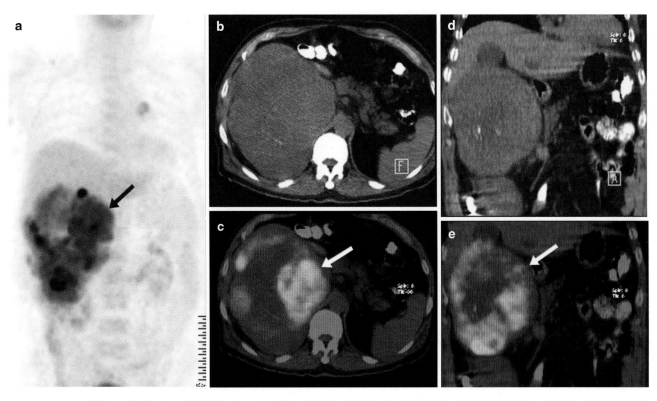

图 13.10　MIP 图像(a),轴位(b,c)、冠状位(d,e)CT 和融合图像显示起源于右侧肾上腺的高代谢肿物(箭)。病灶内存在低代谢坏死区。

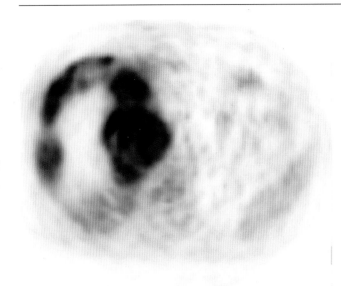

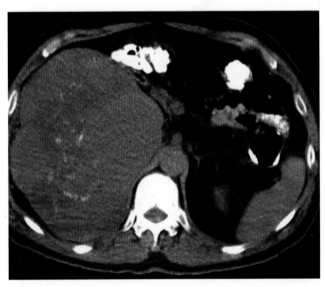

图 13.11 轴位 PET 和 CT 图像。

（张利卜 译）

参考文献

1. Adas M, Koc B, Adas G, Ozulker F, Aydin T. Ganglioneuroma presenting as an adrenal incidentaloma: a case report. J Med Case Rep. 2014;8:131. doi:10.1186/1752-1947-8-131.
2. Adas M, Ozulker F, Adas G, Koc B, Ozulker T, Sahin IM. A rare adrenal incidentaloma: adrenal schwannoma. Case Rep Gastroenterol. 2013;7:420–7. doi:10.1159/000355871.
3. Boland GW, Lee MJ, Gazelle GS, Halpern EF, McNicholas MM, Mueller PR. Characterization of adrenal masses using unenhanced CT: an analysis of the CT literature. AJR Am J Roentgenol. 1998;171:201–4.
4. Brady MJ, Thomas J, Wong TZ, Franklin KM, Ho LM, Paulson EK. Adrenal nodules at FDG PET/CT in patients known to have or suspected of having lung cancer: a proposal for an efficient diagnostic algorithm. Radiology. 2009;250:523–30. doi:10.1148/radiol.2502080219.
5. Caoili EM, Korobkin M, Francis IR, Cohan RH, Platt JF, Dunnick NRA, et al. Adrenal masses: characterization with combined unenhanced and delayed enhanced CT. Radiology. 2002;222:629–33.
6. Elaini AB, Shetty SK, Chapman VM, Sahani DV, Boland GW, Sweeney AT, et al. Improved detection and characterization of adrenal disease with PET-CT. Radiographics. 2007;27:755–67.
7. Erickson LA, Lloyd RV, Hartman R, Thompson G. Cystic adrenal neoplasms. Cancer. 2004;101:1537–44.
8. Leboulleux S, Dromain C, Bonniaud G, Aupérin A, Caillou B, Lumbroso J, et al. Diagnostic and prognostic value of fluorodeoxyglucose positron emission tomography in adrenocortical carcinoma: A prospective comparison with computed tomography. J Clin Endocrinol Metab. 2006;91:920–5.
9. Nunes ML, Rault A, Teynie J, Valli N, Guyot M, Gaye D, et al. 18F-FDG PET for the identification of adrenocortical carcinomas among indeterminate adrenal tumors at computed tomography scanning. World J Surg. 2010;34:1506–10. doi:10.1007/s00268-010-0576-3.
10. Taïeb D, Sebag F, Barlier A, Tessonnier L, Palazzo FF, Morange I, et al. 18F-FDG avidity of pheochromocytomas and paragangliomas: a new molecular imaging signature? J Nucl Med. 2009;50:711–7. doi:10.2967/jnumed.108.060731.
11. Yun M, Kim W, Alnafisi N, Lacorte L, Jang S, Alavi A. 18F-FDG PET in characterizing adrenal lesions detected on CT or MRI. J Nucl Med. 2001;42:1795–9.

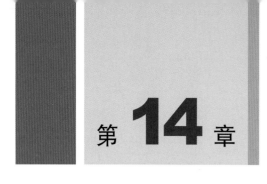

第**14**章 **妇科肿瘤**

14.1 病例 1：子宫癌肉瘤再分期

病史 患者，女，62 岁，诊断为恶性混合性苗勒管瘤，行全子宫加双附件切除术，此次行 ^{18}F-FDG PET/CT 检查进行再分期。

表现

释义 盆腔局部残留恶性病灶，且转移至双侧髂淋巴结。

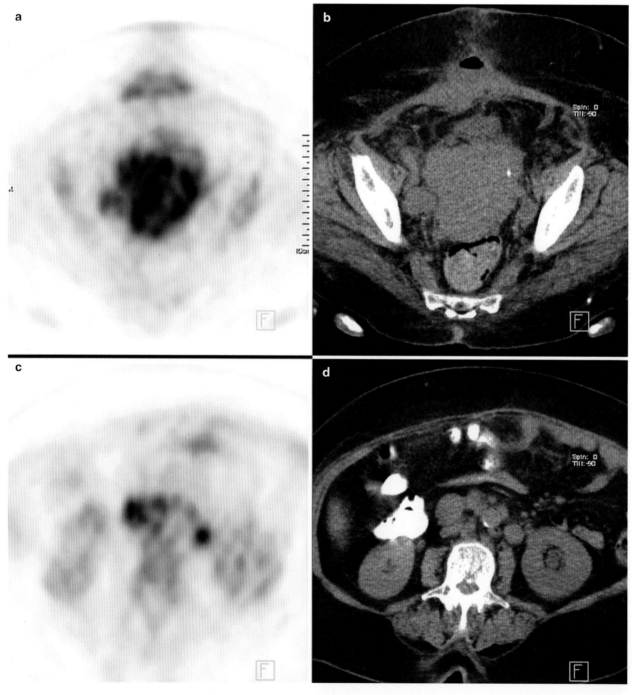

学习要点　癌肉瘤 (恶性混合性苗勒管瘤) 是罕见恶性肿瘤，在所有子宫肿瘤中发病率小于 5%。^{18}F-FDG PET/CT 在无症状的患者中诊断敏感性为 87.5%，特异性为 97.5%，在 CT 可疑复发的患者中诊断敏感性和特异性分别为 92.9% 和 100%。

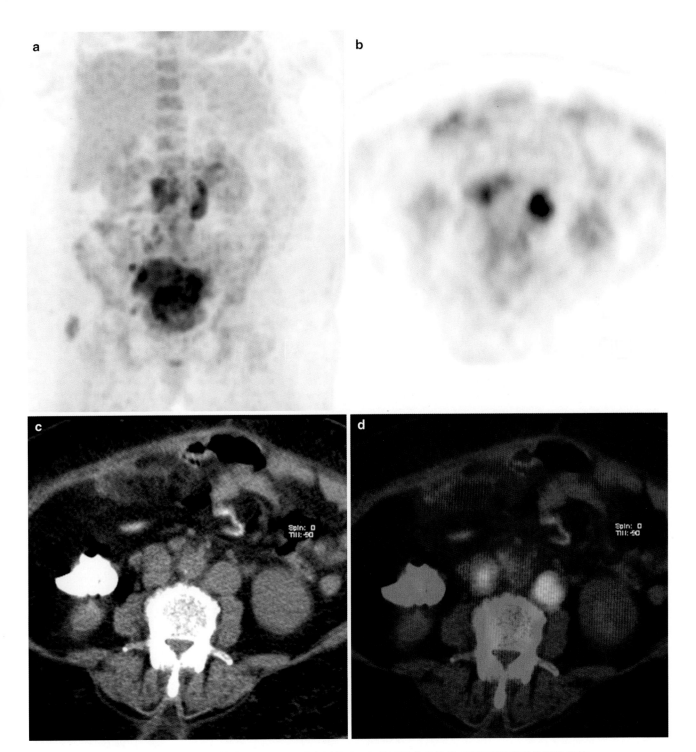

图 14.2　MIP 图像 (a)、轴位 PET、CT 和融合图像 (b~d) 显示腹主动脉旁、下腔静脉旁高代谢淋巴结。

图 14.1　轴位 PET 和 CT 图像 (a, b) 显示盆腔巨大肿块呈显著 FDG 摄取 (SUVmax16.6)，同时显示双侧髂内区高代谢淋巴结。腹主动脉周围、下腔静脉周围和腹主动脉-下腔静脉间淋巴结呈 FDG 高摄取 (SUVmax6.6) (c, d)，同时可见盆腔前壁 FDG 摄取，符合术后炎性改变。

14.2　病例 2:子宫癌肉瘤再分期

病史　患者,女,51 岁,诊断为恶性混合性苗勒管瘤行全子宫加双附件切除术并行术后化疗。术后 7 个月行 ¹⁸F-FDG PET/CT 检查再分期。

表现

释义　尽管接受了治疗,但仍出现局部复发且迅速进展,提示预后不良。

学习要点　FDG PET/CT 可以有效评估子宫肉瘤的治疗反应并判断预后。

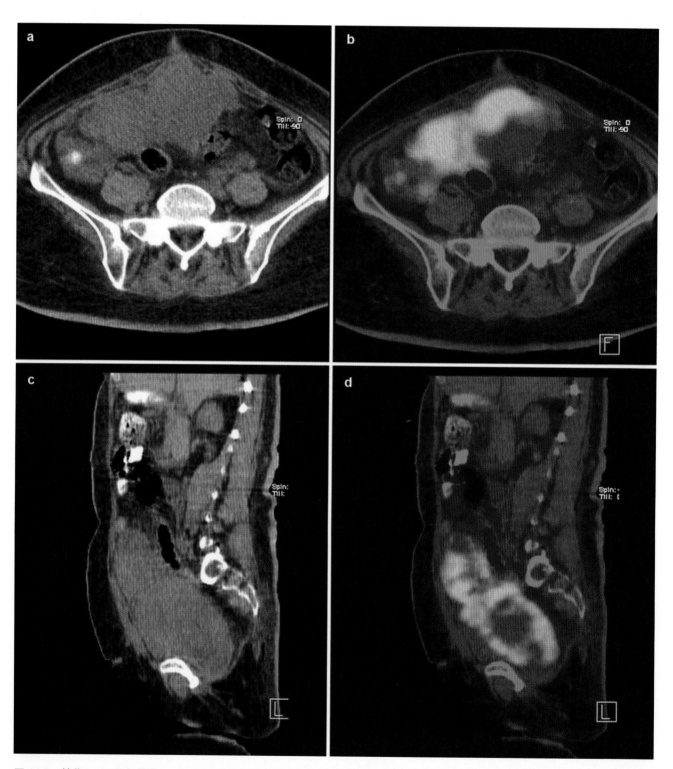

图 14.3　轴位(a,b)和矢状位(c,d)CT 及融合图显示肿块呈明显高代谢(SUVmax 15.3),中心可见低代谢坏死区。病灶侵犯腹膜表面和网膜脂肪组织。

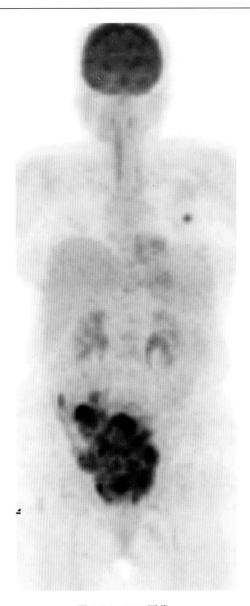

图 14.4　MIP 图像。

14.3　病例 3：子宫内膜样腺癌再分期

病史　患者，女，68 岁，诊断为子宫内膜样腺癌，行全子宫加双附件切除及盆腔淋巴结清扫术，行 ¹⁸F-FDG PET/CT 检查明确再分期。

表现

释义　由于盆腔淋巴结清扫导致了下肢淋巴水肿，仍可见残留的左侧盆腔淋巴结转移。

学习要点　淋巴水肿是由于淋巴系统阻塞或中断引起的，一般发生在淋巴结邻近肢体，与手术、感染、恶性肿瘤或瘢痕组织有关。阻塞常见于下肢盆腔和腹股沟淋巴结。

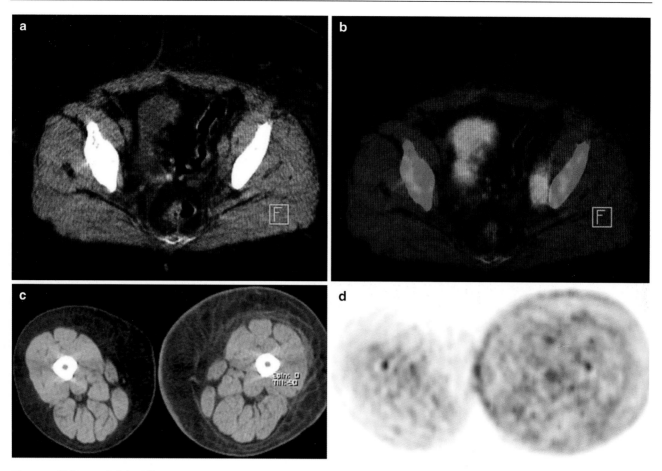

图 14.5   轴位 CT 和融合图像(a,b)显示淋巴结在左侧髂内区 FDG 显著摄取(SUVmax 13)。由于该淋巴结病变导致左下肢肿胀,并伴有相应区域弥漫性轻度 FDG 摄取增高(c,d)。

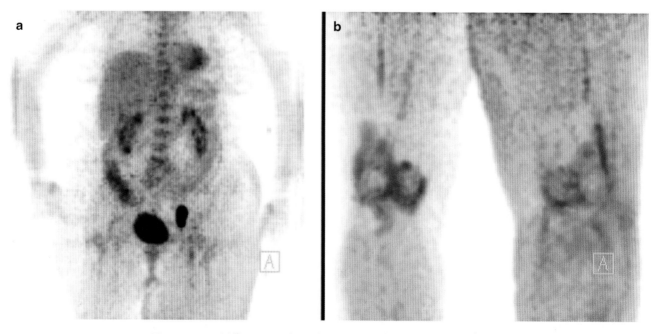

图 14.6   MIP 图像显示了左侧盆腔高代谢淋巴结(a)和左下肢肿胀(b)。

14.4　病例 4:卵巢乳头状浆液性腺癌

病史　患者,女,78 岁,诊断为卵巢乳头状浆液性腺癌(PSAC),2 年前行全子宫及双附件切除术。组织病理学显示 PSAC 中乳头状肿瘤细胞内有沙砾体。该患者血清 CA 125 水平为 110.9 单位(参考值范围为 0~35 单位),CT 提示肝 6 段含钙化病变,可疑转移,行 ^{18}F- FDG PET/CT 以进一步确诊。

表现

释义　高代谢钙化病灶符合卵巢 PSAC 转移。

学习要点　PSAC 在所有卵巢肿瘤中约占 40%,是最常见的卵巢恶性肿瘤。导致 PSAC 广泛钙化的主要原因是高含量的砂粒体,这种砂粒体几近球形,其内呈层状同心圆排布。

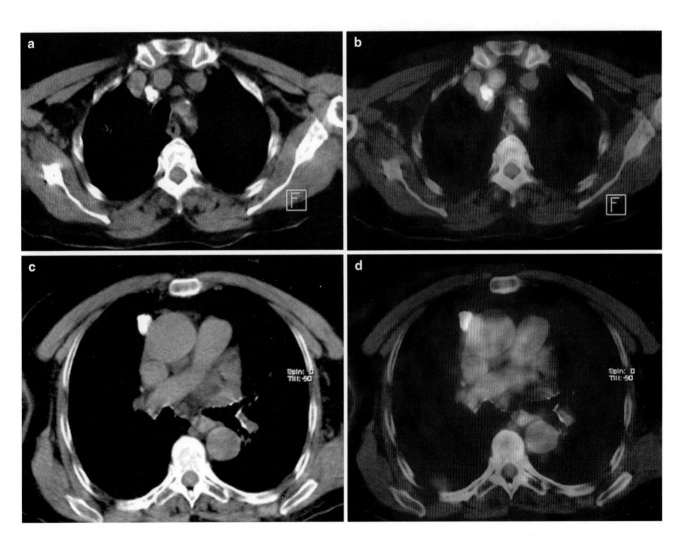

图 14.7　轴位 CT 图像和融合图像显示右上气管旁和心旁钙化病灶,呈轻度 FDG 摄取。

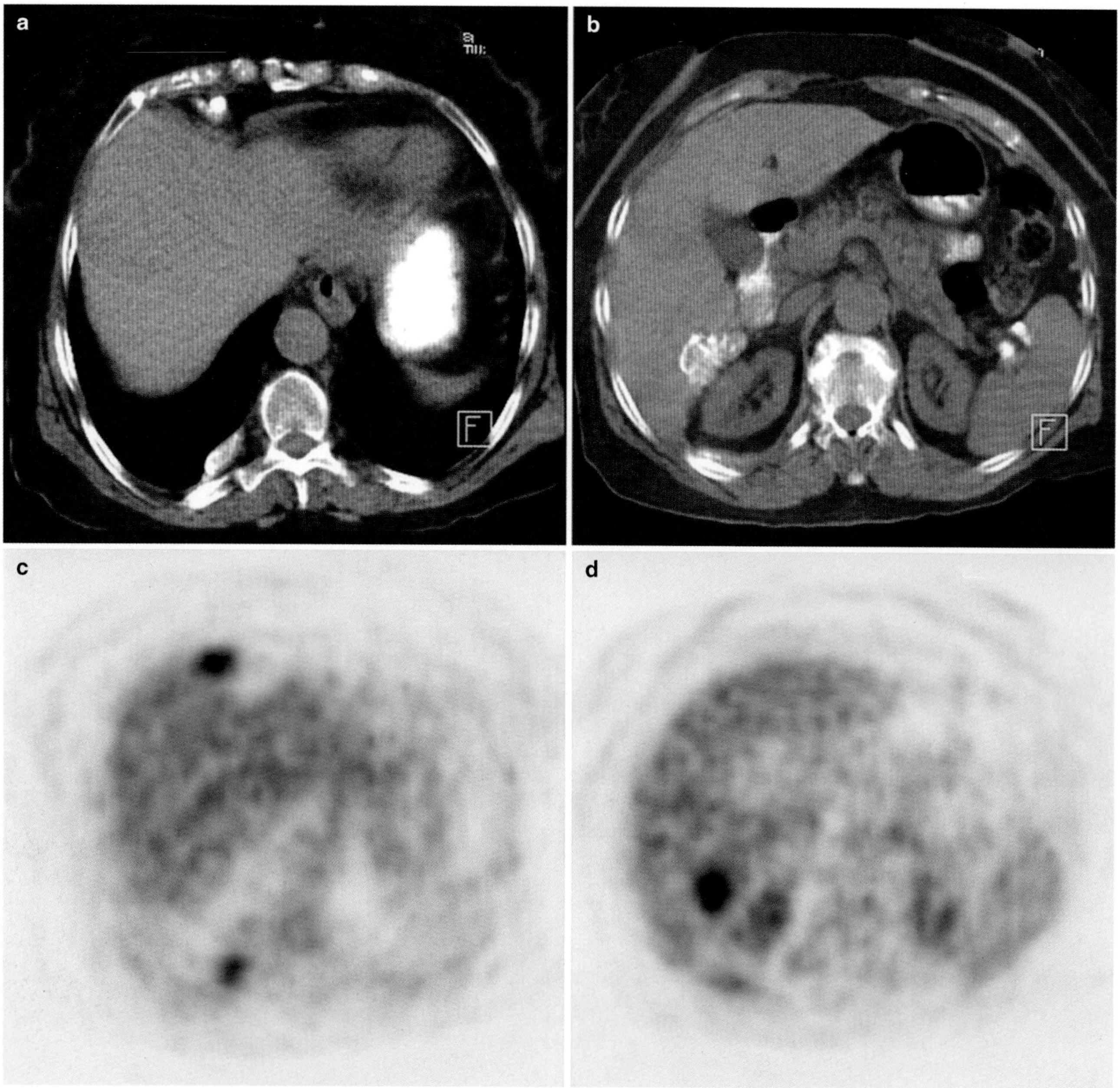

图 14.8   轴位 CT 和 PET 图像显示横膈右前方和邻近肝右叶的高代谢钙化病灶。

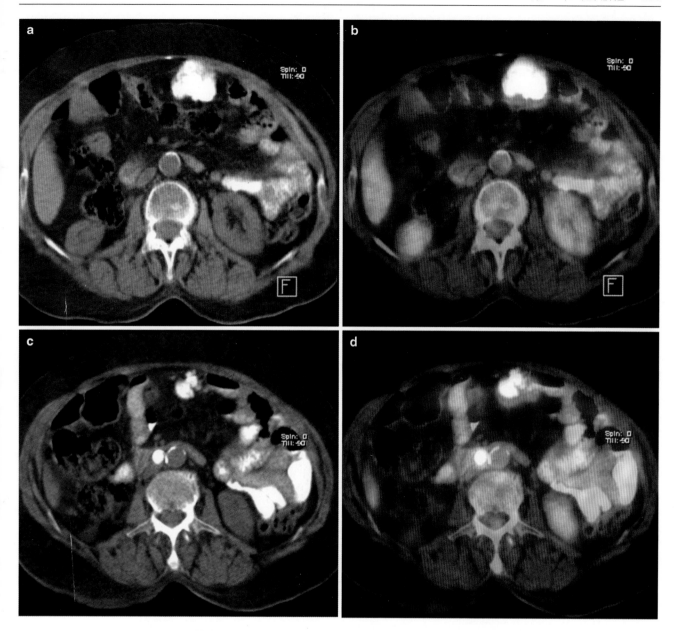

图 14.9 轴位 CT 图像和融合图像显示肠系膜脂肪组织内的高代谢钙化病灶。

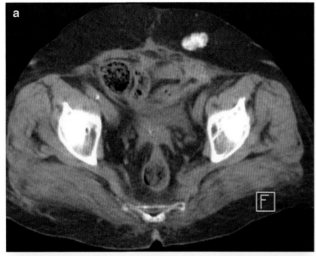

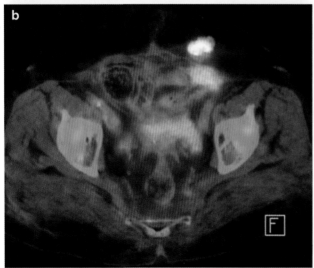

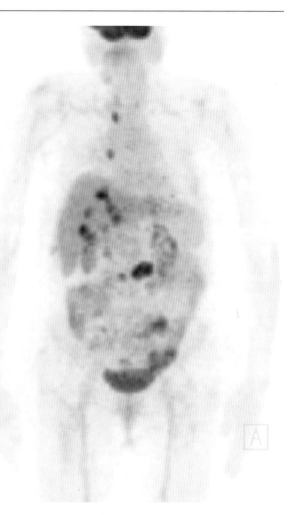

图 14.11　MIP 图像。

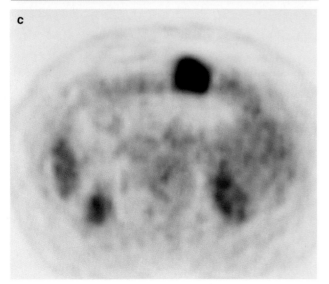

图 14.10　轴位 PET、CT 和融合图像显示皮下脂肪组织的高代谢钙化病灶。

14.5　病例 5:卵巢癌化疗反应的评估

病史　患者,女,68 岁,诊断为卵巢癌,已行子宫加双附件切除术,行 ¹⁸F-FDG PET/CT 检查发现转移病灶。化疗后 2 个月再次行 ¹⁸F-FDG PET/CT 检查进行对比。

表现

释义　左上腹和左闭孔区局部复发灶化疗完全有效,右侧低位气管旁高代谢淋巴结的代谢活性减低,提示化疗部分有效。

学习要点　当可疑或诊断为复发拟实施减瘤术时,建议行 PET 检查进行评估。目前尚无有力证据支持 ¹⁸F-FDG PET 或 PET/CT 在治疗监测中的作用。新辅助化疗后行手术减瘤对改善预后很有效。化疗前后有代谢变化者较无变化者肿瘤全切率更高。当选择 SUVmax 3.8 作为区分有无治疗反应的临界值时,¹⁸F-FDG PET 的诊断敏感性为 90%,特异性为 63.6%。

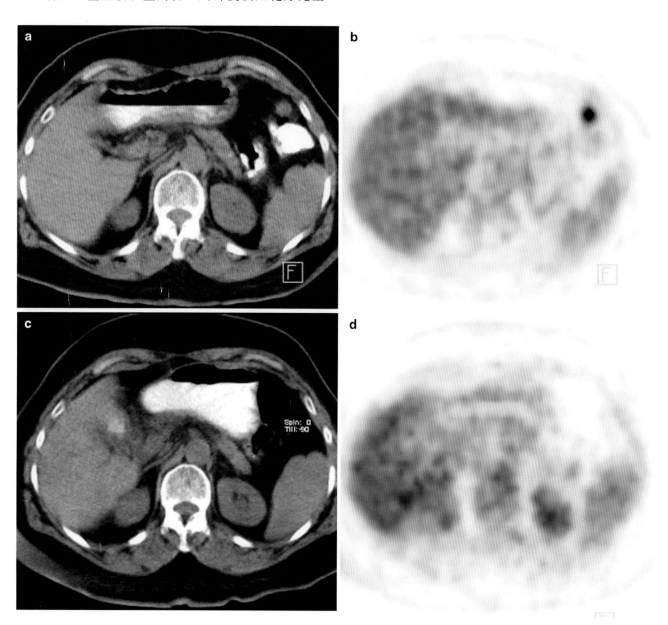

图 14.12　轴位 CT 和 PET 图像显示化疗前(a,b)左上腹局灶性 FDG 摄取(SUVmax 8.6),于化疗后(c,d)活性消失。

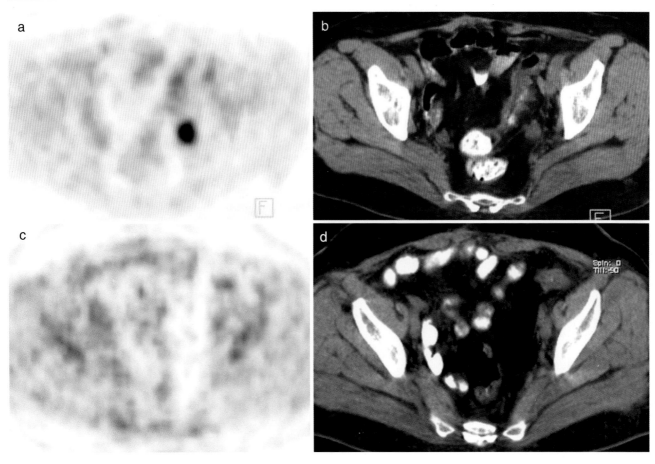

图 14.13   轴位 PET 和 CT 图像显示化疗前(a,b)左侧闭孔区局灶性显著 FDG 摄取(SUVmax 7.5),于化疗后(c,d)活性消失。

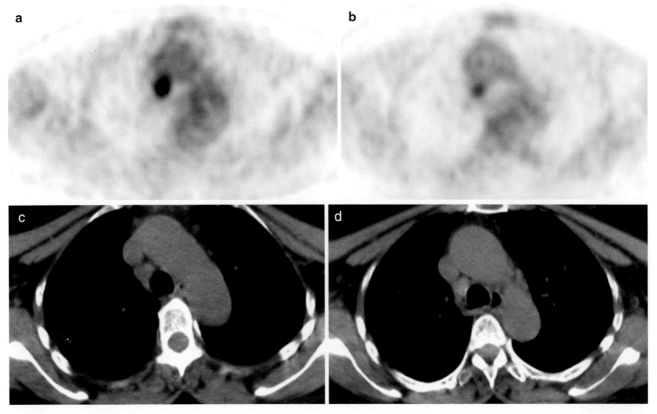

图 14.14   轴位 PET 和 CT 图像显示化疗前(a,c)右侧低位气管旁局灶性显著 FDG 摄取(SUVmax 7.8),化疗后(b,d)相应区域 FDG 摄取程度降低(SUVmax 6)。

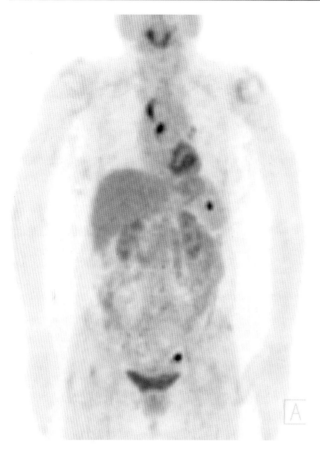

图 14.15 化疗前 MIP 图像。

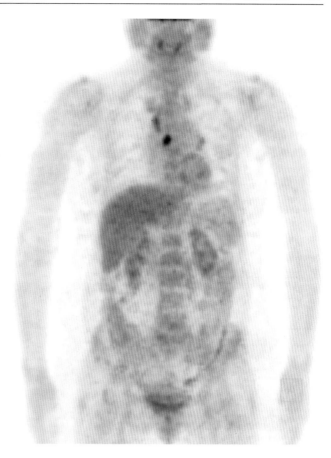

图 14.16 化疗后 MIP 图像。

14.6 病例 6：卵巢癌之癌性腹膜炎

病史 患者，女，68 岁，因厌食、进行性腹胀入院，腹盆腔 CT 提示大量腹水，腹膜、大网膜广泛增厚，表现为网膜饼样，经腹腔穿刺引流液体细胞学及网膜活检证实系卵巢癌转移所致。患者行 ^{18}F-FDG PET/CT 检查。

表现

释义 肿瘤浸润网膜及纵隔淋巴结转移导致腹膜种植转移。

学习要点 腹膜是一些原发恶性肿瘤转移的好发部位，主要包括男性结直肠癌、女性卵巢癌，以及胃、胰腺、肾上腺皮质肿瘤。在一项研究中指出，^{18}F-FDG PET/CT 对于腹膜种植转移的诊断敏感性和特异性分别为 96.2% 和 90%，而腹部增强 CT 的诊断敏感性和特异性分别为 88.5% 和 65%。另一项研究中选用多排 CT 而非 ^{18}F-FDG PET/CT，诊断腹膜种植时发现二者诊断准确性相似。

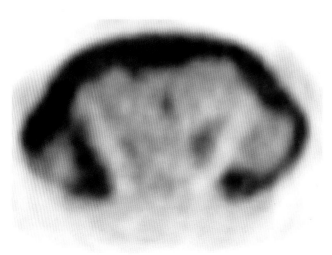

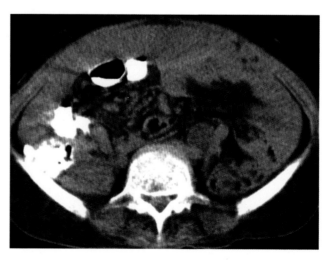

图 14.17 轴位 PET 和 CT 图像显示腹膜和弥漫增厚的网膜呈明显 FDG 摄取增高（SUVmax 6.4）。

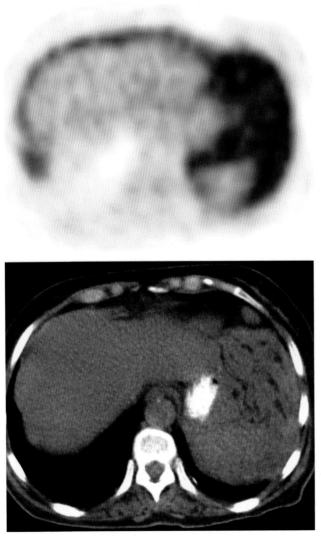

图 14.18   轴位 PET 和 CT 图像。

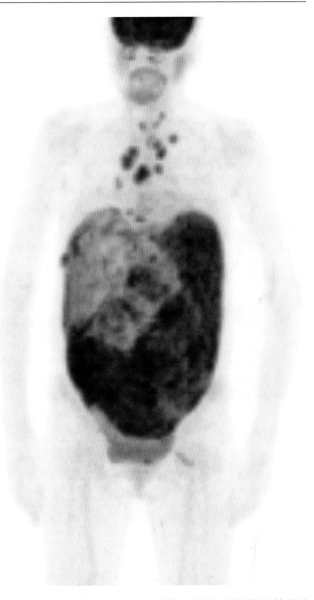

图 14.19   MIP 图像表明 FDG 在腹膜、网膜和纵隔淋巴结广泛聚集。

14.7 病例 7:卵巢癌之癌性腹膜炎

病史 患者,女,64岁,卵巢癌随访,行 ¹⁸F-FDG PET/CT 检查以明确腹胀原因。

表现

释义 肿瘤浸润至网膜导致腹膜种植转移。

学习要点 尽管腹膜表面和网膜的代谢活性不如前述病例高,但当腹膜和网膜脂肪组织 FDG 摄取水平与肝脏一致时,应诊断为腹膜种植转移。

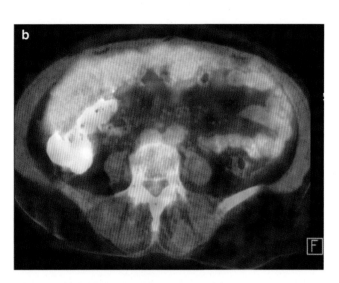

图 14.20 轴位 CT 图像和融合图像(a,b)显示腹膜表面和结节样增厚的网膜 FDG 摄取增高。

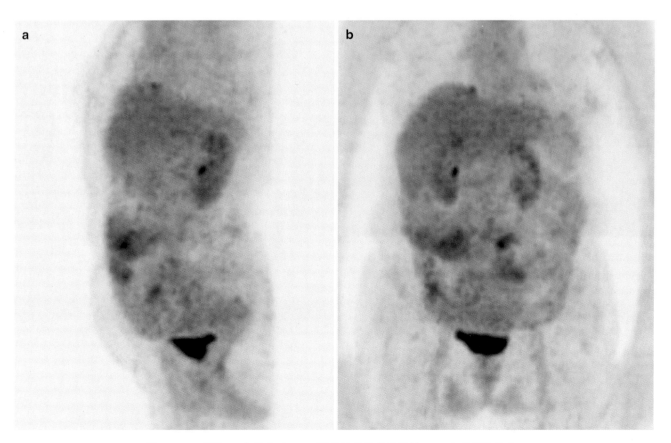

图 14.21 侧位(a)和前位(b)MIP 图像显示腹部弥漫性 FDG 中度摄取增高。

14.8   病例 8:宫颈癌再分期

病史   患者，女，65 岁，25 年前诊断为宫颈癌并行放射治疗，现行 ¹⁸F-FDG PET/CT 检查以明确是否复发。

表现

释义   宫颈局部复发和多发高代谢转移灶。

学习要点   1/3 的局部进展期宫颈癌患者都会复发，通常发生在治疗完成后 2 年内。¹⁸F-FDG PET/CT 诊断早期复发的敏感性和特异性分别为 90.3% 和 76.1%。

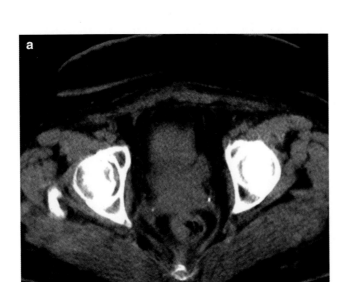

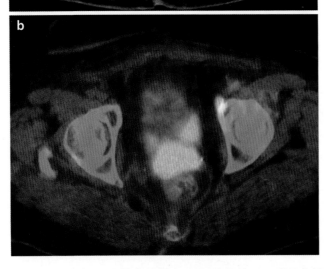

图 14.22   轴位 CT 和融合图像(a,b)显示宫颈 FDG 明显高摄取(SUVmax 12)和左侧髂外区高代谢淋巴结。

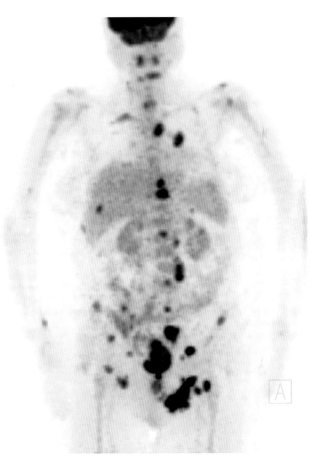

图 14.23   MIP 图像显示多处高代谢病灶，累及椎体、肝脏、骨盆、主动脉旁和纵隔淋巴结。

14.9　病例9:宫颈癌再分期

病史　患者,女,67岁,2年前诊断为宫颈癌行放射治疗,现行 ^{18}F-FDG PET/CT 检查再分期。

表现

释义　宫颈局部复发并侵犯子宫,第8胸椎和右

侧股骨头可见高代谢转移灶。

学习要点　^{18}F-FDG PET/CT 在淋巴结分期的诊断准确性上优于 CT。在病变早期,^{18}F-FDG PET/CT 诊断淋巴结受累的敏感性为 53%~73%,特异性为 90%~97%。在宫颈癌晚期,^{18}F-FDG PET/CT 诊断效能更高。一项研究报道,^{18}F-FDG PET/CT 在局部晚期宫颈癌中的诊断敏感性为 75%,特异性为 92%。

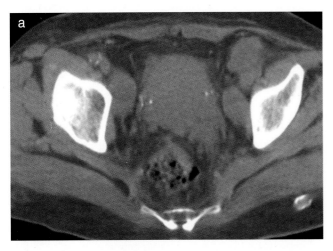
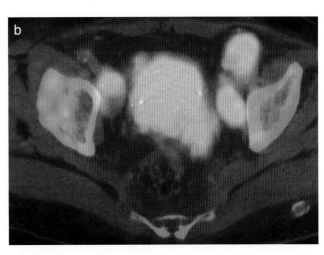

图 14.24　轴位 CT 和融合图像显示宫颈明显 FDG 摄取(SUVmax 12),且肿瘤侵犯至子宫内膜腔内。双侧髂外淋巴结呈高代谢(a,b)。

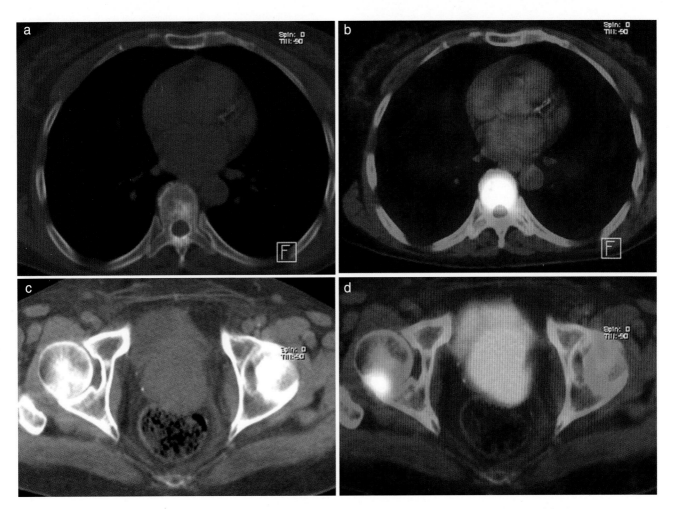

图 14.25　轴位 CT 和融合图像显示第8胸椎(**a,b**)、右侧股骨头及子宫(**c,d**)呈明显 FDG 高摄取。

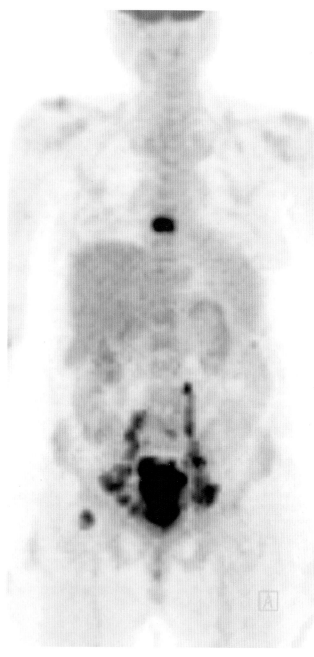

图 14.26 MIP 图像。

（朱湘　译）

参考文献

1. Avril N, Sassen S, Schmalfeldt B, Naehrig J, Rutke S, Weber WA, et al. Prediction of response to neoadjuvant chemotherapy by sequential F-18-fluorodeoxyglucose positron emission tomography in patients with advanced-stage ovarian cancer. J Clin Oncol. 2005;23:7445–53.

2. Bhoil A, Kashyap R, Bhattacharya A, Mittal BR. F-18 fluorodeoxyglucose positron emission tomography/computed tomography in a rare case of recurrent malignant mixed mullerian tumor. World J Nucl Med. 2014;13:64–6. doi:10.4103/1450-1147.138578.

3. Brennan MJ. Lymphedema following the surgical treatment of breast cancer: a review of pathophysiology and treatment. J Pain Symptom Manage. 1992;7:110–6.

4. Chou HH, Chang TC, Yen TC, Ng KK, Hsueh S, Ma SY, et al. Low value of [18F]-fluoro-2-deoxy-D-glucose positron emission tomography in primary staging of early-stage cervical cancer before radical hysterectomy. J Clin Oncol. 2006;24:123–8.

5. Funicelli L, Travaini LL, Landoni F, Trifirò G, Bonello L, Bellomi M. Peritoneal arcinomatosis from ovarian cancer: the role of CT and [18F]FDG-PET/CT. Abdom Imaging. 2010;35:701–7. doi:10.1007/s00261-009-9578-8.

6. Herrera FG, Prior JO. The role of PET/CT in cervical cancer. Front Oncol. 2013;3:34. doi:10.3389/fonc.2013.00034.

7. Kanthan R, Senger JL. Uterine carcinosarcomas (malignant mixed müllerian tumours): a review with special emphasis on the controversies in management. Obstet Gynecol Int. 2011;2011:470795 doi:10.1155/2011/470795

8. Kidd EA, Siegel BA, Dehdashti F, Rader JS, Mutch DG, Powell MA, et al. Lymph node staging by positronemission tomography in cervical cancer: relationship to prognosis. J Clin Oncol. 2010;28:2108–13.

9. Kim HW, Won KS, Zeon SK, Ahn BC, Gayed IW. Peritoneal carcinomatosis in patients with ovarian cancer: enhanced CT versus 18F-FDG PET/CT. Clin Nucl Med. 2013;38:93–7. doi:10.1097/RLU.0b013e31826390ec.

10. Mortimer PS. The pathophysiology of lymphedema. Cancer. 1998;83:2798–802.

11. Nishiyama Y, Yamamoto Y, Kanenishi K, Ohno M, Hata T, Kushida Y, et al. Monitoring the neoadjuvant therapy response in gynecological cancer patients using FDG PET. Eur J Nucl Med Mol Imaging. 2008;35:287–95.

12. Ozulker T, Ozulker F, Ozpacaci T. 99mTc-MDP and 18F-FDG uptake in calcified metastatic lesions from ovarian papillary serous adenocarcinoma. Hell J Nucl Med. 2009;12:287–8.

13. Park JY, Kim EN, Kim DY, Suh DS, Kim JH, Kim YM, et al. Role of PET or PET/CT in the post-therapy surveillance of uterine sarcoma. Gynecol Oncol. 2008;109:255–62.

14. Reinhardt MJ, Ehritt-Braun C, Vogelgesang D, Ihling C, Högerle S, Mix M, et al. Metastatic lymph nodes in patients with cervical cancer:detection with MR imaging and FDG PET. Radiology. 2001;218:776–82.

15. Roh JW, Seo SS, Lee S, Kang KW, Kim SK, Sim JS, et al. Role of positron emission tomography in pretreatment lymph node staging of uterine cervical cancer: a prospective surgicopathologic correlation study. Eur J Cancer. 2005;41:2086–92.

16. Rong-Hsin Yang, Yum-Kung Chu. 18F-FDG PET/CT findings of omental cake: a case report. Ann Nucl Med Sci. 2010;23:93–7.

17. Rose PG, Adler LP, Rodriguez M, Faulhaber PF, Abdul-Karim FW, Miraldi F. Positron emission tomography for evaluating paraaortic nodal metastasis in locally advanced cervical cancer before surgical staging: a surgicopathologic study. J Clin Oncol. 1999;17:41–5.

18. Ryu SY, Kim MH, Choi SC, Choi CW, Lee KH. Detection of early recurrence with 18F-FDG PET in patients with cervical cancer. J Nucl Med. 2003;44:347–52.

19. Schwarz JK, Grigsby PW, Dehdashti F, Delbeke D. The role of 18F-FDG PET in assessing therapy response in cancer of the cervix and ovaries. J Nucl Med. 2009;50 Suppl 1:64–73. doi:10.2967/jnumed.108.057257.

20. Sironi S, Buda A, Picchio M, Perego P, Moreni R, Pellegrino A, et al. Lymph node metastasis in patients with clinical early-stage cervical cancer: detection with integrated FDG PET/CT. Radiology. 2006;238:272–9.

21. Tada H, Teramukai S, Fukushima M, Sasaki H. Risk factors for lower limb lymphedema after lymph node dissection in patients with ovarian and uterine carcinoma. BMC Cancer. 2009;9:47. doi:10.1186/1471-2407-9-47.

22. Wright JD, Dehdashti F, Herzog TJ, Mutch DG, Huettner PC, Rader JS, et al. Preoperative lymph node staging of early stage cervical carcinoma by [18F]-fluoro-2-deoxy-D-glucose-positron emission tomography. Cancer. 2005;104:2484–91.

第 15 章 泌尿系统肿瘤

15.1 病例 1:肾细胞癌诊断

病史 患者,女,51 岁,偶然发现右肾肿块,术前行 ^{18}F-FDG PET/CT 检查。

表现

释义 病变处 FDG 低摄取,提示为良性病变。

结果 术后组织病理证实为肾细胞癌(RCC)。

学习要点 PET 在原发肾肿瘤的诊断中作用有限,meta 分析显示其诊断敏感性较低,为 62%。

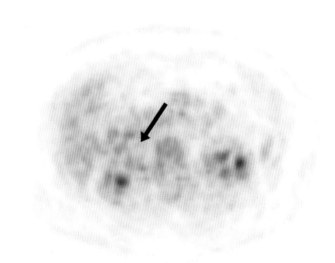

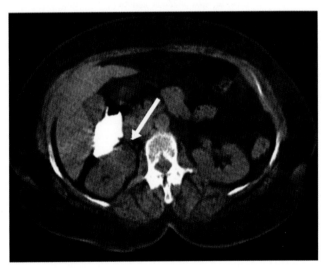

图 15.1 轴位 PET 和 CT 图像显示右肾前内侧皮质直径 2cm 的肿物(箭),病变呈类似于肾实质的轻度 FDG 摄取(SUVmax 2)。

15.2 病例 2:假阳性发现:嗜酸细胞腺瘤

病史 患者,女,59 岁,超声发现左肾肿物。患者欲择期手术,同时行 18F-FDG PET/CT 检查。

表现

释义 病变因 FDG 中度摄取而怀疑为恶性。

结果 术后病理证实为嗜酸细胞腺瘤。

学习要点 一项 meta 分析显示,18F-FDG PET/CT 诊断肾脏恶性肿物的特异性为 88%,除嗜酸细胞腺瘤外,其他几种良性病变也可导致 FDG 假阳性摄取,如肾血管平滑肌脂肪瘤、肾外皮细胞瘤、肾母细胞瘤、肾结核、黄色肉芽肿性肾炎。

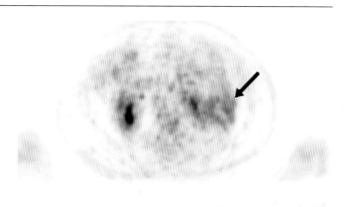

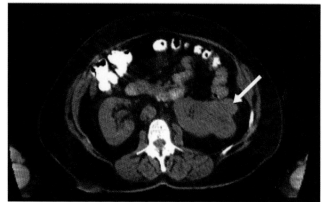

图 15.2 轴位 PET 和 CT 图像显示位于左肾皮质边缘,直径 6.5cm 的分叶状肿物(箭),FDG 中度摄取(SUVmax 6.5)。

15.3 病例 3:肾细胞癌侵犯肾静脉

病史 患者,女,52 岁,因左肾原发肿物,行 18F-FDG PET/CT 检查。

表现

释义 原发于左肾的恶性肿物侵犯左肾静脉。

结果 术后组织病理显示为肾细胞癌侵犯左肾静脉。

学习要点 18F-FDG PET/CT 能够有效定位直径较大的肾细胞癌。研究表明肿物直径大于 1~2cm 时,FDG PET/CT 的诊断敏感性从 76% 提高到 92.9%。肾细胞癌可通过蔓延至肾静脉而侵犯静脉系统。

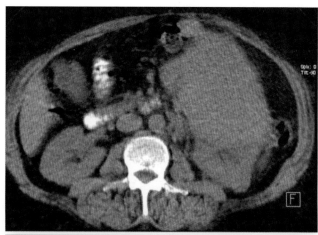

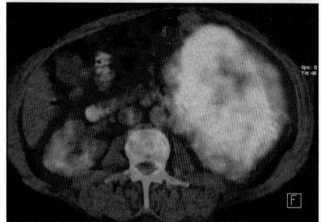

图 15.3 轴位 CT 和融合图像显示了原发于左肾皮质前缘的肿物,大小为 11cm×12cm×14cm(SUVmax 13.7)。

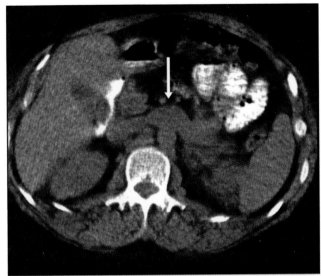

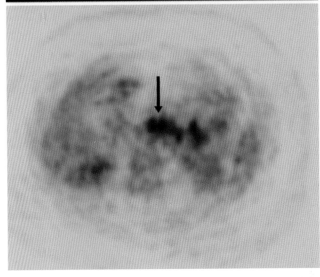

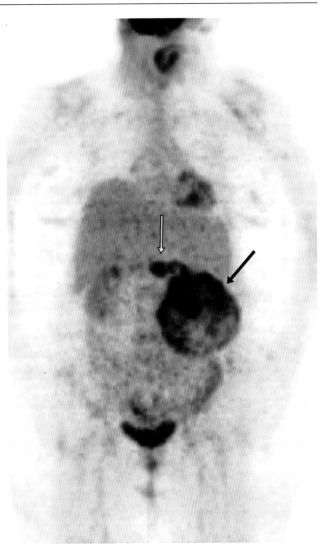

图 15.4　轴位 CT 和 PET 图像显示左肾静脉病理性 FDG 摄取升高(箭)。

图 15.5　MIP 图像显示左肾肿物呈显著高代谢(黑箭)及左肾静脉病理性 FDG 高摄取(白箭)。

15.4　病例 4:肾细胞癌侵犯下腔静脉和右心房

病史　患者,女,52 岁,伴有无力、体重减轻、右侧腹痛、血尿两个月。患者就医咨询这些症状时,体检后发现右侧腹软、肝大,患者行增强 CT 检查,除了发现右肾肿块外,还发现瘤栓造成的下腔静脉内充盈缺损伸入右心房。为评价右肾肿块和下腔静脉瘤栓的代谢特点行 ¹⁸F-FDG PET/CT 检查。

表现

释义　右肾恶性肿物亲合性 FDG 摄取,下腔静脉内伸入右心房的癌栓呈明显高代谢。

结果　患者行右肾切除及下腔静脉瘤栓病理活检,组织病理学发现,肿物及瘤栓均为肾细胞癌。

学习要点　肾细胞癌侵犯下腔静脉的概率为 4%~10%,而在这些患者中,肿瘤伸入右心房的概率为 2%~16%。

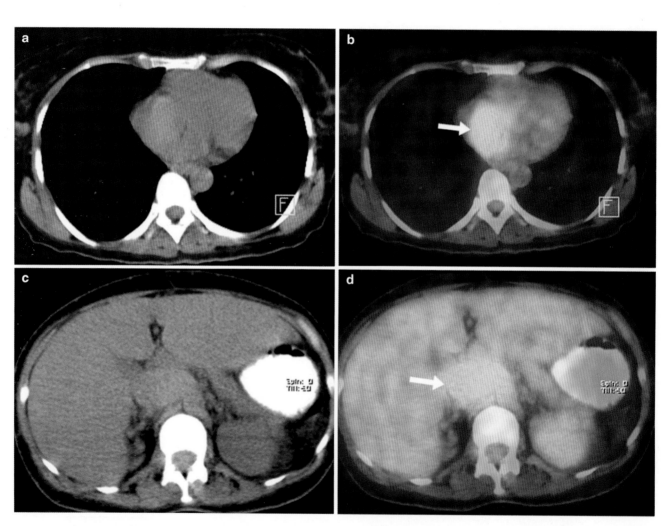

图 15.6　轴位 CT 和融合图像显示右心房(箭)(a,b)和下腔静脉瘤栓(箭)(c,d)呈病理性 FDG 高摄取。

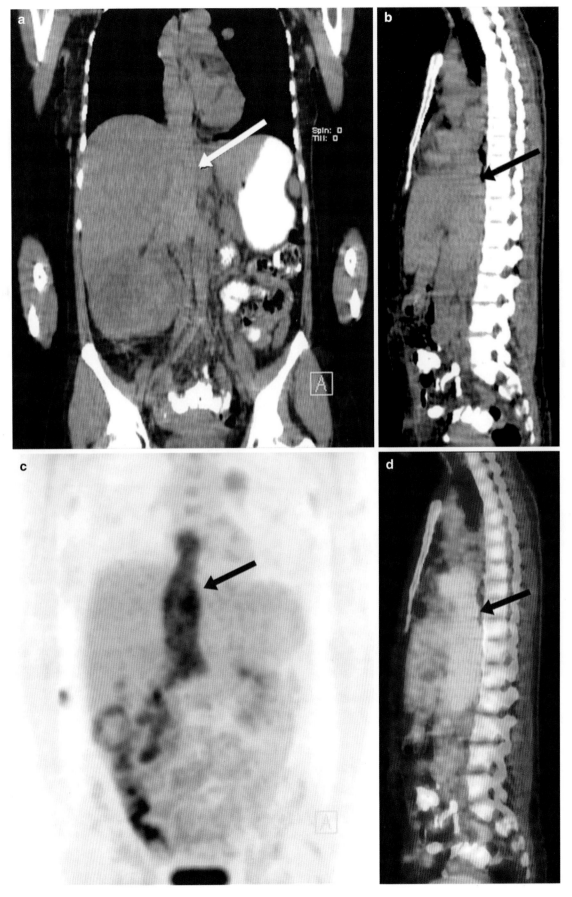

图 15.7 行 ¹⁸F-FDG PET/CT 检查时,冠状位 CT 和 PET 图像可见下腔静脉伸入右心房的瘤栓呈 FDG 高摄取(箭),右肾肿物呈环形 FDG 中度摄取(a,b);矢状位 CT 和 PET 图像显示下腔静脉瘤栓呈 FDG 高摄取(箭)(c,d)。

15.5　病例 5:肾细胞癌转移至上颌窦

病史　患者,男,52 岁,有肾细胞癌患病史,左肾切除和化疗后,出现间断发作的鼻出血和鼻窦炎,患者行鼻腔镜检查,发现左上颌窦肿瘤并进行了病理活检。为了解转移范围,行 ^{18}F-FDG PET/CT 进一步检查。

表现

释义　左上颌窦及左鼻腔内发现转移灶。

结果　左上颌窦肿物活检结果为透明细胞癌。

学习要点　肾细胞癌很少发生副鼻窦转移,但是最常转移到副鼻窦的原发肿瘤是肾细胞癌。文献中共报道了近 50 例鼻部复发的肾细胞癌。肿瘤可能通过 Batson 脊柱旁静脉丛经血液途径转移至副鼻窦和鼻腔。

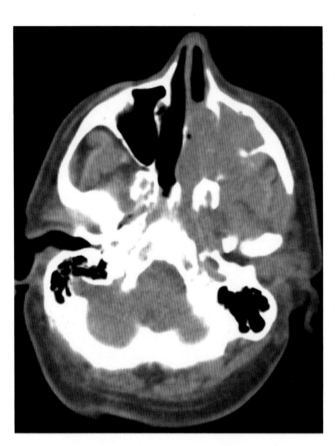
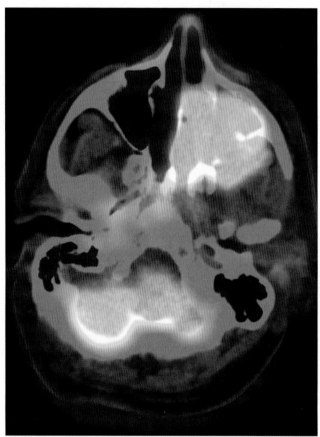

图 15.8　轴位 CT 和融合图像显示充满左侧上颌窦及左鼻腔的明显高代谢肿块(SUVmax 23)。

15.6　病例6:肾细胞癌骨转移

病史　患者,男,60岁,发现左肱骨干近端肿块,行 ^{18}F-FDG PET/CT 检查。

表现

释义　左肾肿块疑似为恶性;左侧肱骨近端、右侧股骨、左侧髂骨高代谢病灶,可能是转移病灶。

结果　左侧肱骨近端肿物病理活检为骨巨细胞瘤,左肾切除术后组织病理检查为肾细胞癌。

学习要点　有研究显示,在所有的转移中,^{18}F-FDG PET/CT 对肾细胞癌骨转移最敏感。PET 比骨扫描更容易发现有活性的肾细胞癌骨转移灶。^{18}F-FDG PET/CT 对肾细胞癌骨转移的敏感性和特异性能够达到 100%,但是如本病例所示,有些良性骨肿瘤可出现假阳性。

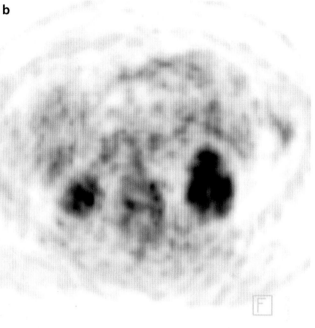

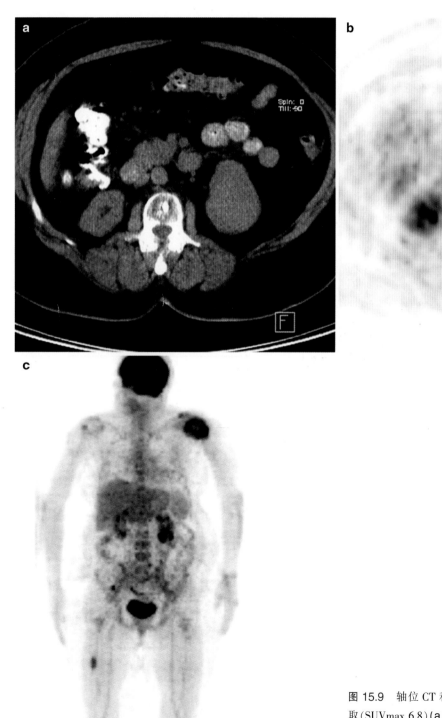

图 15.9　轴位 CT 和 PET 图像显示左肾下极肿物 FDG 中度摄取(SUVmax 6.8)(a,b)。MIP 图像示左侧肱骨近端 FDG 明显高摄取和右侧股骨干近端局灶性摄取(c)。

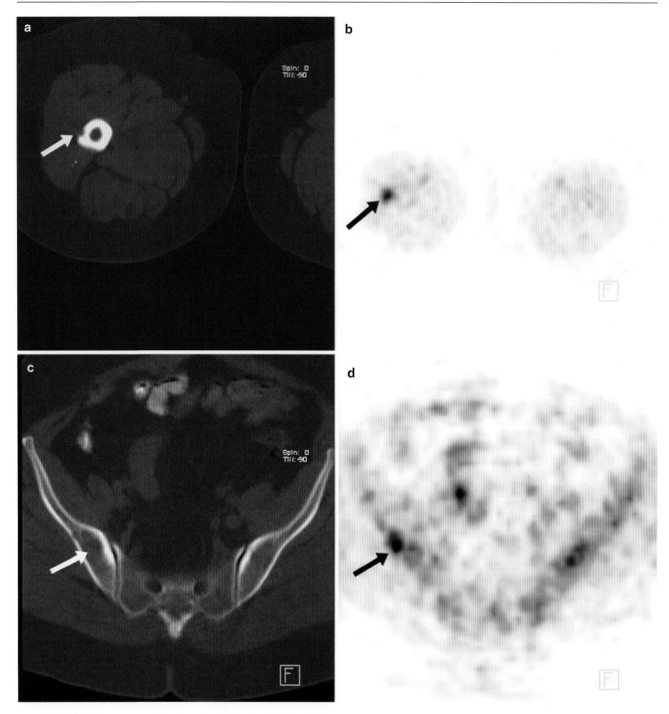

图 15.10 轴位 CT 和 PET 图像显示右侧股骨干近端(a,b)和右侧髂骨(c,d)骨皮质溶骨性破坏,均表现为 FDG 高摄取(SUVmax 4.4)(箭)。

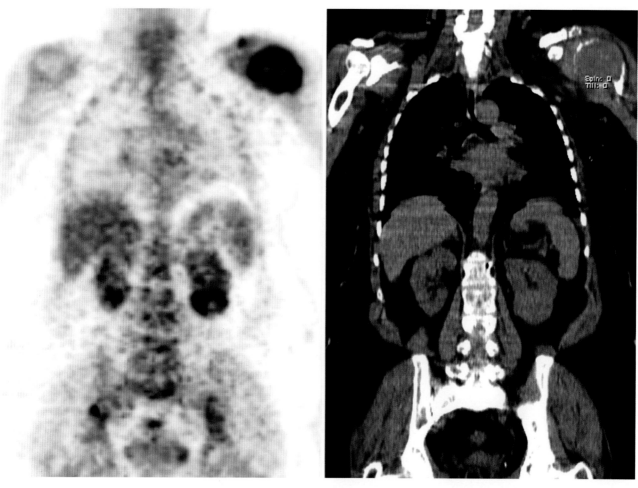

图 15.11　冠状位 PET 和 CT 图像显示左肾下极肿物 FDG 高摄取。

15.7　病例 7:肾细胞癌伴广泛转移

病史　患者,男,62 岁,解剖成像检查发现左肾肿物后,行 ¹⁸F-FDG PET/CT 检查。

表现

释义　左肾肿物高度怀疑恶性,肝脏、骨性结构、淋巴结 FDG 高摄取考虑为病灶转移。

结果　左肾肿物切除,病理结果为肾细胞癌。

学习要点

- ¹⁸F-FDG PET/CT 有助于除外肾囊性病变的转移。

- ¹⁸F-FDG PET/CT 更擅于发现肾外的肾细胞癌病灶。

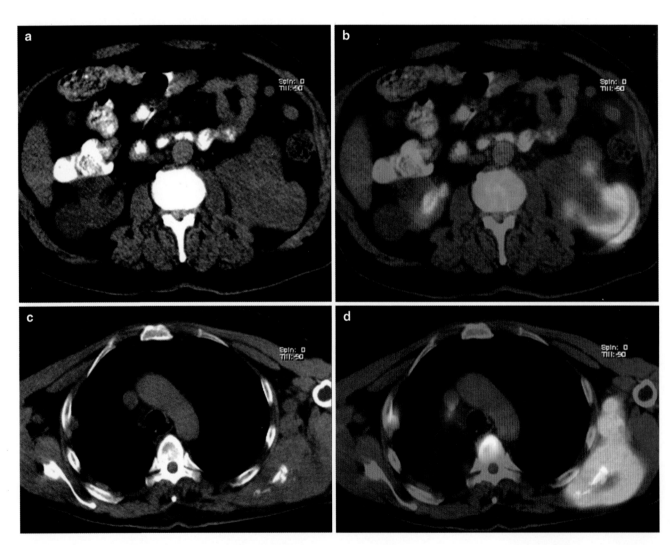

图 15.12　轴位 CT 和融合图像显示位于左肾后外侧肿物呈明显 FDG 中度摄取(SUVmax 19.3);右肾低密度囊性病变未见 FDG 摄取(a,b),左肩胛骨高代谢病灶侵犯邻近肌肉和左腋窝(c,d)。

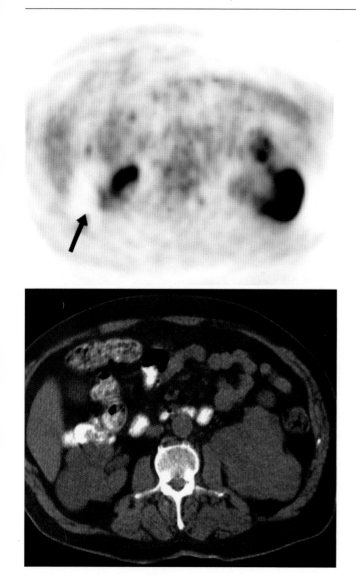

图 15.13 轴位 PET 和 CT 图像显示左肾高代谢肿物，右肾低密度囊性病灶无 FDG 摄取(箭)。

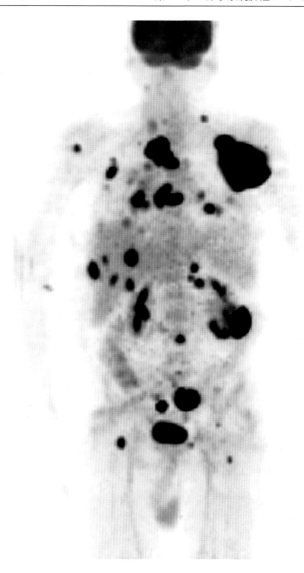

图 15.14 MIP 图像可见多器官、淋巴结及骨骼系统内广泛高代谢病灶。

15.8　病例 8:精原细胞瘤治疗反应评估

病史　患者,男,30 岁,行左侧睾丸切除,术后诊断为精原细胞瘤,放疗后行 ¹⁸F-FDG PET/CT 检查评估疗效。

表现

释义　¹⁸F-FDG PET/CT 显示放疗后痊愈。

学习要点　¹⁸F-FDG PET/CT 可以准确评估精原细胞瘤化疗后的肿物残留,敏感性为 80%,特异性为 100%。

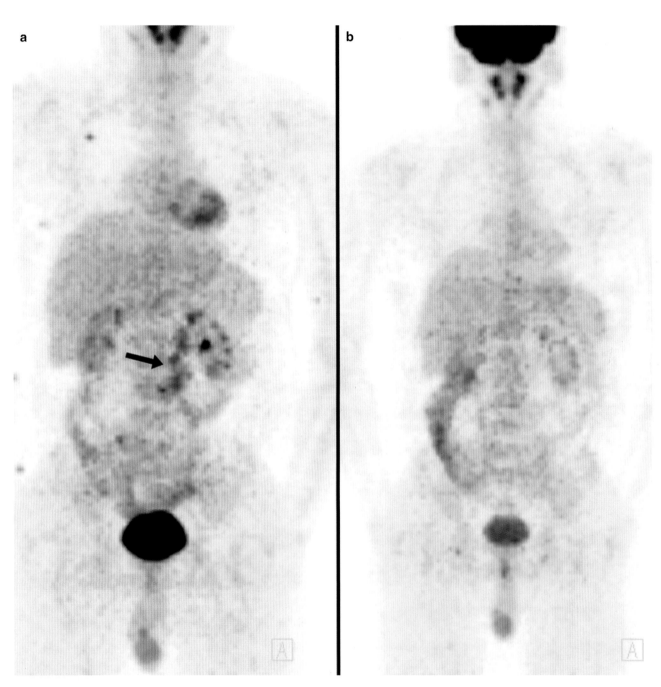

图 15.15　MIP 图像显示治疗前腹主动脉周围淋巴结 FDG 高摄取(a)(箭),化疗后 4 个月淋巴结病理性 FDG 摄取消失(b)。

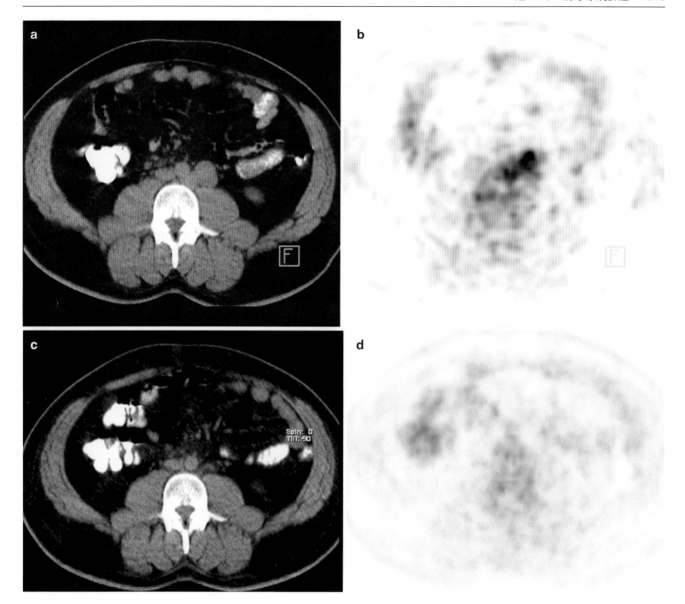

图 15.16 轴位 CT 和 PET 图像显示治疗前左腹主动脉周围淋巴结呈 FDG 高摄取(a,b),化疗后 4 个月淋巴结病理性 FDG 摄取消失(c,d)。

15.9 病例 9:成熟畸胎瘤术前评估

病史 患者,男,21 岁,CT 发现腹部多发肿大淋巴结,进行 ¹⁸F-FDG PET/CT 检查。

表现

释义 在年轻男性患者腹部发现的肿大淋巴结未见 FDG 摄取,怀疑是成熟畸胎瘤转移。

学习要点 成熟畸胎瘤葡萄糖代谢率较低,所以 ¹⁸F-FDG PET/CT 对其诊断价值较小。虽然成熟畸胎瘤是一种在 ¹⁸F-FDG PET/CT 上未显示出任何高代谢反应的良性肿瘤,但发生恶变时可引起 FDG 摄取。

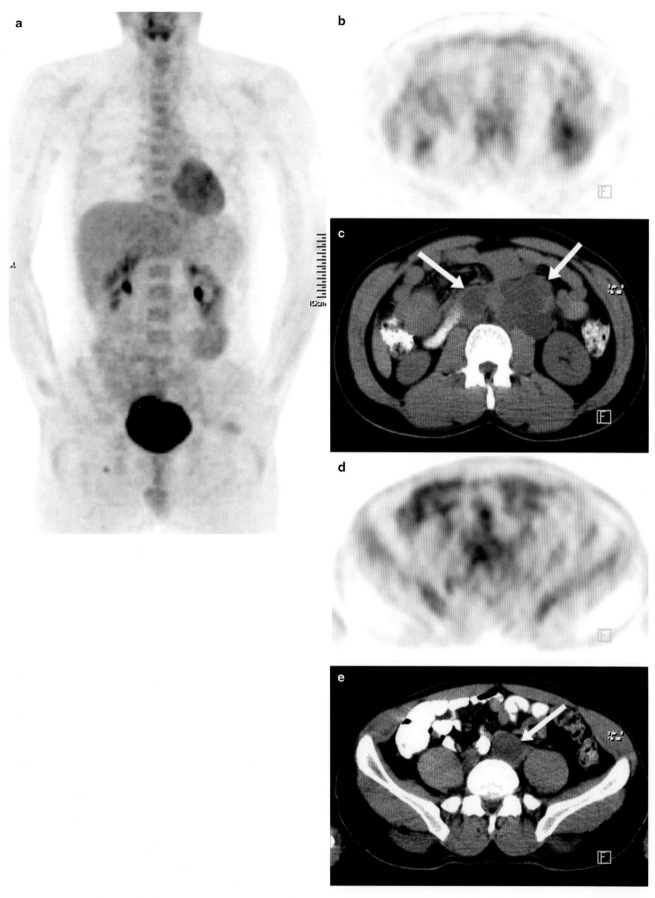

图 15.17 MIP 图像(a)及轴位 PET 和 CT 图像显示主动脉周围、主动脉腔静脉间隙(b,c)和髂总动脉处(d,e)多发肿大的低密度淋巴结(箭),无 FDG 摄取。

15.10　病例 10:纵隔卵黄囊瘤

病史　患者，男,18 岁,4 个月前发现纵隔内 10cm×9cm×5cm 的肿物，活检病理证实为卵黄囊瘤。患者接受了 3 周化疗，之后行 ¹⁸F-FDG PET/CT 检查评估化疗反应。

表现

释义　可见前纵隔的残留恶性肿瘤。

学习要点　50%~70%性腺外的生殖细胞瘤位于纵隔，卵黄囊瘤是纵隔最常见(60%)的非精原细胞肿瘤。在探查化疗后肿瘤残留方面 ¹⁸F-FDG PET/CT 是更有效和更具有特异性的手段。

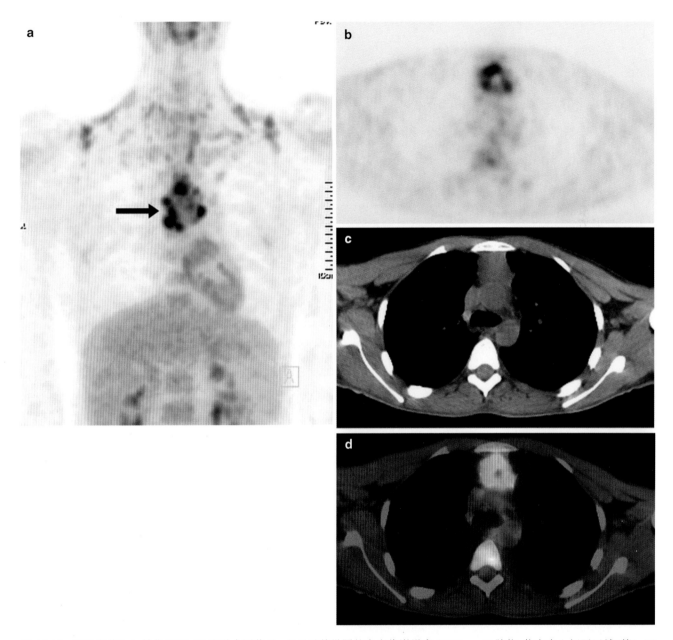

图 15.18　MIP 图像(a)、轴位 PET、CT 和融合图像(b~d)显示前纵隔的中度代谢增高(SUVmax 6)肿物,伴有中心坏死区域(箭),双侧睾丸病理性 FDG 摄取(未显示),除此之外无其他病理性摄取。颈部和锁骨上区对称性 FDG 摄取符合生理性棕色脂肪摄取。

15.11　病例 11:前列腺癌侵犯直肠

病史　患者,男,64 岁,经病理证实为前列腺癌,

行 ¹⁸F-FDG PET/CT 检查进行治疗前评估。

表现

释义　前列腺癌侵犯直肠及邻近组织。

学习要点　前列腺肿瘤特点是代谢活性和糖酵解率低,所以 ^{18}F-FDG PET/CT 诊断和定位前列腺癌的价值有限。^{18}F-FDG PET/CT 可应用于 Gleason 评分较高的晚期前列腺癌分期,发现一些化疗失败患者的局部复发和转移,评价治疗效果及提供预后信息。

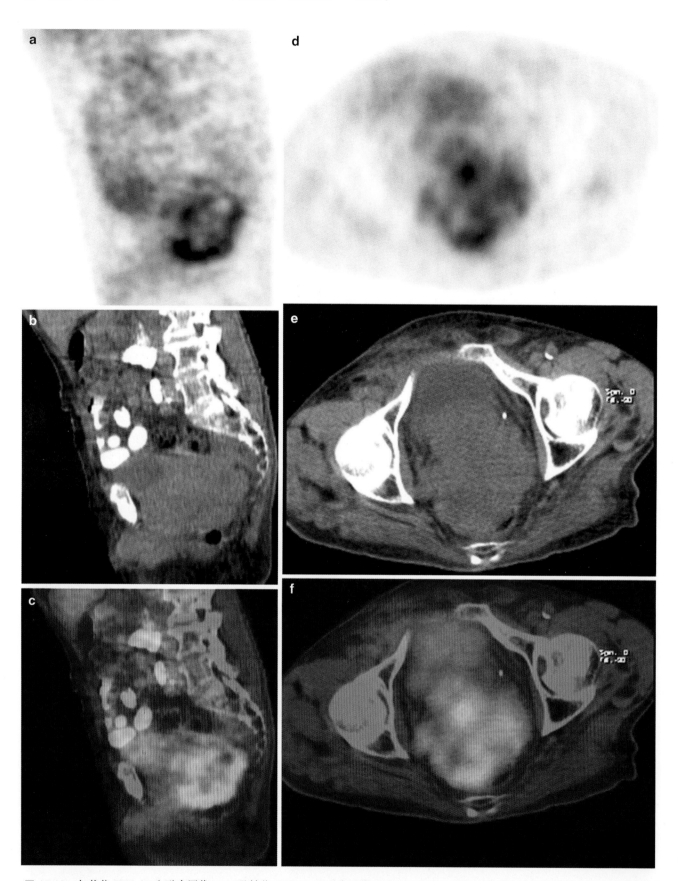

图 15.19　矢状位 PET、CT 和融合图像(a~c)及轴位 PET、CT 和融合图像(d~f)显示向后方侵犯直肠的前列腺肿物呈中度 FDG 摄取。

15.12 病例 12：前列腺癌骨转移

病史 患者，男，60 岁，对其前列腺癌行 ¹⁸F-FDG PET/CT 进行随访复查。

表现

释义 源于前列腺癌的硬化性骨转移病灶。

学习要点 在怀疑全身恶性病变的情况下，¹⁸F-FDG PET/CT 诊断骨转移的敏感性优于骨显像（BS），除前

列腺癌以外，¹⁸F-FDG PET/CT 可替代骨显像评价骨转移。前列腺癌最常见的远处转移部位是骨。¹⁸F-FDG PET/CT 诊断前列腺骨转移的价值不确定，有研究表明它的敏感性低于传统骨显像。众所周知，¹⁸F-FDG PET/CT 对溶骨性转移的敏感性高于硬化性转移。在一组进展期骨转移的患者中，¹⁸F-FDG PET/CT 对成骨性骨转移的发现率不及骨显像。¹⁸F-FDG PET/CT 在前列腺癌中的优势在于能够鉴别骨显像中未发现的有活性的骨病变，因此认为 ¹⁸F-FDG PET/CT 在发现代谢活跃病灶时比骨显像更具特异性。

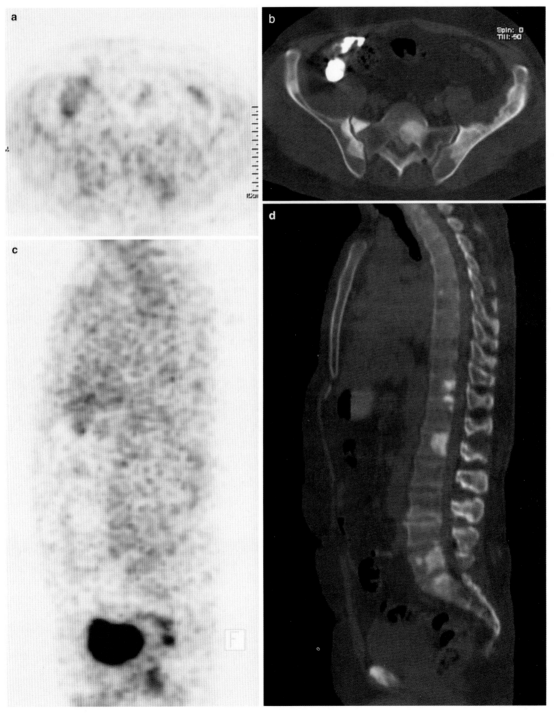

图 15.20 轴位(a,b)和矢状位(c,d)PET 和 CT 图像显示 D11、L1、L3、L5 及骨盆的高密度病灶，不伴 FDG 摄取。

15.13　病例 13:膀胱癌分期

病史　患者,男,73 岁,患有膀胱移行细胞癌,15 天前行经尿道切除术,行 ^{18}F-FDG PET/CT 检查进行初治分期。

表现

释义　病变呈明显 FDG 摄取,提示恶性。

学习要点　膀胱癌对周围肌肉的侵犯深度及对血管侵犯程度对治疗决策来说很关键,PET 在这方面作用有限,而且由于膀胱内 FDG 存在示踪物的放射性,原发膀胱癌通常难以被 ^{18}F-FDG PET/CT 发现。

• ^{18}F-FDG PET/CT 可用于术前分期,发现盆腔复发,区别肿瘤的纤维化及识别远处转移。

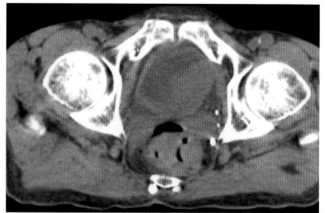

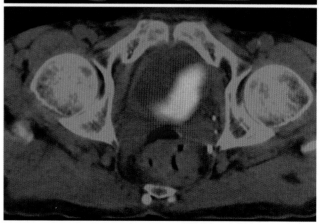

图 15.21　轴位 CT 和融合图像可见增厚的膀胱左后壁 FDG 高摄取,符合移行细胞癌特征(SUVmax13.9),无其他局部浸润或淋巴结受累的病理性高代谢征象。

15.14　病例 14:膀胱癌分期

病史　患者,男,81 岁,6 周前行经尿道切除术,诊断为膀胱癌,行 ^{18}F-FDG PET/CT 检查进行初始分期。

表现

释义　膀胱左后壁的恶性肿物及左髂内、髂外区的淋巴结转移。

学习要点　目前腹盆 CT 和 MRI 是检测淋巴结转移的常规检查。^{18}F-FDG PET/CT 可能在检测远离膀胱的淋巴结转移病灶上有一定价值。一项研究报道其敏感性为 67%,特异性为 85%。

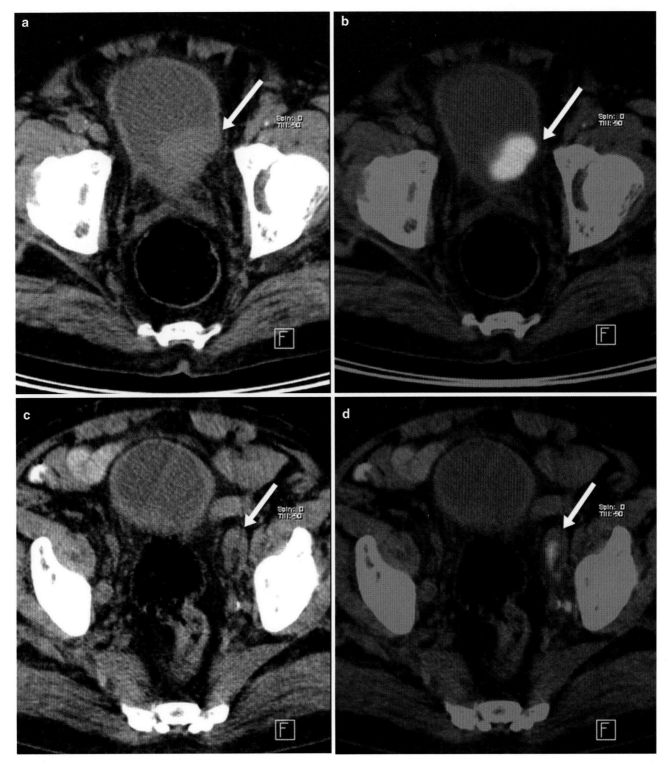

图 15.22　轴位 CT 和融合图像显示膀胱左后壁原发肿物呈 FDG 高摄取 (a,b)(SUVmax 45)(箭)。左髂内和髂外区也可见高代谢的淋巴结 (c,d)(箭)。

（杨钊　译）

参考文献

1. Ak I, Can C. F-18 FDG PET in detecting renal cell carcinoma. Acta Radiol. 2005;46:895–9.

2. Bachor R, Kotzerke J, Gottfried HW, Brändle E, Reske SN, Hautmann R. Positron emission tomography in diagnosis of renal cell carcinoma. Urologe A. 1996;35:146–50.

3. Cook GJ, Houston S, Rubens R, Maisey MN, Fogelman I. Detection of bone metastases in breast cancer by 18FDG PET: differing metabolic activity in osteoblastic and osteolytic lesions. J Clin Oncol. 1998;16:3375–9.

4. Cremerius U, Effert PJ, Adam G, Sabri O, Zimmy M, Wagenknecht G, et al. FDG PET for detection and therapy control of metastatic germ cell tumor. J Nucl Med. 1998;39:815–22.

5. Dehner LP. Germ cell tumors of the mediastinum. Semin Diagn Pathol. 1990;7:266–84.

6. De Santis M, Becherer A, Bokemeyer C, Stoiber F, Oechsle K, Sellner F, et al. 2-18fluoro-deoxy-D-glucose positron emission tomography is a reliable predictor for viable tumor in postchemotherapy seminoma: an update of the prospective multicentric SEMPET trial. J Clin Oncol. 2004;22:1034–9.

7. Fogelman I, Cook G, Israel O, Van der Wall H. Positron emission tomography and bone metastases. Semin Nucl Med. 2005;35:135–42.

8. Hatcher PA, Anderson EE, Paulson DF, Carson CC, Robertson JE. Surgical management and prognosis of renal cell carcinoma invading the vena cava. J Urol. 1991;145:20–4.

9. Kang D, White Jr RL, Zuger J, Sasser HC, Teigland CM. Clinical use of fluorodeoxyglucose F-18 positron emission tomography for detection of renal cell carcinoma. J Urol. 2004;171:1806–9.

10. Karyagar S, Koc ZP, Karyagar SS, Ozulker T, Topal C, Karaguzel E, et al. Dual time F-18 FDG PET/CT imaging in the diagnosis of renal cell cancer. Curr Med Imaging Rev. 2014;10:134–9.

11. Liu Y. Diagnostic role of fluorodeoxyglucose positron emission tomography-computed tomography in prostate cancer. Oncol Lett. 2014;7:2013–8.

12. Majhail NS, Urbain JL, Albani JM, Kanvinde MH, Rice TW, Novick AC, et al. F-18 fluorodeoxyglucose positron emission tomography in the evaluation of distant metastases from renal cell carcinoma. J Clin Oncol. 2003;21:3995–4000. doi:10.1200/JCO.2003.04.073.

13. Mohapatra T, Arora A, Srikant K, Snehalata, Kumar N. A rare case of mature teratoma. Has FDG PET/CT a role to play?. Indian J Nucl Med. 2011;26:107–8. doi:10.4103/0972-3919.90265.

14. Montravers F, Grahek D, Kerrou K, Younsi N, Doublet JD, Gattegno B, et al. Evaluation of FDG uptake by renal malignancies (primary tumor or metastases) using a coincidence detection gamma camera. J Nucl Med. 2000;41:78–84.

15. Moran CA, Suster S, Koss MN. Primary germ cell tumors of the mediastinum. Part III. Yolk sac tumor, embryonal carcinoma, choriocarcinoma, and combined nonteratomatous germ cell tumors

16. Morris MJ, Akhurst T, Osman I, Nunez R, Macapinlac H, Siedlecki K, et al. Fluorinated deoxyglucose positron emission tomography imaging in progressive metastatic prostate cancer. Urology. 2002;59:913–8.

17. Muros BT, Romero JRS, Rodriguez JGB, Parrilla RB. Maxillary sinus metastasis of renal cell carcinoma. ACTAS Urol Esp. 2006;30:954–7.

18. Nesbitt JC, Soltero ER, Dinney CP, Walsh GL, Schrump DS, Swanson DA, et al. Surgical management of renal cell carcinoma with inferior vena cava tumor thrombus. Ann Thorac Surg. 1997;63:1592–600.

19. Neves RJ, Zincke H. Surgical treatment of renal cancer with vena cava extension. Br J Urol. 1987;59:390–5.

20. Ozülker T, Küçüköz Uzun A, Ozülker F, Ozpaçac T. Comparison of (18)F-FDG-PET/CT with (99 m)Tc-MDP bone scintigraphy for the detection of bone metastases in cancer patients. Nucl Med Commun. 2010;31:597–603. doi:10.1097/MNM.0b013e328338e909.

21. Ozülker T, Ozülker F, Ozbek E, Ozpaçaci T. A prospective diagnostic accuracy study of F-18 fluorodeoxyglucose-positron emission tomography/computed tomography in the evaluation of indeterminate renal masses. Nucl Med Commun. 2011;32:265–72. doi:10.1097/MNM.0b013e3283442e3b.

22. Schöder H, Larson SM. Positron emission tomography for prostate, bladder, and renal cancer. Semin Nucl Med. 2004;34:274–92.

23. Seto E, Segall GM, Terris MK. Positron emission tomography detection of osseous metastases of renal cell carcinoma not identified on bone scan. Urology. 2000;55:286.

24. Shinagare AB, Jagannathan JP, Ramaiya NH, Hall MN, Van den Abbeele AD. Adult extragonadal germ cell tumors. AJR Am J Roentgenol. 2010;195:274–80. doi:10.2214/AJR.09.4103.

25. Skinner DG, Pritchett TR, Lieskovsky G, Boyd SD, Stiles QR. Vena caval involvement by renal cell carcinoma. Surgical resection provides meaningful long-term survival. Ann Surg. 1989;210:387–94.

26. Sountoulides P, Metaxa L, Cindolo L. Atypical presentations and rare metastatic sites of renal cell carcinoma: a review of case reports. J Med Case Rep. 2011;5:429. doi:10.1186/1752-1947-5-429.

27. Wang HY, Ding HJ, Chen JH, Chao CH, Lu YY, Lin WY, et al. Meta-analysis of the diagnostic performance of [18F]FDG-PET and PET/CT in renal cell carcinoma. Cancer Imaging. 2012;12:464–74. doi:10.1102/1470-7330.2012.0042.

28. Wu HC, Yen RF, Shen YY, Kao CH, Lin CC, Lee CC. Comparing whole body 18-F-2-deoxyglucose positron emission tomography and technetium-99 m methylene diphosphate bone scan to detect bone metastases in patients with renal cell carcinomas: a preliminary report. J Cancer Res Clin Oncol. 2002;128:503.

of the mediastinum—a clinicopathologic and immunohistochemical study of 64 cases. Cancer. 1997;80:699–707.

第 **16** 章 骨骼肌肉肿瘤

16.1 病例 1：Ewing 肉瘤

病史 患者，女，26 岁，左侧骶髂关节区发现肿块，活检确诊为 Ewing 肉瘤，行 ^{18}F-FDG PET/CT 检查。

表现

释义 表现提示为骨源性恶性病变，侵及周围结构。

学习要点 ^{18}F-FDG PET/CT 对 Ewing 肉瘤治疗前分期具有较高的敏感性和特异性，并有可能提供修改治疗计划的额外信息。因此提出，进行潜在的外部病变评估时，FDG-PET 可以代替骨扫描。

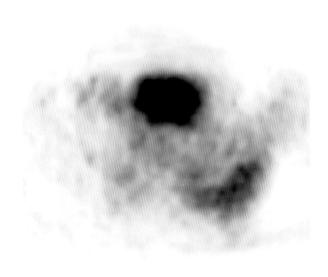
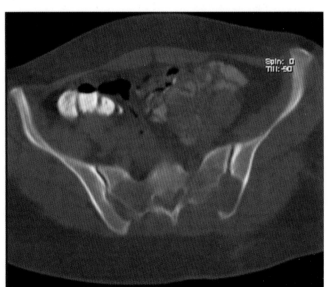
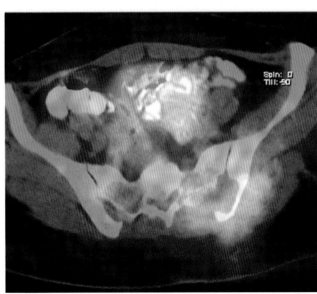
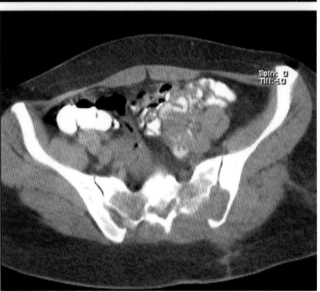

图 16.1 轴位 CT、PET 和融合图像显示左骶髂区中度高代谢病灶(SUVmax 5)，侵犯邻近臀肌及骶孔。

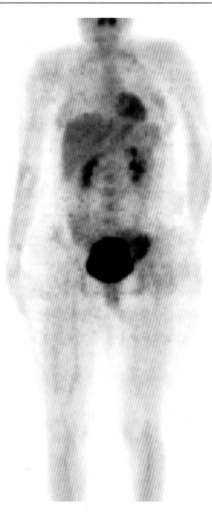

图 16.2   MIP 图像。

16.2   病例 2:Ewing 肉瘤再分期

病史   患者,女,17 岁,1 年前确诊 Ewing 肉瘤,现放疗、化疗结束后行 ^{18}F-FDG PET/CT 检查进行再分期评价。

表现

释义   多发高代谢病灶符合全身广泛转移。

学习要点   ^{18}F-FDG PET/CT 诊断骨原发 Ewing 肉瘤复发具有较高的准确性,诊断敏感性为 95%,特异性为 87%。

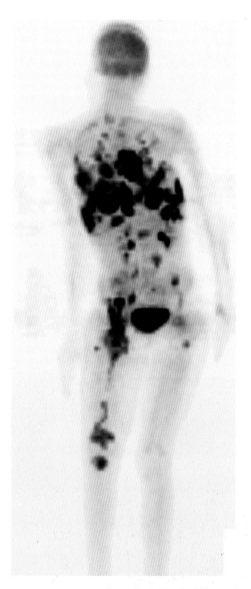

图 16.3   MIP 图像显示胸膜表面、肺实质、纵隔和腹腔淋巴结、右股骨近端和远端以及左股骨近端多发高代谢病灶(SUVmax 10)。

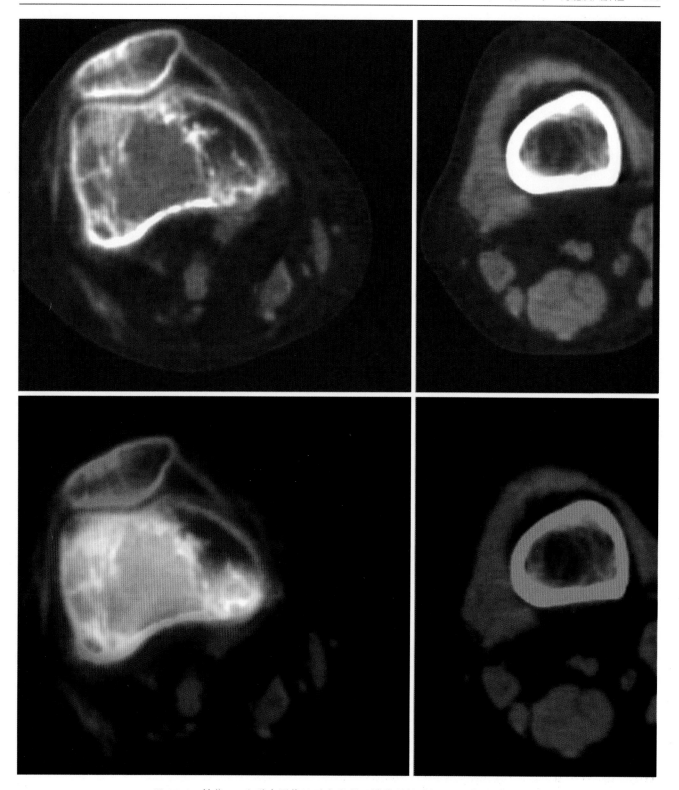

图 16.4　轴位 CT 和融合图像显示右股骨远端溶骨性破坏,FDG 摄取增高。

16.3 病例 3:骨肉瘤

病史 患者,女,29 岁,诊断为左股骨骨肉瘤,行¹⁸F-FDG PET/CT 检查。

表现

释义 左侧大腿远端高代谢肿块,符合骨原发恶性肿瘤。原发病变上方,股骨中段髓腔内 FDG 局灶性高摄取代表跳跃性转移。右肺门 FDG 高摄取病变符合肺转移。

学习要点 对于骨肉瘤来说,尽管 FDG-PET 对骨转移的敏感性不及骨扫描,检测肺转移的准确性低于 CT,但本例中 PET 准确诊断出骨转移和肺转移。

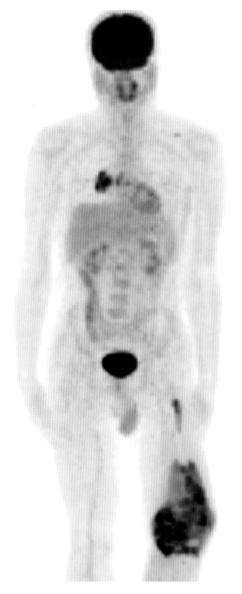

图 16.5 MIP 图像显示左侧大腿远端明显高代谢的膨胀性肿物(SUVmax 10.7),肿物近端呈线样 FDG 摄取(SUVmax 6.4)。右肺门也可见高代谢肿物(SUVmax 10)。

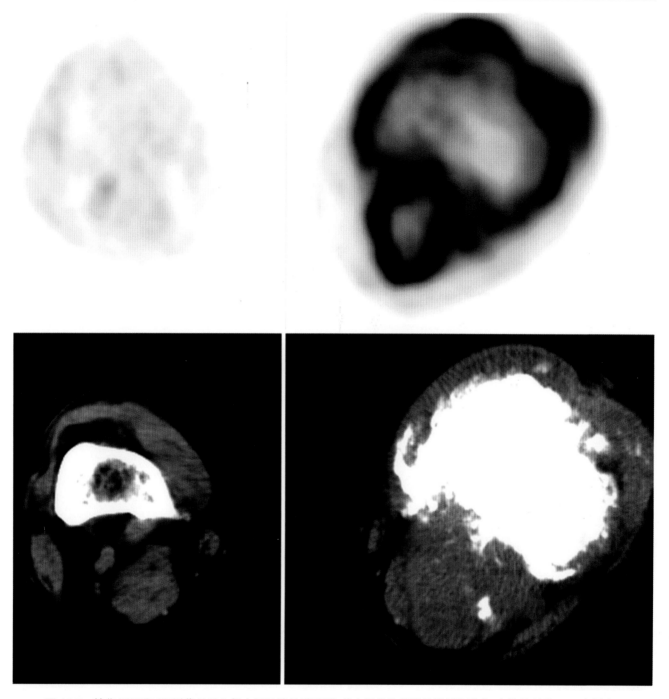

图 16.6　轴位 PET 和 CT 图像显示左侧大腿远端骨质破坏,其内钙化灶提示骨膜新骨形成,病灶呈环形 FDG 高摄取。

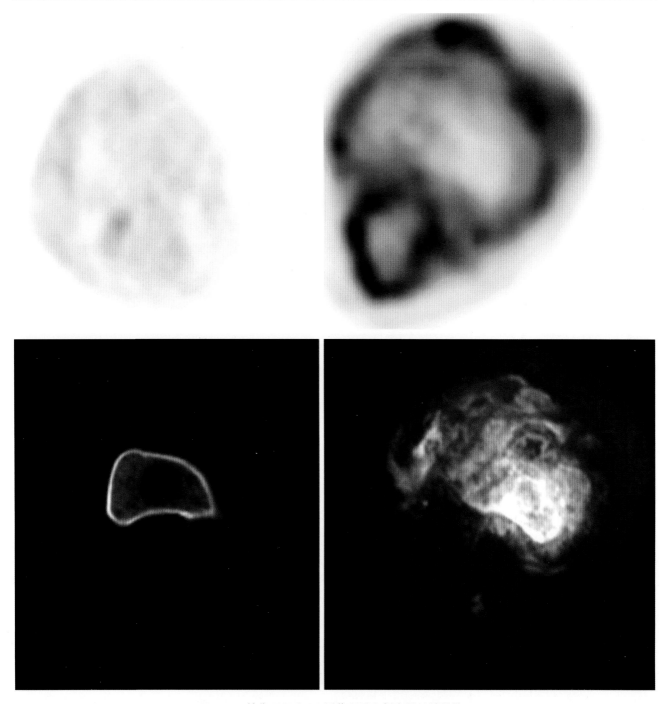

图 16.7   轴位 PET 和 CT 图像显示左侧大腿远端肿块。

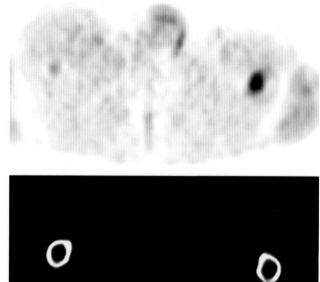

图 16.9　轴位 PET 和 CT 图像显示左股骨髓腔内 FDG 高摄取。

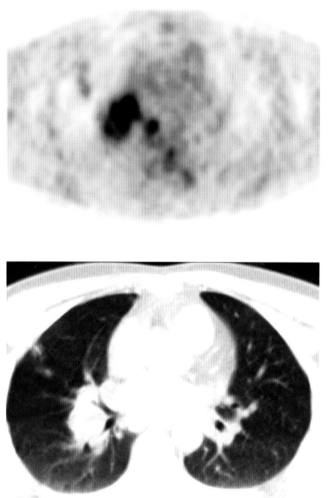

图 16.8　轴位 PET 和 CT 图像显示右肺门高代谢肿块。

16.4   病例4:孤立性浆细胞瘤

病史   患者,男,67岁,颈椎椎体活检证实为孤立性浆细胞瘤,行 ^{18}F-FDG PET/CT 检查。

表现

释义   孤立性浆细胞瘤累及椎体,常表现为中度 FDG 摄取。

学习要点 ^{18}F-FDG PET/CT 能够很好地对浆细胞瘤进行早期分期(敏感性98%,特异性99%),并能够同时发现髓内和髓外病变。

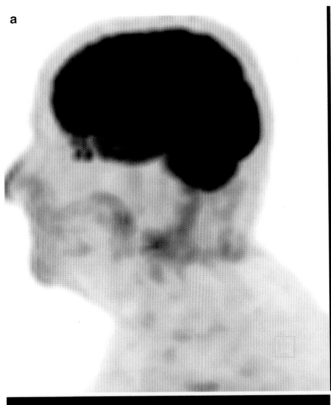

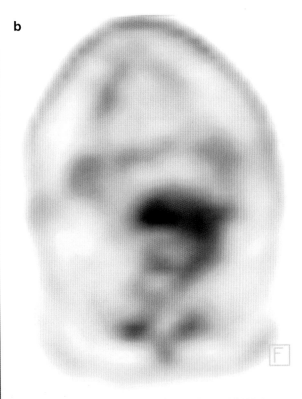

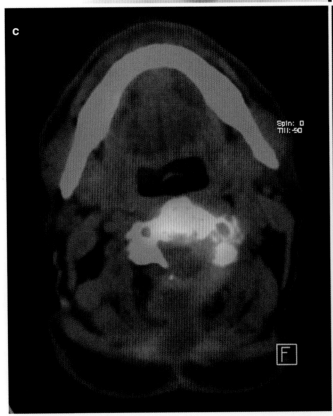

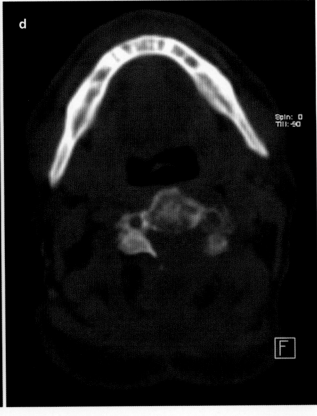

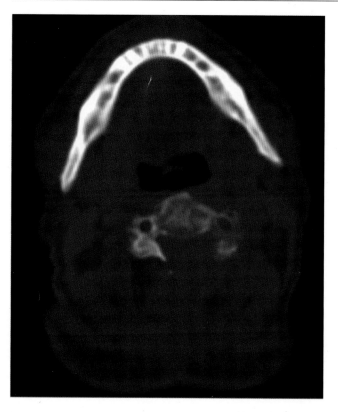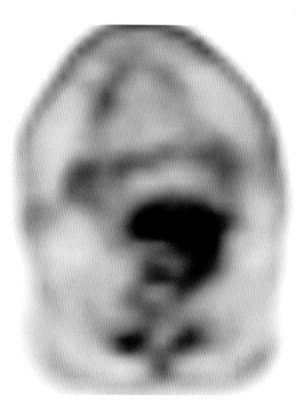

图 16.11　轴位 CT 和 PET 图像显示破坏椎体呈高代谢病变。

16.5　病例 5：浆细胞瘤

病史　患者,男,57 岁,确诊浆细胞瘤,行 ¹⁸F-FDG PET/CT 进行治疗前分期。

表现

释义　符合代谢活跃的多发性骨髓瘤。

学习要点　孤立性浆细胞瘤是多发性骨髓瘤的局部表现,¹⁸F-FDG PET/CT 能够发现其他传统影像检查忽略部位的骨质侵犯。

图 16.10　侧位 MIP 图像(a),轴位 PET 图像、融合图像和 CT 图像(b~d)显示破坏的椎体及椎后组织中度高代谢,全身 PET 图像显示无其他病理性 FDG 摄取。

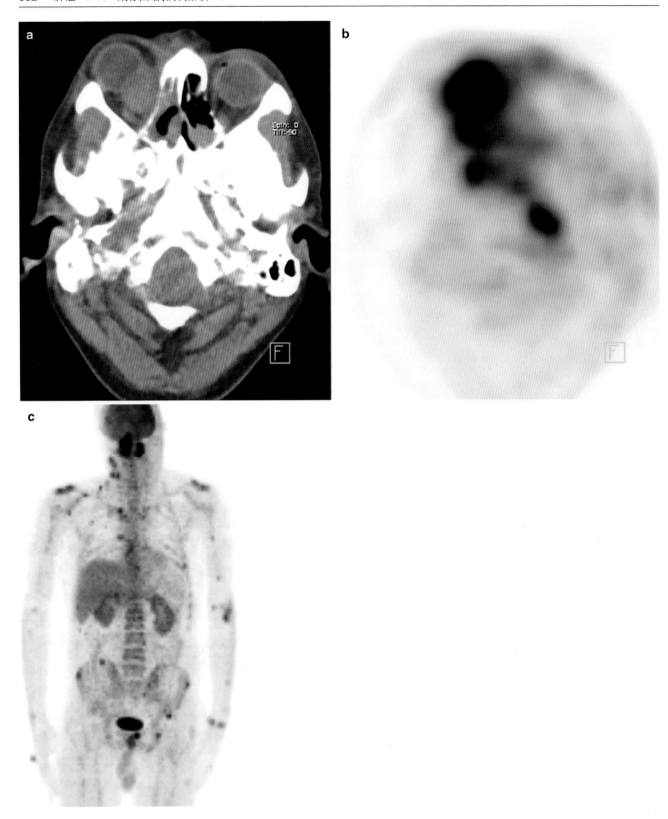

图 16.12 轴位 CT 和 PET 图像(a,b)显示眶后高代谢软组织病灶。MIP 图像(c)显示全身骨质结构中随机分布的多发病理性中度高代谢灶。

16.6 病例6:多发性骨髓瘤

病史 患者,男,63岁,确诊为多发性骨髓瘤,行
¹⁸F-FDG PET/CT进行治疗前分期。

表现

释义 本例符合代谢活跃的多发性骨髓瘤。

学习要点 ¹⁸F-FDG PET/CT能够发现新的骨病变,并能提高33%~43%多发性骨髓瘤患者的临床分期。

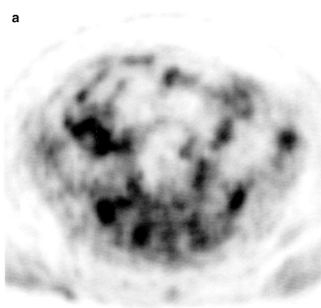

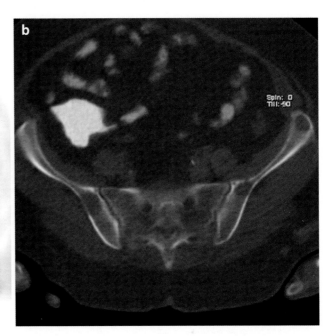

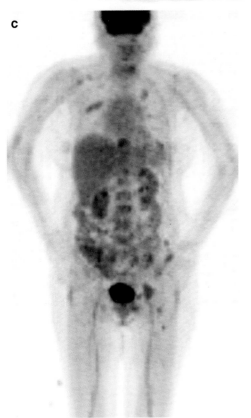

图16.13 轴位PET和CT图像(a,b)显示骨盆溶骨性破坏呈明显高代谢,MIP图像(c)显示全身骨质多发FDG高摄取灶。

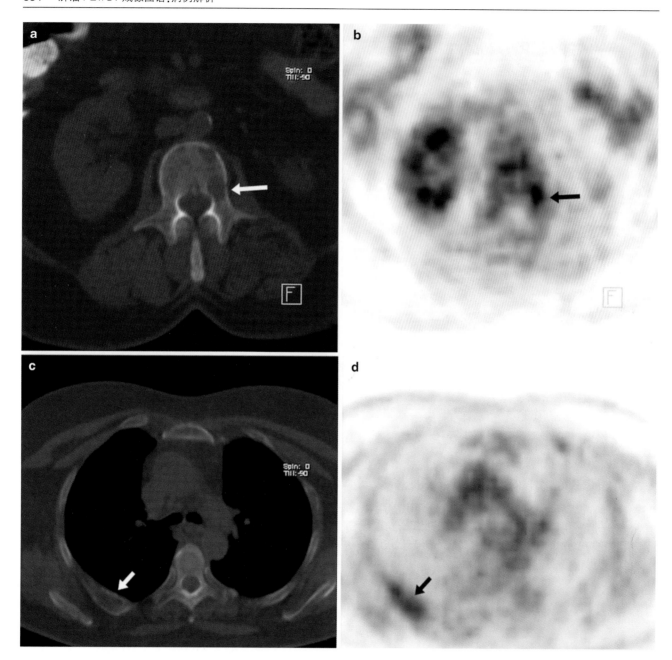

图 16.14　轴位 CT 和 PET 图像显示椎体(a,b)和肋骨(c,d)溶骨性破坏伴 FDG 高摄取(箭)。

16.7　病例 7:骶尾部脊索瘤

　　病史　患者,女,57 岁,CT 发现骶尾骨病变,行 ^{18}F-FDG PET/CT 检查。

表现

　　释义　尽管病变代谢仅轻微升高,但考虑到病变

的位置和破坏的性质仍可疑恶性。

　　结果　手术后组织病理证实为骶尾部脊索瘤。

　　学习要点　脊索瘤是一种罕见恶性骨肿瘤,起源于脊索间隙,骶尾区为最好发部位。脊索瘤是非 FDG 摄取肿瘤,因此,FDG-PET/CT 发现骶骨的溶骨性破坏,即使代谢较低,仍应考虑脊索瘤。

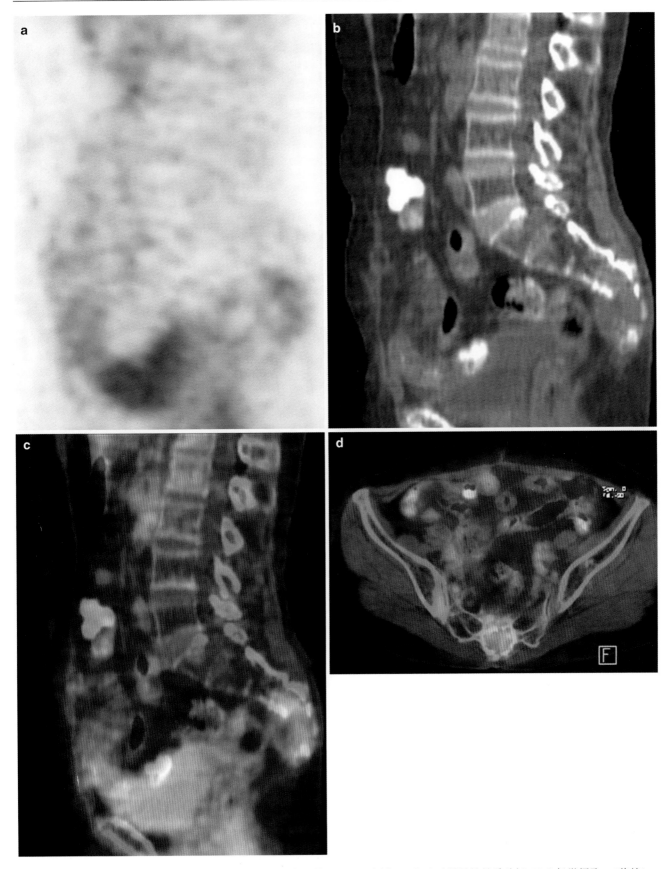

图 16.15　矢状位 PET、CT、融合图像 (a~c) 和轴位融合图像、PET、CT 图像 (d~f) 显示骶尾骨骨质破坏，FDG 轻微摄取。（待续）

e
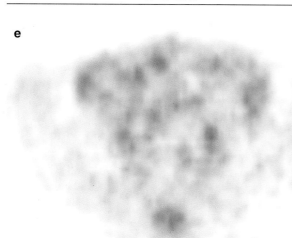

f
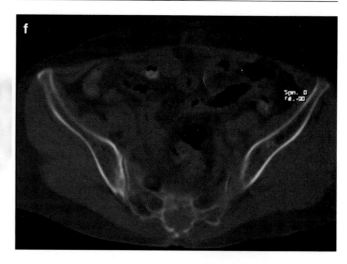

图 16.15(续)

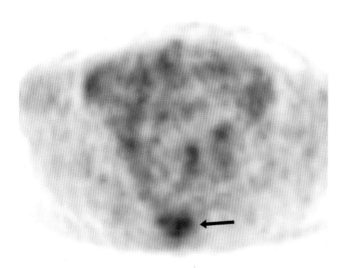

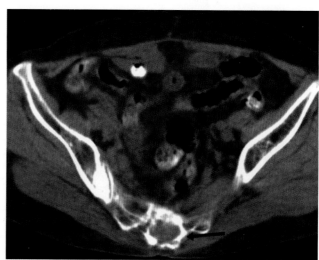

图 16.16　轴位 PET 和 CT 图像显示骶尾骨骨质破坏伴轻微 FDG 摄取(箭)。

16.8　病例 8：骶尾部脊索瘤

病史　患者，女，65 岁，7 年前确诊为骶尾部脊索瘤并行放疗，行 ¹⁸F-FDG PET/CT 检查进行再分期。

表现

释义　骶骨高代谢病灶符合复发，主动脉下腔静脉间高代谢淋巴结提示淋巴结转移。

学习要点　尽管放疗有利于延长患者无进展生存期，但脊索瘤仍有较高复发率，多为局限性。¹⁸F-FDG PET/CT 在脊索瘤再分期及放疗后效果评价方面均有较高价值。

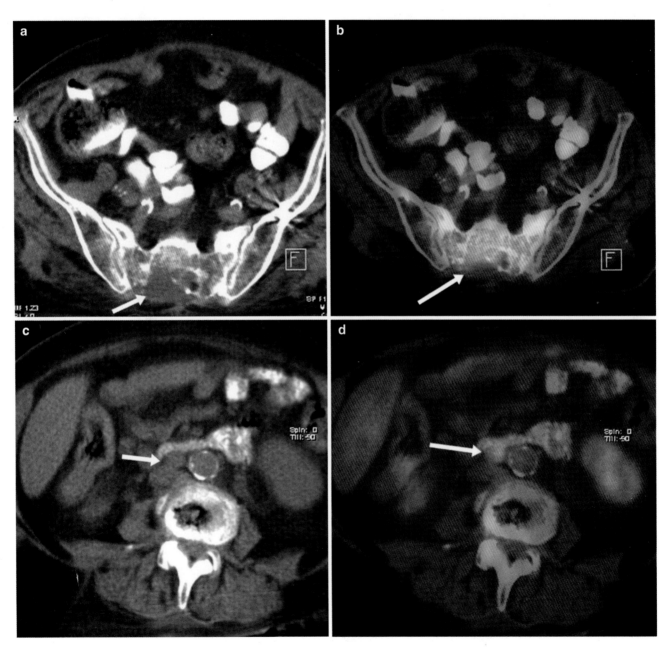

图 16.17　轴位 CT 和融合图像（a,b）显示骶骨骨质破坏，呈中度高代谢（SUVmax 6.5）（箭），并可见第 3 腰椎水平主动脉下腔静脉间高代谢淋巴结（箭）（c,d）（SUVmax 5.9）。

16.9　病例 9:骨转移疗效评估

病史　患者,男,64 岁,经支气管镜活检确诊为小细胞肺癌,行 ^{18}F-FDG PET/CT 检查进行分期并确定有无远处转移。经 6 个疗程化疗后再行 ^{18}F-FDG PET/CT 检查评估疗效。

表现

释义　治疗前骨质非硬化性病灶有 FDG 摄取,在化疗后转变为骨质硬化病灶,且无 FDG 摄取。这是骨转移治疗有效的结果,即将代谢活跃病灶转变为代谢不活跃的病灶。

学习要点　CT 显示骨质硬化但 ^{18}F-FDG 无摄取的骨病变,可能代表治疗后的成骨性改变,而非活跃的肿瘤组织,骨扫描有助于鉴别这两种情况。

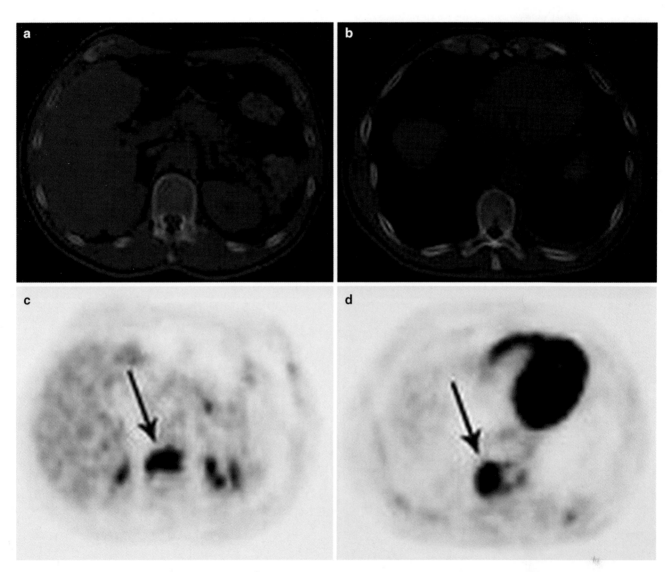

图 16.18　^{18}F-FDG PET/CT 扫描中的轴位 PET 和 CT 图像显示胸椎背侧病理性 FDG 高摄取(箭)(a~d),但 CT 未见明显溶骨或硬化性改变。

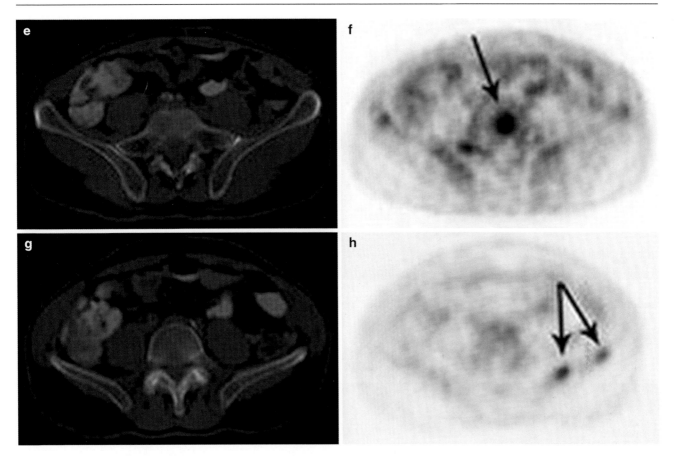

图 16.19　¹⁸F-FDG PET/CT 扫描中的轴位 PET 和 CT 图像显示第 5 腰椎及左侧髂骨翼病理性 FDG 高摄取(箭)(e~h),但 CT 未见明显溶骨或硬化性改变。

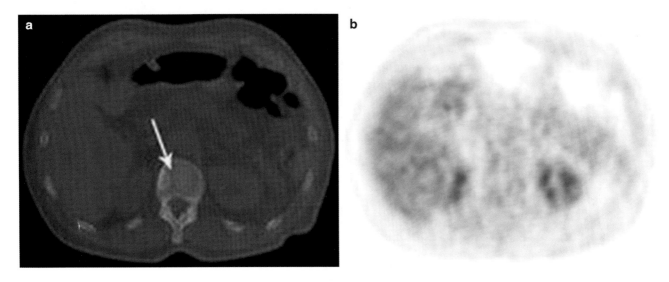

图 16.20　治疗完成后行 ¹⁸F-FDG PET/CT 检查,显示背侧胸椎 FDG 摄取消失,但原高代谢区骨质出现硬化性改变(箭)(a~d)。(待续)

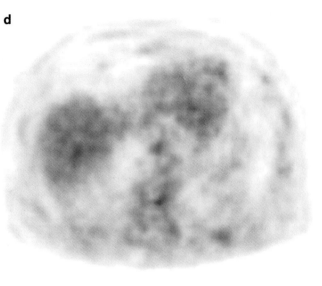

图 16.20(续)

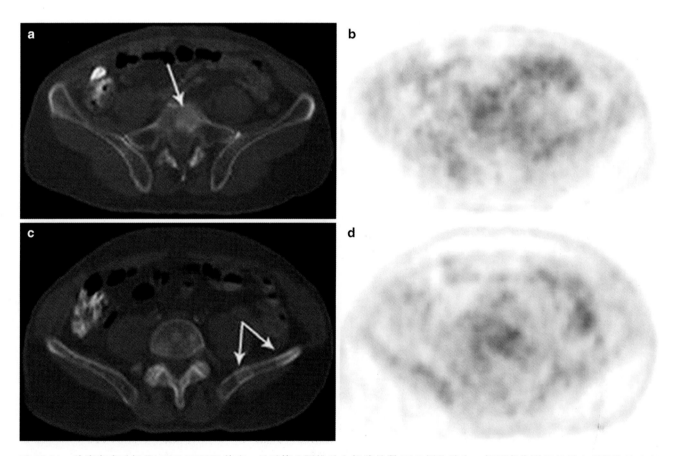

图 16.21 治疗完成后行 ^{18}F-FDG PET/CT 检查，显示第 5 腰椎及左侧髂骨翼 FDG 摄取消失，但原高代谢区骨质出现硬化性改变（箭）(a~d)。

16.10 病例10：纤维肉瘤

病史 患者,女,46岁,行 ^{18}F-FDG PET/CT 检查显示右前外侧腹部巨大肿物。

表现

释义 病变呈FDG低摄取不能排除恶性的可能,因为低分化肉瘤可能不伴有明显的FDG摄取。

结果 组织病理证实为纤维肉瘤。

学习要点 ^{18}F-FDG PET/CT 是评价原发软组织病变的有效成像手段,但可能不能鉴别良性病变和低级别肿瘤。

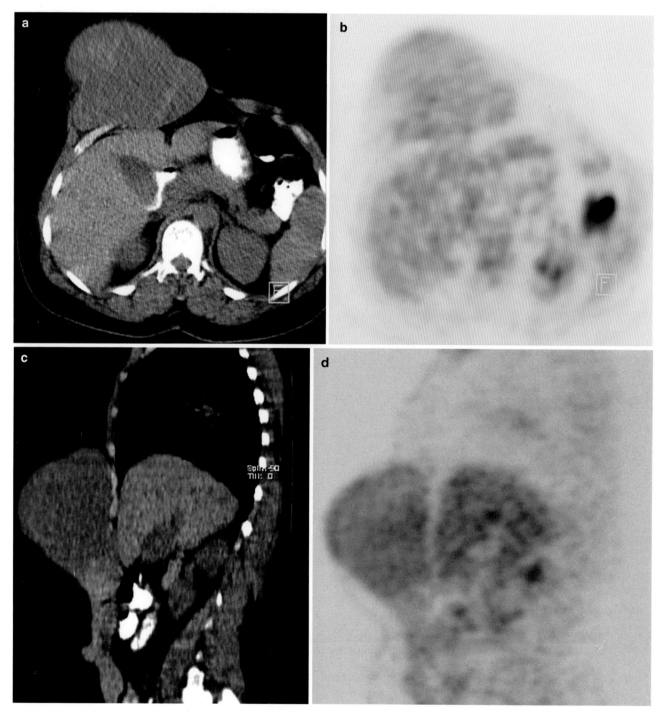

图16.22 轴位(a,b)和矢状位(c,d)CT 与 PET 图像显示右前外侧腹壁起源的肿物 FDG 代谢仅略增高,全身其他部位未见病理性 FDG 摄取。

16.11   病例 11:滑膜肉瘤分期

病史   患者,男,61 岁,左踝肿物活检确诊为梭形细胞滑膜肉瘤,行 ¹⁸F-FDG PET/CT 确定病变范围。

表现

释义   影像表现符合原发恶性肿瘤。

学习要点   滑膜肉瘤的 SUVmax 值可能与患者生存期相关。一项研究显示,治疗前 SUVmax 大于 4.35 的滑膜肉瘤患者生存期明显缩短。

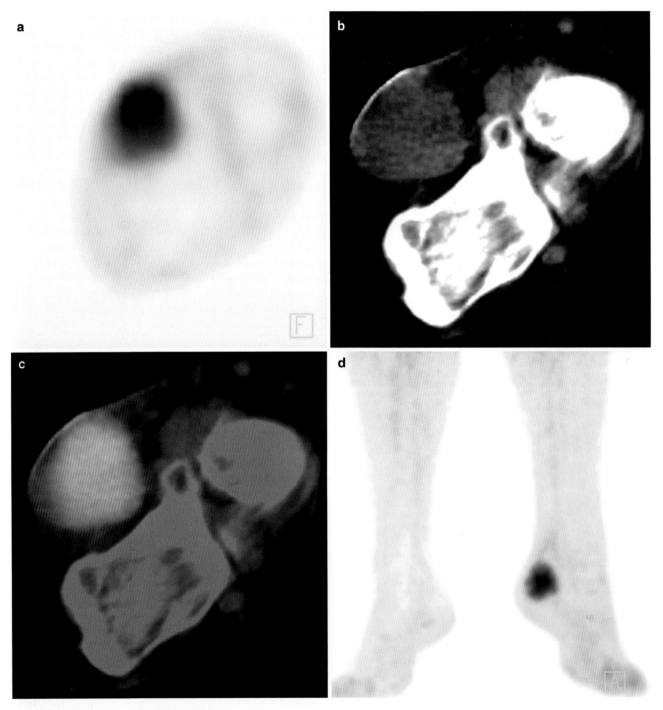

图 16.23   轴位 PET、CT、融合图像(a,b,c)和 MIP 图像(d)显示左内踝大小为 40cm×37cm×32mm 的中度高代谢(SUVmax4.7)软组织肿物。除此之外,全身无病理性 FDG 摄取。

16.12　病例 12：滑膜肉瘤分期

病史　患者,女,67 岁,左大腿远端肿物活检确诊为滑膜肉瘤,行 ^{18}F-FDG PET/CT 检查确定病变范围。

表现

释义　左大腿远端肿物符合原发恶性肿瘤,股骨远端内侧髁局部受累,并可见头皮、右胸部及右肺转移。

学习要点　滑膜肉瘤最常发生在下肢,表现为邻近关节的、边界清晰的大肿物,常伴有针状钙化,并有转移倾向,最常见于肺。这类肿瘤常表现出明显 FDG 高摄取,全身 PET 容易发现局部及远处转移。FDG-PET/CT 还能够显示肿瘤代谢最活跃的部分,从而能够有效指导活检。

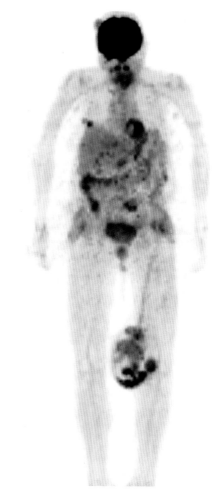

图 16.24　MIP 图像显示左大腿远端肿物,FDG 不均匀摄取,同时可见右侧胸部及右侧头部高代谢病灶。

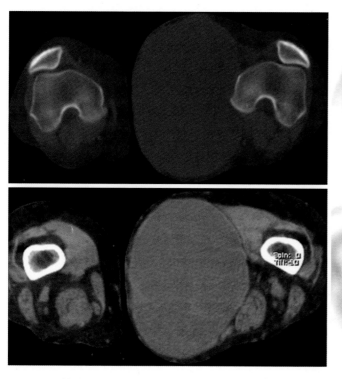

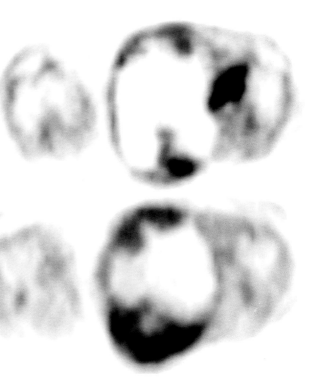

图 16.25　轴位 CT 和 PET 图像显示左大腿远端内侧软组织肿物,中心呈低代谢,周围中度高代谢(SUVmax 3.4),股骨远端内侧髁为高代谢(SUVmax 3.4)。

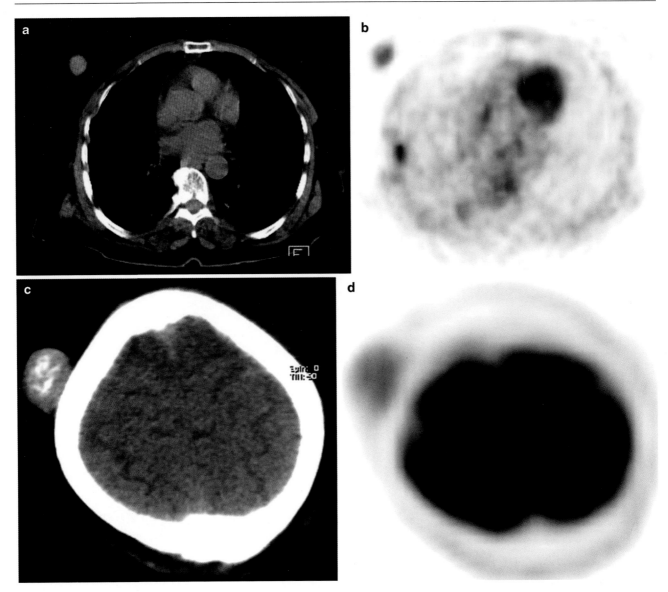

图 16.26   轴位 CT 和 PET 图像显示右前胸部皮下高代谢软组织病变(a,b)，右前部头皮下的软组织病灶显示轻度高代谢伴中心钙化(c,d)。

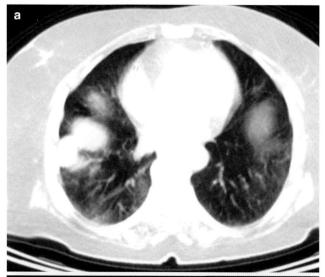

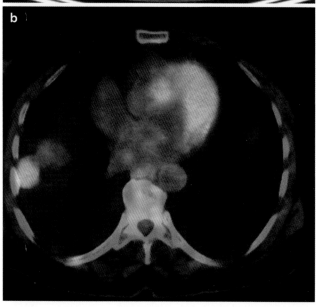

图 16.27 胸部轴位 CT 和融合图像(a,b)显示右肺下叶高代谢结节(SUVmax 5.6)。

16.13 病例 13:脂肪肉瘤分期

病史 患者,男,56 岁,腹膜后肿物穿刺活检确诊为脂肪肉瘤,行 ^{18}F-FDG PET/CT 检查进行分期。

表现

释义 右腹腔肿物代表低分化脂肪肉瘤,无 FDG 摄取。腹膜后高代谢淋巴结可疑转移,因为原发灶无 FDG 摄取时,淋巴结不常表现为高代谢。

学习要点 ^{18}F-FDG PET/CT 对于鉴别高分化无代谢的脂肪肉瘤意义不大,但去分化脂肪肉瘤可能显示相对高摄取。

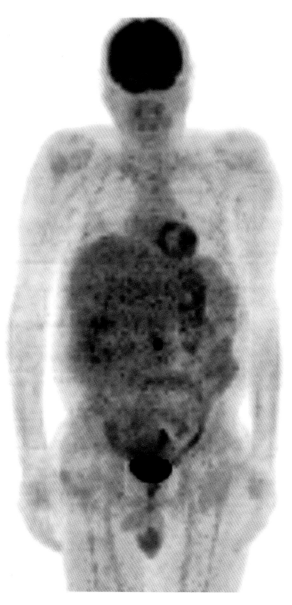

图 16.28 MIP 图像显示右侧腹腔弥漫性轻度 FDG 摄取增高,几乎等同于肝脏摄取。同时可见腹腔正中结节样 FDG 高摄取(SUVmax 6.8)。

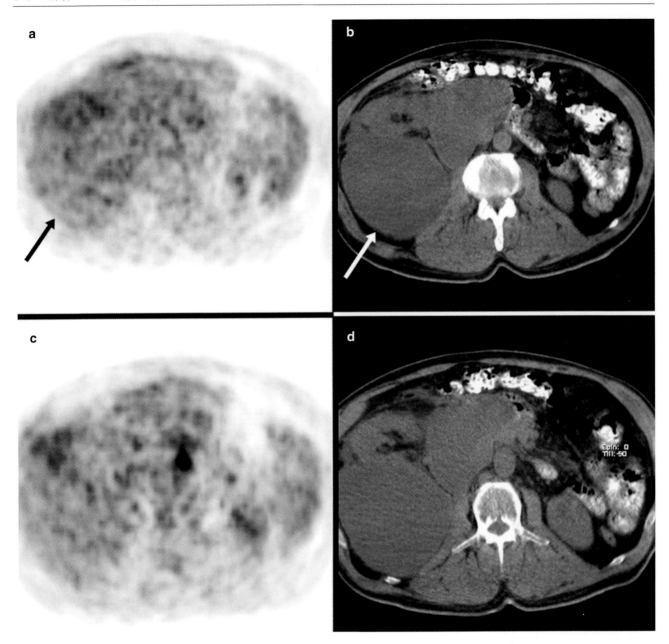

图 16.29 轴位 PET 和 CT 图像(a,b)显示右腹腔大小约 22cm×11cm×10cm 的低密度肿物(箭),FDG 轻微摄取,但腹膜后淋巴结呈高代谢(c,d)。

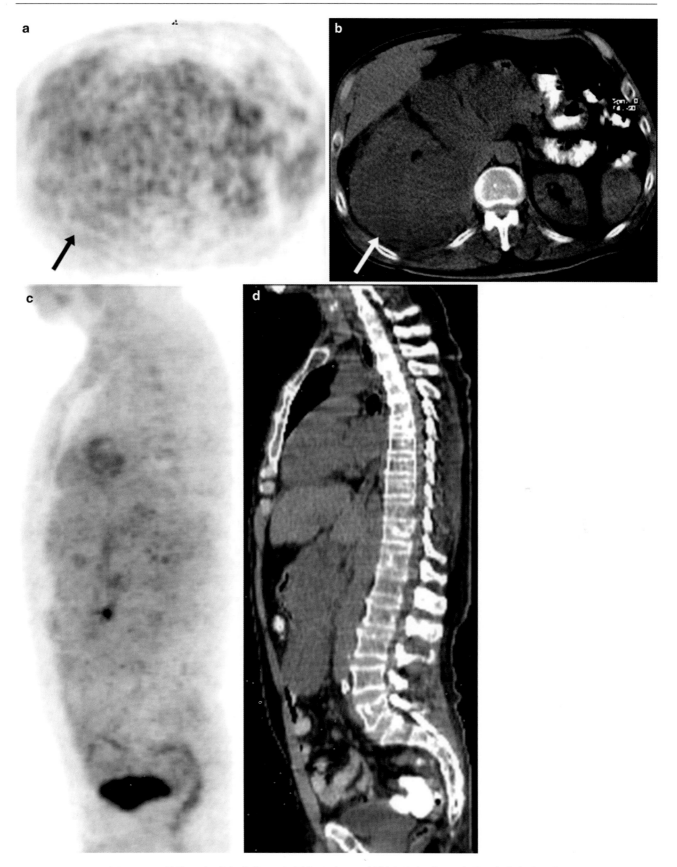

图 16.30　轴位(a,b)和矢状位(c,d)图像显示 FDG 低摄取病变(箭)和腹膜后高代谢淋巴结。

16.14 病例14:淋巴管肉瘤

病史 患者,女,60岁,诊断为乳腺癌后行右侧乳房切除术,术后出现右臂淋巴水肿,行 ¹⁸F-FDG PET/CT 检查进行再分期。

表现

释义 右臂皮下组织可见多发高代谢灶,不符合乳腺癌常见转移途径,需组织病理学进一步证实。

结果 右肘部病灶活检证实为淋巴管肉瘤。

学习要点 淋巴管肉瘤是一种罕见的血管肿瘤,它是乳腺癌患者乳房切除术及腋窝淋巴结清扫术后合并上肢慢性淋巴水肿的并发症,也可起源于慢性先天性淋巴水肿。

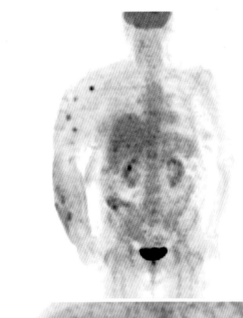

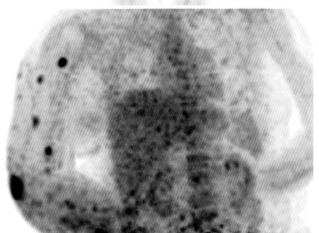

图 16.31 MIP 图像显示右臂多个 FDG 摄取灶。淋巴水肿导致右臂肿胀。

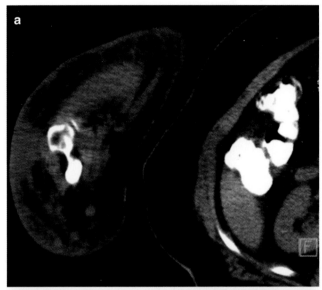

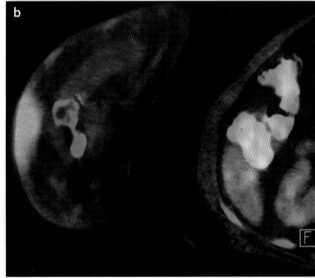

图 16.32 轴位 CT 和融合图像(a,b)显示右肘部皮下高代谢软组织密度灶。

16.15 病例 15：脂肪肉瘤

病史 患者，女，53 岁，腹膜后肿物活检确诊为低级别黏液样脂肪肉瘤。行 ¹⁸F-FDG PET/CT 检查进行分期，之后手术切除肿物并进行化疗。治疗完成后 9 个月再次行 ¹⁸F-FDG PET/CT 检查。

表现

释义 肠系膜低级别黏液样脂肪肉瘤治疗后显示部分缓解。

学习要点 根据 2014 NCCN 指南，PET 显像可用于预测、分级及评价下肢深部超过 3cm 的高级别软组织肉瘤化疗后组织病理学反应。迄今为止，文献中仅报道过一例应用 ¹⁸F-FDG PET/CT 显示肠系膜黏液样脂肪肉瘤的病例。¹⁸F-FDG PET/CT 评价脂肪肉瘤时，应注意低代谢病变，对于富脂组织也应仔细鉴别，排除低密度转移。

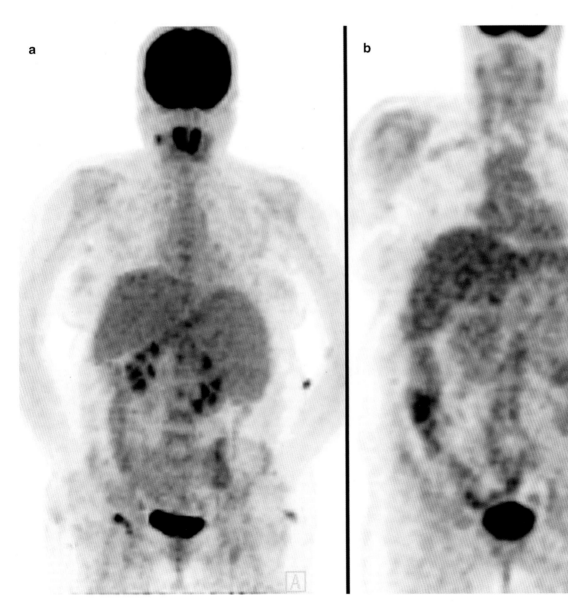

图 16.33 治疗前 MIP 图像（a）显示左上腹肿块呈弥漫性 FDG 摄取，摄取强度与肝摄取几乎相等（SUVmax 7.7）。治疗后 MIP 图像（b）显示肿物减小，FDG 摄取减低（SUVmax 2.5）。

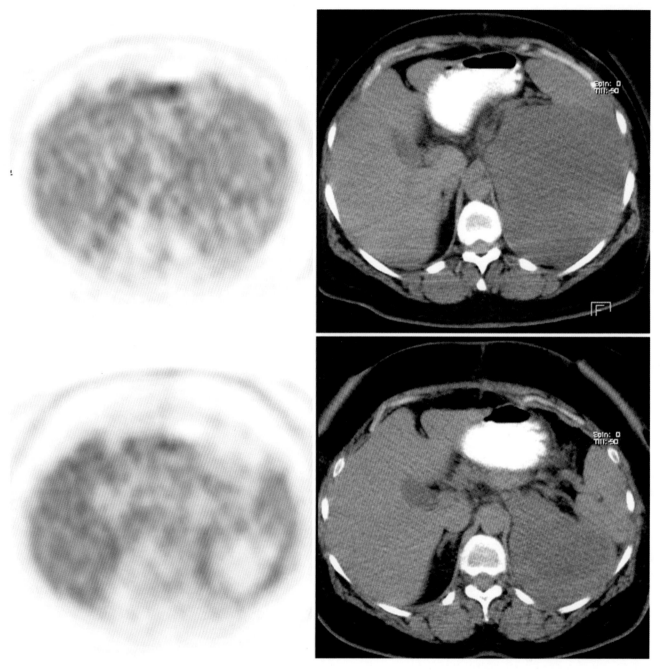

图 16.34   治疗前轴位 PET 和 CT 图像显示左腹腔轻度高代谢肿物,脾脏受压前移。治疗后图像显示病灶体积减小,FDG 摄取减低,肿物中心可见低代谢坏死区。

(黄慧 译)

参考文献

1. Bakri A, Shinagare AB, Krajewski KM, Howard SA, Jagannathan JP, Hornick JL, et al. Synovial sarcoma: imaging features of common and uncommon primary sites, metastatic patterns, and treatment response. AJR Am J Roentgenol. 2012;199:208–15. doi:10.2214/AJR.11.8039.

2. Franzius C, Daldrup-Link HE, Sciuk J, Rummeny EJ, Bielack S, Jürgens H, et al. FDG-PET for detection of pulmonary metastases from malignant primary bone tumors: comparison with spiral CT. Ann Oncol. 2001;12:479–86.

3. Franzius C, Sciuk J, Daldrup-Link HE, Jürgens H, Schober O. FDG-PET for detection of osseous metastases from malignant primary bone tumours: comparison with bone scintigraphy. Eur J Nucl Med. 2000;27:1305–11.

4. Halaç M, Zincirkeser S, Sönmezoğlu K, Sağer S, Dervişoğlu S, Uslu İ. Diagnosis of a giant sacral chordoma by FDG-PET. Turk J Nucl Med. 2006;15:78–80.

5. Kara PO, Gedik GK, Sari O, Kara T, Yilmaz F. FDG-PET/CT imaging in a patient with lymphangiosarcoma. Clin Nucl Med. 2010;35:428–9. doi:10.1097/RLU.0b013e3181db4d0f.

6. Lisle JW, Eary JF, O'Sullivan J, Conrad EU. Risk assessment based on FDG-PET imaging in patients with synovial sarcoma. Clin Orthop Relat Res. 2009;467:1605–11. doi:10.1007/s11999-008-0647-z.

7. Nanni C, Rubello D, Zamagni E, Castellucci P, Ambrosini V, Montini G, et al. 18F-FDG PET/CT in myeloma with presumed solitary plasmocytoma of bone. In Vivo. 2008;22:513–7.

8. Newman EN, Jones RL, Hawkins DS. An evaluation of [F-18]-fluorodeoxy-D-glucose positron emission tomography, bone scan, and bone marrow aspiration/biopsy as staging investigations in Ewing sarcoma. Pediatr Blood Cancer. 2013;60:1113–7.

9. Ozguven S, Aras M, Inanir S. Mesenteric metastases of purely myxoid liposarcoma: an unusual behavior of primary tumor depicted on fludeoxyglucose positron emission tomography/computerized tomography. Indian J Nucl Med. 2015;30:82–3. doi:10.4103/0972-3919.147556.

10. Ozülker T, Ozülker F, Küçüköz Uzun A, Tatoğlu T, Ozpaçacı T. Evaluation of response to therapy in a patient with lung cancer: correlation of sclerotic bone lesions with F 18 FDG PET/CT and bone scintigraphy. Mol Imaging Radionucl Ther. 2011;20:29–33. doi:10.4274/MIRT.20.06.

11. Sabet A, Ahmadzadehfar H, Huertos Lopez FJ, Muckle M, Schmiedel A, Biersack HJ, et al. Detection of chordoma recurrence by F-18 FDG-PET/CT. Iran J Radiat Res. 2012;10:109–10.

12. Salaun PY, Gastinne T, Frampas E, Bodet-Milin C, Moreau P, Bodéré-Kraeber F. FDG-positron-emission tomography for staging and therapeutic assessment in patients with plasmacytoma. Haematologica. 2008;93:1269–71. doi:10.3324/haematol.12654.

13. Schirrmeister H, Buck AK, Bergmann L, Reske SN, Bommer M. Positron emission tomography (PET) for staging of solitary plasmacytoma. Cancer Biother Radiopharm. 2003;18:841–5.

14. Sharma P, Khangembam BC, Suman KC, Singh H, Rastogi S, Khan SA, et al. Diagnostic accuracy of 18 F-FDG PET/CT for detecting recurrence in patients with primary skeletal Ewing sarcoma. Eur J Nucl Med Mol Imaging. 2013;40:1036–43. doi:10.1007/s00259-013-2388-9.

15. von Mehren M, Randall RL, Benjamin RS, Boles S, Bui MM, Casper ES, et al. Soft tissue sarcoma, version 2.2014. J Natl Compr Canc Netw. 2014;12:473–83.

16. Yamamoto H, Sugimoto S, Miyoshi K, Yamamoto H, Soh J, Yamane M, et al. The role of 18F-fluorodeoxyglucose (FDG)-positron emission tomography/computed tomography (PET/CT) in liposarcoma of the chest wall. Kyobu Geka. 2014;67:4–8.

第 17 章　皮肤肿瘤

17.1　病例 1：基底细胞癌

病史　患者,女,84 岁,手术切除鼻部皮肤病变,病理确诊为基底细胞癌,行 ^{18}F-FDG PET/CT 检查。

表现

释义　影像表现符合病变局部复发。

学习要点　尽管数据有限,但 ^{18}F-FDG PET/CT 也许能够显示头颈部的基底细胞癌。不同基底细胞癌的组织学亚型可以影响 FDG-PET 的检测结果,结节型基底细胞癌具有更强的 FDG 摄取能力。

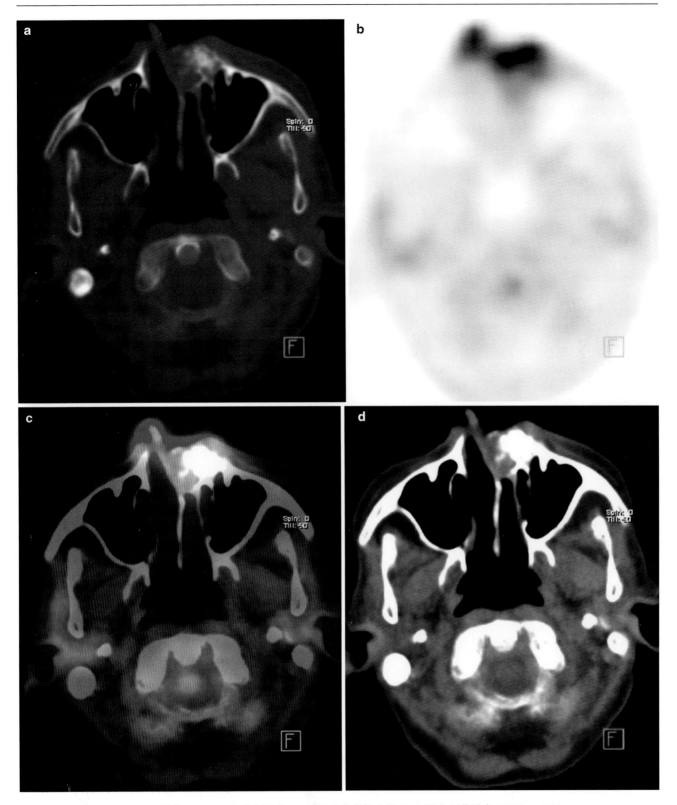

图 17.1 轴位 CT、PET 和融合图像(a~d)显示鼻背部左侧 FDG 摄取显著增高(SUVmax 5.9)。

17.2 病例 2:皮肤鳞状细胞癌

病史 患者,女,77 岁,手术切除后诊断为鼻部皮肤鳞状细胞癌,行 ¹⁸F-FDG PET/CT 检查。

表现

释义 鼻左侧高代谢灶符合局部复发。高代谢淋巴结可疑恶性淋巴增殖性疾病。

结果 纵隔淋巴结活检证实为肉芽肿性疾病。

学习要点

• ¹⁸F-FDG PET/CT 可为检测皮肤鳞状细胞癌局部复发的灵敏工具,但缺乏特异性,在检测淋巴结转移时可能会出现假阳性结果。

• 当发现多发淋巴结高代谢时,一定要考虑肉芽肿性疾病的可能性。

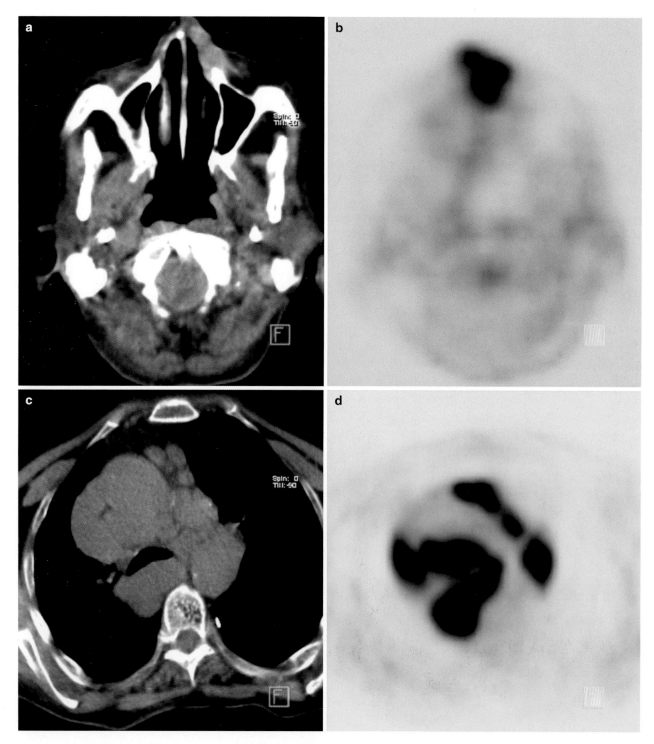

图 17.2 轴位头部(a,b)及胸部(c,d)CT 和 PET 图像显示左侧鼻背部显著 FDG 高摄取(SUVmax 8.7),纵隔出现多个显著高代谢淋巴结(SUVmax 16)。

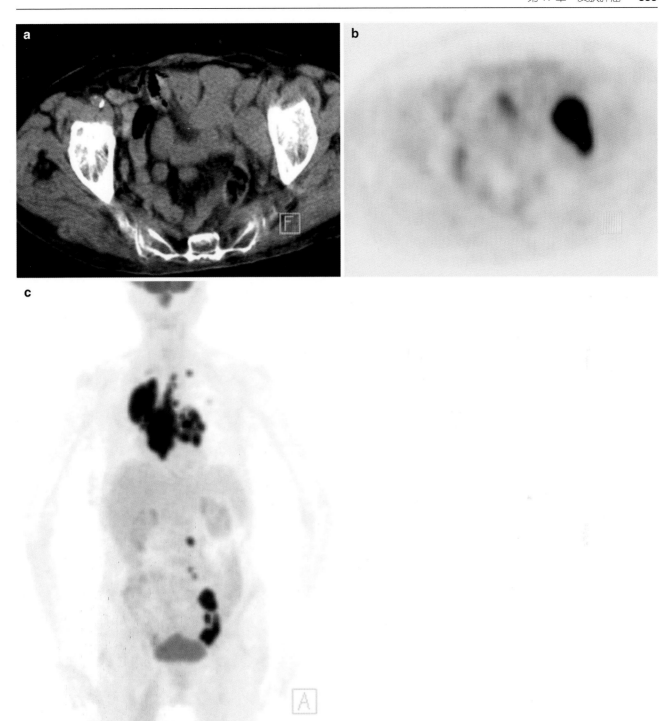

图 17.3　轴位 CT、PET 图像(a,b)和 MIP(c)图像显示左侧闭孔区、纵隔和腹腔淋巴结呈显著高代谢(SUVmax 16)。

17.3 病例 3:烧伤瘢痕恶变为鳞状细胞癌

病史 患者,男,36 岁,大约 1 年前右足部发生电烧伤。于陈旧性烧伤瘢痕处行体表病灶活检,病理显示为鳞状细胞癌。行 ^{18}F-FDG PET/CT 检查进行分期。

表现

结果 右腘窝淋巴结切除,病理提示为恶性转移。

释义 影像表现符合烧伤瘢痕恶变伴腘窝淋巴结转移。

学习要点 起源于陈旧性烧伤瘢痕的恶性疾病又称 Majolin 溃疡,发生于大约 2%的烧伤瘢痕患者中。^{18}F-FDG PET/CT 有助于区分 Majolin 溃疡和烧伤瘢痕中的慢性非愈合溃疡,而后者是一种良性炎症。^{18}F-FDG PET/CT 同样有助于评估 Marjolin 溃疡的侵犯深度和检测淋巴结侵犯。

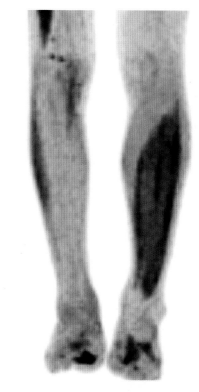

图 17.4 MIP 图像显示左小腿前内侧 FDG 弥漫摄取(SUVmax 11.8)。右足部局部 FDG 摄取增高。

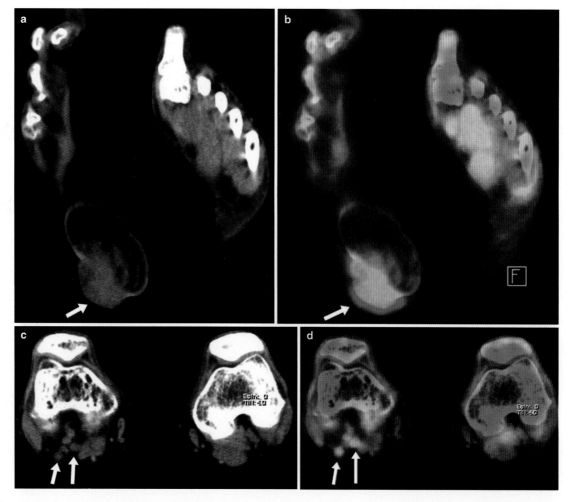

图 17.5 轴位 CT 和融合图像显示右足跟部皮下软组织病灶显著 FDG 摄取(a,b),右侧腘窝淋巴结代谢增高(c,d)(箭)。

17.4 病例 4：恶性黑色素瘤再分期

病史 患者，女，50 岁，7 个月前切除左臂部病灶，病理结果显示为恶性黑色素瘤。患者同时行左腋窝淋巴结清扫，病理提示两处淋巴结转移。患者 4 个月前接受放疗和干扰素治疗，现行 ^{18}F-FDG PET/CT 检查进行再分期。

表现

释义 影像表现符合病变复发伴淋巴结侵犯。

学习要点 PET 有助于Ⅲ期疾病伴随局部淋巴结转移的分期，但是在淋巴结转移发生率低的Ⅰ期和Ⅱ期患者中，PET 作用有限。PET 是评价病变复发的标准检查方式。

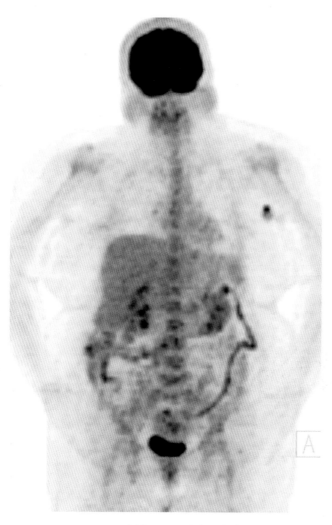

图 17.6 MIP 图像显示左腋窝区高代谢灶。

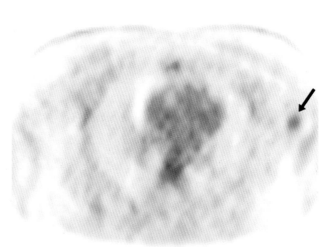
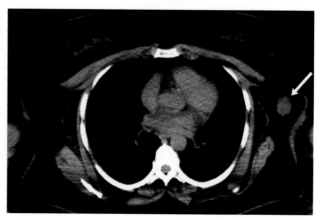

图 17.7 轴位 PET 和 CT 图像显示左腋窝肿大淋巴结 FDG 中等程度摄取增高（箭）。

17.5　病例 5:恶性黑色素瘤

病史　患者，男,31 岁,15 天前手术切除左侧锁骨上区皮肤恶性黑色素瘤，现行 ^{18}F-FDG PET/CT 检查进行分期。

表现

释义　影像表现符合右心房和胆囊转移。

结果　患者行胆囊切除术和右心房病灶切除术，组织学证实为恶性黑色素瘤转移到右心房和胆囊。

学习要点　胆囊是恶性黑色素瘤的罕见转移部位(4%~20%),原发胆囊恶性黑色素瘤同样罕见。尽管活检提示恶性黑色素瘤容易累及心脏（38%~50%),但心脏转移在患者死前很难发现。

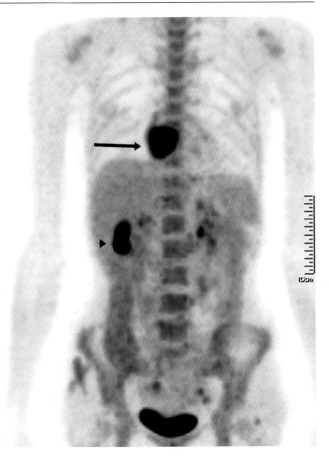

图 17.8　MIP 图像显示右心房(箭)、胆囊(箭头)、右侧肾上腺、左腹皮下组织多发肿块,FDG 摄取增高。

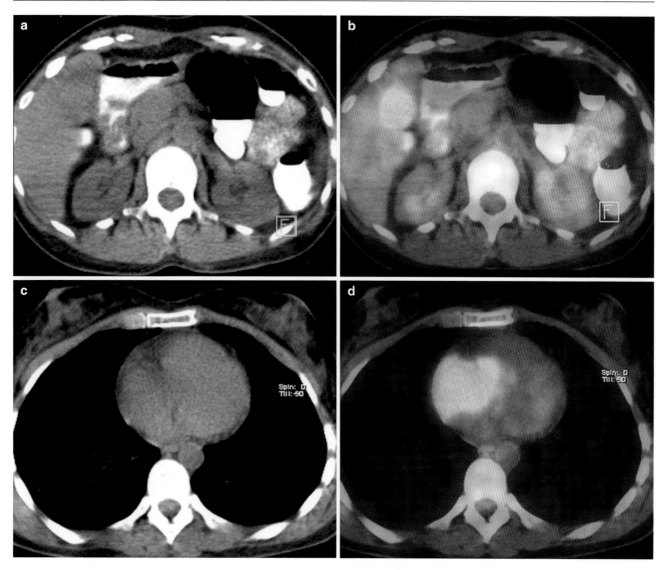

图 17.9 轴位 CT 和融合图像显示胆囊呈显著环形 FDG 摄取 (SUVmax 12.5)(a,b)，右心房处实性肿物呈显著病理性 FDG 摄取 (SUVmax 9.8)(c,d)。

（于筱舟 译）

参考文献

1. Fosko SW, Hu W, Cook TF, Lowe VJ. Positron emission tomography for basal cell carcinoma of the head and neck. Arch Dermatol. 2003;139:1141–6.
2. Friedman KP, Wahl RL. Clinical use of positron emission tomography in the management of cutaneous melanoma. Semin Nucl Med. 2004;34:242–53.
3. Ko Y, Han YM, Hwang HS, Kang IW, Hwang DH, Lee ES, et al. Role of 18F-FDG PET/CT in the diagnosis of clinically suspected Marjolin ulcer. AJR Am J Roentgenol. 2012;199:1375–9.

doi:10.2214/AJR.11.8398.
4. Kumar R, Alavi A. Clinical applications of fluorodeoxyglucose–positron emission tomography in the management of malignant melanoma. Curr Opin Oncol. 2005;17:154–9.
5. Ozülker T, Ozülker F, Cicin I, Ozpaçac T. A case of malignant melanoma with cardiac and gallbladder metastases detected by FDG PET-CT. Clin Nucl Med. 2009;34:948–9. doi:10.1097/RLU.0b013e3181bed02c.

第 **18** 章 其他肿瘤

18.1 病例 1:原发灶不明的恶性肿瘤

病史 患者,女,54 岁,超声发现肝部肿物,之后接受穿刺活检,组织学结果显示为转移性腺癌。患者行 ^{18}F-FDG PET/CT 检查,以评估疾病范围和恶性原发灶。

表现

释义 肝脏高代谢病灶为转移瘤,原发为乙状结肠恶性肿瘤。

学习要点 腺癌是原发灶不明的恶性肿瘤中最为常见的组织学类型。大部分患者在原发病灶很小时即可发生转移,而在转移病灶逐渐长大时,原发病灶通常仍处于较小的状态。

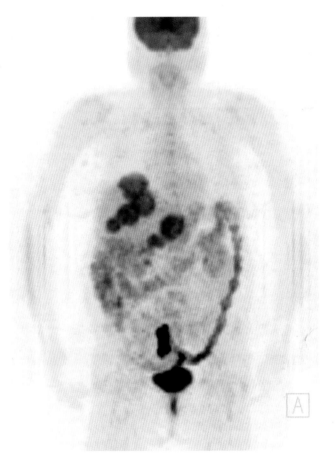

图 18.1 MIP 图像显示肝双侧叶和乙状结肠显著高代谢病变。

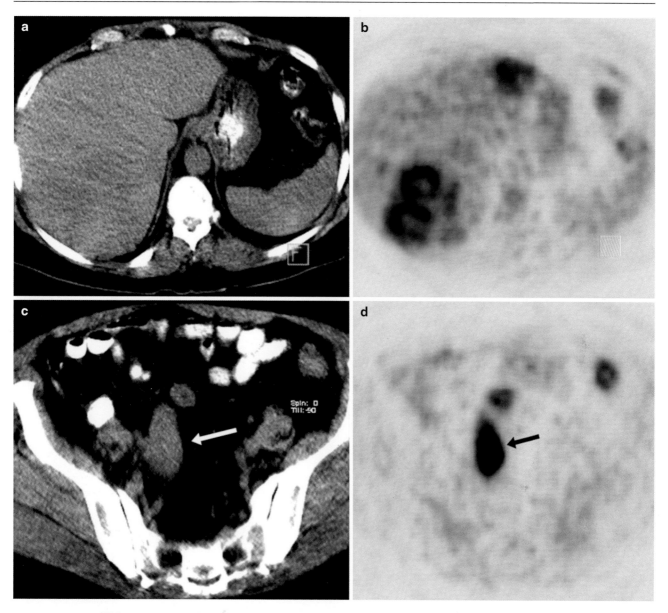

图 18.2　轴位 CT 和 PET 图像显示肝双侧叶多发高代谢病灶(a,b),乙状结肠病变(箭)可见 FDG 摄取增高(c,d)。

18.2　病例 2:偶发前列腺癌

病史　患者,男,71 岁,诊断为肺癌后随访,行 ^{18}F-FDG PET/CT 检查进行再分期。

表现

释义　右肺高代谢病灶符合原发性肺癌,右侧锁骨上区可见转移淋巴结。前列腺局部高代谢灶可疑恶性。

结果　前列腺活检证实为前列腺癌。

学习要点　尽管前列腺癌通常没有或仅有轻度 FDG 摄取,低分化肿瘤或者细胞更新快的肿瘤通常表现出 FDG 摄取增高并且在前列腺中可见 FDG 浓集区域。由于良性病灶同样可以呈 FDG 摄取状态,因此对于前列腺高代谢病灶的良恶性判断通常较为困难。

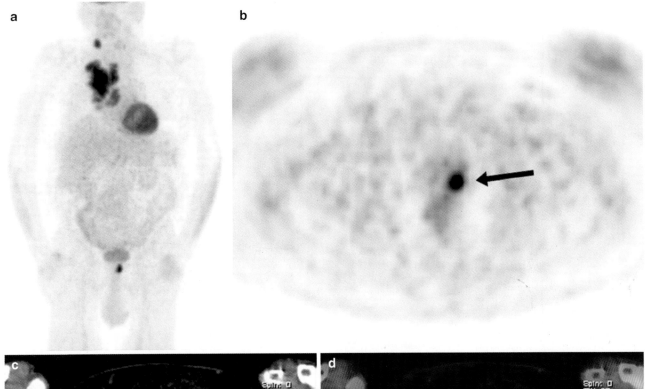

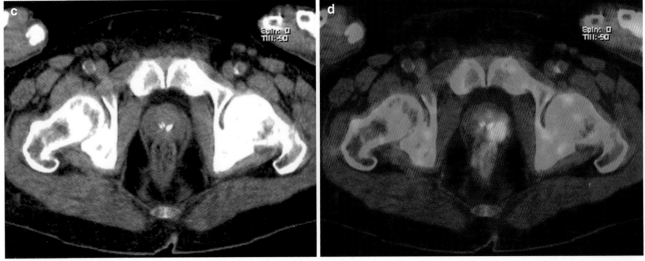

图 18.3　MIP 图像显示右肺和右侧锁骨上淋巴结呈 FDG 高摄取(a)。在轴位 PET、CT 和融合图像中(b~d),偶然发现前列腺显著高代谢灶(箭)。

18.3 病例3：偶发支持-间质细胞瘤

病史 患者，女，29岁，患者在诊断为分化型乳头状甲状腺癌后，随访中行 ¹⁸F-FDG PET/CT 检查。

表现

释义 意外发现肿物，而且不太可能来自甲状腺癌转移。

结果 患者行腹腔镜下左盆腔部肿物切除术，组织病理学诊断为支持-间质细胞瘤。结合原发性无月经病史，且 MRI 显示无子宫、阴道末端封闭短小，诊断为雄激素不敏感综合征(AIS)。

学习要点 ¹⁸F-FDG PET/CT 可以用于确定腹腔内肿块的代谢状态和用于 AIS 患者肿瘤的分期。

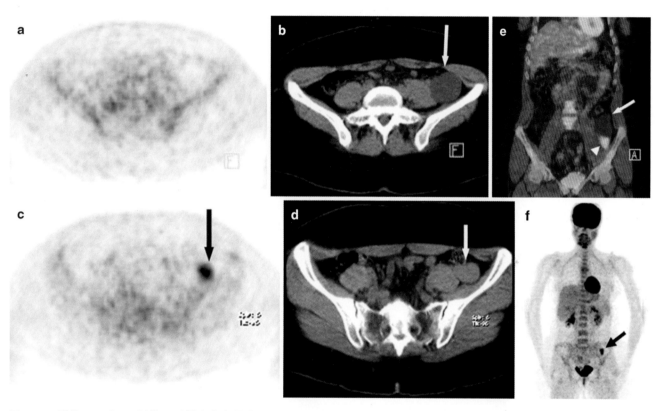

图 18.4 轴位 PET 和 CT 图像显示低密度囊性病灶，无 FDG 摄取（箭）(a,b)，囊性病灶的尾部可见一 FDG 浓集的实性病灶（箭）(c,d)，冠状 PET CT 融合图像显示囊性病灶无 FDG 摄取（箭），而囊性病变下方的实性病灶呈 FDG 中度摄取（箭头）(e)。MIP 图像显示左下腹呈病理性 FDG 摄取（箭）(f)。

18.4 病例 4：小细胞肺癌相关的副肿瘤综合征

病史 患者,男,47 岁,出现亚急性感觉神经障碍的神经系统表现。该患者同时伴有副肿瘤抗体抗–Hu 阳性,因此怀疑为副肿瘤综合征(PNS)并且行 ^{18}F-FDG PET/CT 查找原发恶性病灶。

表现

释义 肺部病灶高度怀疑为原发肺部恶性肿瘤。脑部出现两处转移灶。

结果 纵隔淋巴结活检结果显示为小细胞肺癌(SCLC)。此病例符合 SCLC 相关 PNS。

学习要点 FDG PET/CT 对于评估 PNS 是一种具有高度敏感性(83%~100%)和特异性的成像手段,可用于初始评估或者其他传统影像检查没有阳性发现时。

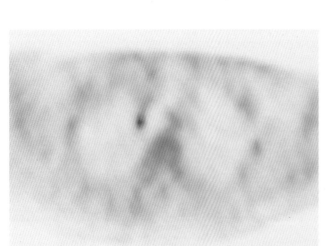
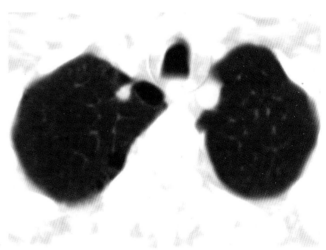

图 18.5 轴位 PET 和 CT 图像显示右肺尖结节呈轻度高代谢。

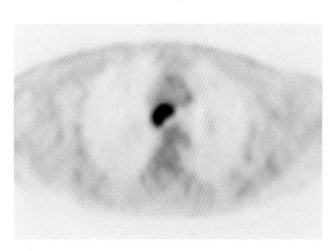
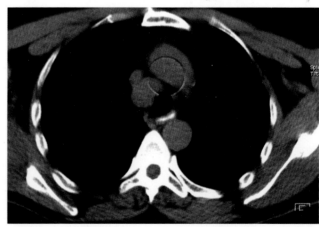

图 18.6 右侧气管旁区域的软组织病灶呈明显高代谢。

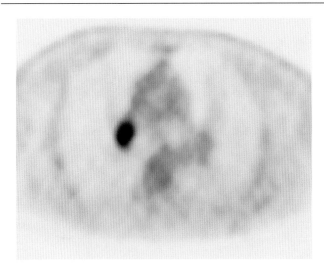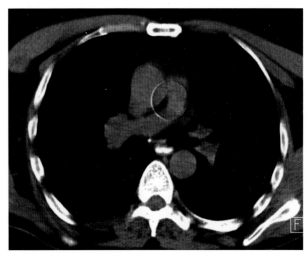

图 18.7　右侧肺门区局部 FDG 高摄取。

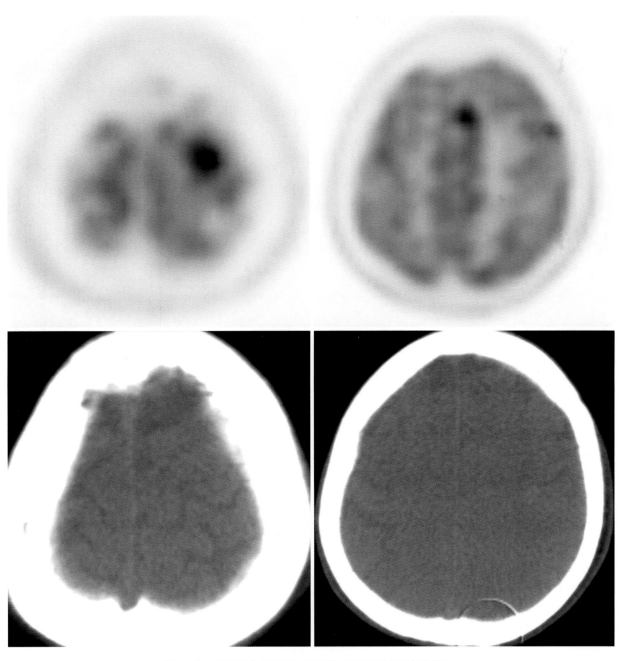

图 18.8　脑部轴位 PET 和 CT 图像显示额叶两处高代谢灶。

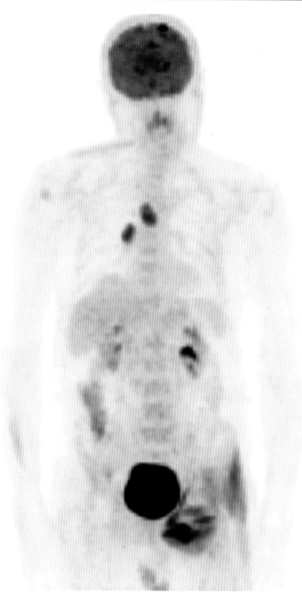

图 18.9　MIP 图像。

参考文献

1. Greco FA. Cancer of unknown primary site: evolving understanding and management of patients. Clin Adv Hematol Oncol. 2012; 10:518–24.
2. Ozülker T, Ozpaçaci T, Ozülker F, Ozekici U, Bilgiç R, Mert M. Incidental detection of Sertoli-Leydig cell tumor by FDG PET/CT imaging in a patient with androgen insensitivity syndrome. Ann Nucl Med. 2010;24:35–9. doi:10.1007/s12149-009-0321-x.
3. Vaidyanathan S, Pennington C, Ng CY, Poon FW, Han S. 18F-FDG PET-CT in the evaluation of paraneoplastic syndromes: experience at a regional oncology centre. Nucl Med Commun. 2012;33: 872–80. doi:10.1097/MNM.0b013e3283550237.
4. Wong WL, Moule RN, Nunan T. Incidental fleurodeoxyglucose uptake in the prostate. Br J Radiol. 2010;83:902–3. doi:10.1259/bjr/28173921.
5. Younes-Mhenni S, Janier MF, Cinotti L, Antoine JC, Tronc F, Cottin V, et al. FDG-PET improves tumour detection in patients with para-neoplastic neurological syndromes. Brain. 2004;127:2331–8.

（于筱舟　译）

索 引

367